心脏超声
诊断图谱

（第二版）
2nd edition

主　编　任卫东　张立敏

辽宁科学技术出版社

沈　阳

图书在版编目（CIP）数据

心脏超声诊断图谱/任卫东，张立敏主编. —2
版. —沈阳：辽宁科学技术出版社，2018.8
　　ISBN 978-7-5591-0922-4

　　Ⅰ. ①心… Ⅱ. ①任… ②张… Ⅲ. ①心脏病—超声
波诊断—图谱 Ⅳ. ①R540.4-64

　　中国版本图书馆CIP数据核字（2018）第193057号

出版发行：辽宁科学技术出版社
　　　　　（地址：沈阳市和平区十一纬路25号　邮编：110003）
印　刷　者：辽宁新华印务有限公司
经　销　者：各地新华书店
幅面尺寸：210 mm×285 mm
印　　张：16.5
字　　数：500千字
出版时间：2018年8月第1版
印刷时间：2018年8月第1次印刷
责任编辑：刘晓娟
封面设计：杜　江
版式设计：于　浪
责任校对：李　霞
书　　号：ISBN 978-7-5591-0922-4
定　　价：218.00元

编委会名单

主　编　任卫东　张立敏

副主编　马春燕　陈　昕　陆恩祥　晏　楠

编　者　（以姓氏笔画为序）

马春燕（中国医科大学附属第一医院）

乔　伟（中国医科大学附属盛京医院）

任卫东（中国医科大学附属盛京医院）

孙　璐（中国医科大学附属盛京医院）

孙菲菲（中国医科大学附属盛京医院）

李　颖（中国医科大学附属盛京医院）

毕文静（中国医科大学附属盛京医院）

杨　军（中国医科大学附属第一医院）

肖杨杰（中国医科大学附属盛京医院）

宋　光（中国医科大学附属盛京医院）

张立敏（中国医科大学附属第一医院）

陆恩祥（辽宁中医药大学附属医院）

陈　昕（中国医科大学附属第一医院）

项　凡（沈阳医学院附属中心医院）

晏　楠（沈阳市大众医院）

唐　力（中国医科大学附属第一医院）

秘　书　孙　璐（中国医科大学附属盛京医院）

绘　图　陈昳馨（中国医科大学附属盛京医院，博士研究生）

任思嫚（中国医科大学附属第一医院，博士研究生）

第一版前言

随着现代科学的进步，影像医学的发展突飞猛进。心脏超声诊断作为一种新兴的医学影像技术已从理论上、技术上和临床应用上得到了不断的更新和完善。现代的心脏超声诊断技术能全面、系统地评价心血管的形态、结构、血流动力学状态和心脏功能。具有无损伤性、准确性、可重复性、实时动态性、简便易行且费用较低等优点，已成为临床诊断心血管疾病的首选方法。近10年中，由于超声诊断仪在各级医院的迅速普及，从事心脏超声诊断工作的专业队伍亦不断扩大。尽管已有多种相关的专业书籍，但仍不能满足读者日益增长的需求。

本书由超声诊断基础（第1~2章），后天获得性心血管疾病（第3~18章）和先天性心血管疾病（第19~35章）3部分组成。其中人工瓣膜、心脏起搏器的评价、纵隔肿瘤和上腔静脉梗阻等内容在以往的书中介绍较少。全书共包括490幅黑白和彩色实图及20余幅示意图。多数实图系作者在多年的临床诊断工作中采集、精选而得（主要仪器为HP Sonos 2500型）。图像质量较高，黑白图像清晰，频谱图像完整，彩色图像纯正。大部分病例已由心导管检查、手术或病理结果证实，诊断科学、准确。由于超声诊断仪器压力测值计算软件仍采用毫米汞柱（mmHg），故本书仍采用毫米汞柱作为压力测值单位。

本书从临床应用出发，在基础理论方面力求简洁、扼要、通俗易懂。正常超声图像系统、全面，详细描述了正常心脏、大血管的结构和解剖关系及心内血流动力学特点。以各种心血管疾病为主题，结合应用切面超声、频谱多普勒、彩色多普勒血流图像、M型超声和经食管超声等技术。围绕实图重点描述心血管疾病的超声影像学特征，便于读者识图、认证、理解和分析。结合简要的病因、病理解剖、病理生理学知识，使读者能掌握心血管疾病超声影像学特征的缘由，知其然，并知其所以然。诊断和鉴别诊断文字精练，重点突出。

本书在编写过程中正值中国医科大学第一临床学院深化城市大医院改革之际，没有院领导的热情支持和鼓励，本书这朵孕育于改革大潮中的小花就不可能绽放。感谢中国医科大学第一临床学院心功能科、心脏内外科全体同志在本书编写过程中给予的鼎力支持和协作。感谢欧国成、邓东安、侯传举等同仁的热情支持和帮助。感谢我妻子郝一文，女儿任思婳生活上的全力支持，使我能利用业余时间完成本书的编写。

尽管作者有10余年的超声诊断工作经验，但业务水平有限，在本书的编写过程中难免有疏漏和不妥之处，恳请读者批评指正。

任卫东

1997年10月18日于沈阳

第二版前言

《心脏超声诊断图谱（第一版）》由辽宁科学技术出版社于1998年4月出版发行，是当时内容质量、图像质量和印刷质量俱佳的一部专业书籍，得到了广大读者的认可和喜爱，1998年8月荣登北京市医药卫生书店当月新书排行榜第一名，1999年获辽宁科学技术出版社优秀图书一等奖，2000年获辽宁省政府科学技术进步二等奖。

随着超声诊断技术的不断发展、临床实践的不断积累和诊断水平的逐渐提高，有必要对《心脏超声诊断图谱》一书进行部分修订和增补，以满足现代超声医生、临床医生和医学生的需求。

《心脏超声诊断图谱（第二版）》仍保留原书的写作风格，从临床应用出发，以图像为主，力求简洁、扼要、通俗易懂。结合病因、病理解剖、病理生理学和血流动力学相关知识，以心血管疾病为主题，系统描述二维切面超声、M型超声、频谱多普勒和彩色多普勒超声、经食管超声和三维超声等技术。

本书增加了主肺间隔缺损、共同动脉干和肺动脉异常起源3个章节。增加了心包囊肿，左冠状动脉左、右心室瘘，部分肺静脉异位连接，十字交叉心脏，心肌致密化不全和特异性心肌病等内容。超声图像、术中图像和示意图等增加至699幅。

由于编者水平有限，在本书编写过程中难免有不足和错误之处，敬请读者批评指正。

任卫东

2018年6月16日于沈阳

目 录

英中文名词对照

A

A：前叶/腹腔

A 波：舒张晚期充盈速度

AAO／AOA（13）：升主动脉

AAW：主动脉前壁

AC：共同动脉干／副左心房

AMV：二尖瓣前叶

AO：主动脉

AOV／AV（24）：主动脉瓣

APM／AML（6）：前乳头肌

APSD：主肺间隔缺损

ARV：房化右心室

ARVC：致心律失常型右心室心肌病

ARVW：右心室前壁

ASD：房间隔缺损

AV：奇静脉

AVSD：房室间隔缺损

ATV：三尖瓣前叶

B

BT：头臂干动脉

C

C：囊肿／盲肠

CA：冠状动脉

Ch：腱索

CH：十字交叉心脏

CLEFT：裂缺

CPV：共同肺静脉干

CS：冠状静脉窦

CW：胸壁

D

DA：动脉导管

DAO：降主动脉

DCM：扩张型心肌病

DT：充盈早期波减速时间

E

E 波：充盈早期峰值速度

EFE：心内膜弹力纤维增生症

En：心内膜

Ep：心外膜

EPSS：E 点至室间隔的距离

F

FC：假腔

H

HCM：肥厚型心肌病

HV：肝静脉／半奇静脉

I

IAS：房间隔

IMV：肠系膜下静脉

IVC：下腔静脉

IVRT：等容舒张时间

IVS：室间隔

IVSd：舒张末期室间隔厚度

IVSs：收缩末期室间隔厚度

L

L：肝

LA：左心房

LA-ap：左心房前后径

LA-l：左心房上下径

LA-t：左心房左右径

LAA：左心房面积／左心耳

LAV：左心房容积

LAW：左心房壁

LCA：左冠状动脉

LIV：左头臂静脉

L-LUNG：左肺

LPA：左肺动脉

LPV：左肺静脉

LUPV：左上肺静脉

LV：左心室

LVDd：左心室舒张末期内径

LVDs：左心室收缩末期内径

LVEDv：左心室舒张末期容积

LVEF：左心室射血分数

LVESv：左心室收缩末期容积

LVH：左心室肥厚

LVMI：左心室心肌重量指数

LVNC：左心室心肌致密化不全

LVOT：左心室流出道内径

LVPW：左心室后壁

LVPWd：舒张末期左室后壁厚度

LVPWs：收缩末期左室后壁厚度

M

MASS：肿物

MFS：马凡综合征

MPA：主肺动脉

MR：二尖瓣反流

MV：二尖瓣

MVO：二尖瓣口

P

P：后叶／乳头肌

PA：肺动脉

PAO：肺动脉瓣瓣口面积

PAPVC：部分肺静脉异位引流

PAW：主动脉后壁

PE：心包积液

PFO：卵圆孔未闭

PLVW：左心室后壁

PMV／PML（6）：二尖瓣后叶

PPM：后乳头肌

PPV：肺动脉瓣后叶

PV：门静脉

PWT：左心室后壁厚度

R

RA：右心房

RA-l：右心房上下径

RA-t：右心房左右径

RCA：右冠状动脉

RCC：右冠状动脉窦

RCM：限制型心肌病

RIV：右头臂静脉

R-LUNG：右肺

RPA：右肺动脉

RPV：右肺静脉

RSVC：右上腔静脉

RV：右心室

RVAW：右心室前壁

RVWT：右心室壁厚度

RVOT：右心室流出道

RWT：舒张末左室壁相对厚度

S

S：胸骨／间隔／瘘口／脾

SA：单心房

SMV：肠系膜上静脉

Soft rim：软边

SVC：上腔静脉

T

T：腱索／胸椎／气管

TAC：共同动脉干

TAPVC：完全型肺静脉异位引流

TC：真腔

TOF：法洛四联症

TV：三尖瓣

V

VSD：室间隔缺损

VST：室间隔厚度

VV：垂直静脉

第1章　心脏超声基础知识

第1章
心脏超声基础知识

对于心脏超声检测来说，获得一个高质量的超声图像是非常重要的，它是正确分析超声图像的前提和保证。由于心脏是随体位、呼吸而变化位置的跳动器官，而且个体间心脏位置的差异又较大，很难在所有受检者的同一体表位置获得同样理想的心脏超声图像。事实上获得一个理想的心脏超声图像需相应频率的探头、合适的患者体位及理想的探测窗。一个有经验的、手法好的操作者能根据患者的情况不同将这三者有机结合起来，以期获得最佳的超声图像。

一般来说，对不同年龄的受检者应选择不同频率的探头。比如对待胸壁厚的成人，可选择2.0～2.5 MHz的探头。对待胸壁薄的成人，青少年和儿童可选择3.5 MHz或5 MHz的探头。7 MHz或10 MHz以上频率的探头适用于新生儿的检查。

患者的体位可选择平卧位、左侧位、右侧位及坐位。一个最基本的原则是根据病情的需要和获得理想超声图像的需要来选择患者的体位。常用的是平卧位及左侧位，左侧位的角度因人而异。右侧位多用于某些特定患者检查，如右心房、右位心及腔静脉疾病。对心衰较重的患者可选择坐位。另外检查主动脉及心包疾病也常选择坐位或半坐位。

超声心动图检查的第一步就是放置和旋转探头，来回移动寻找最好的探测窗。

心脏超声探测窗

心脏位于胸腔之内，当从体表检测心脏时会遇到许多影响超声波透入的器官和组织，如胸骨、肋骨、肺等。因此需要选择某些特定的体表或体内部位，尽可能避开这些组织，使超声波能直接透入到心脏，获得较真实的、清晰的超声图像。这些特定的部位被称为探测窗。常用的探测窗包括：①胸骨旁区，以左侧为主，一般在2～5肋间；②心尖

区，一般位于心尖搏动处；③剑下区，位于剑突下方；④胸骨上窝区，包括胸骨上窝及锁骨上窝；⑤胸骨右旁区，一般在2～5肋间；⑥食管内区，探头置于食管之内。见图1-1。

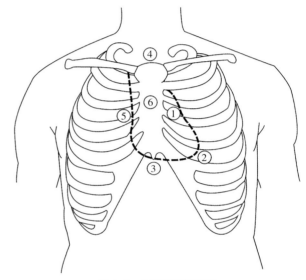

图1-1　心脏超声探测窗
① 胸骨旁区；② 心尖区；③ 剑下区；④ 胸骨上窝区；⑤ 胸骨右旁区；⑥ 食管内区

如果经胸探测不理想，可选择食管内探测窗。食管内探测窗用于经食管超声心动图检查。由于探头位于食管内，紧邻心脏，没有肺、胸骨、胸壁结构的干扰，超声图像清晰度很好，弥补了经胸超声心动图的限制。简单地说，经胸超声心动图是从体外向内观察心脏。经食管超声心动图是从体内向外观察心脏，探头位置分别为胃内位、食管中位、心底位和降主动脉胸段和主动脉弓位。

所有的心脏超声切面都是由这些探测窗引发出来的，正确地理解超声探测窗，有助于全面、系统地了解心脏超声解剖和常规心脏超声切面的独立性及它们相互之间的关系。图1-2表示通过不同探测区的不同超声切面观察同一心脏结构。左心室长轴

切面可分别从胸骨旁区、心尖区及胸骨上窝区探查显示；左心室短轴切面可分别从胸骨旁区、剑下区和食管区探查显示；四腔切面可分别从心尖区、剑下区和食管区探查显示。实际上这些切面是观察角度的不同，它们彼此是可移行的。

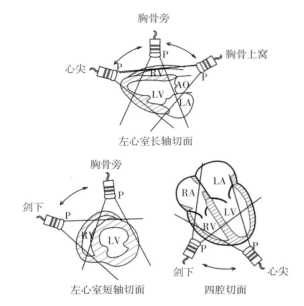

图1-2　不同探测区的不同超声切面观察心脏结构示意图

AO：主动脉；LA：左心房；LV：左心室；RA：右心房；RV：右心室

常用标准心脏超声切面

心脏是立体的，超声检查时可获得无数个切面，为便于统一标准和交流，在长期的临床实践中已经总结出许多常用的标准切面。

所有的切面图像可基本上划分为3类（图1-3），即长轴切面、短轴切面和四腔切面。长轴切面是沿心脏的长轴使声束垂直于身体的腹背面切过心脏。短轴切面是使声束垂直于身体的腹背面，同时垂直于心脏长轴切过心脏。四腔切面是使声束近平行于身体的腹背面切过心脏。

3个切面是相互垂直的，即短轴切面垂直于长轴切面，四腔切面垂直于长轴和短轴切面。每一切面实际上可以通过向两侧、上下和顺时针或逆时针移动或转动探头演变出许多相关的超声切面。根据探测窗的位置不同，其包括的常用超声切面有：

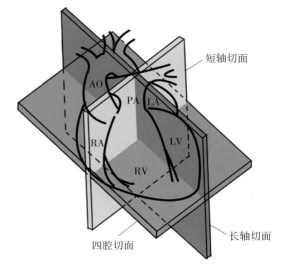

图1-3　切面图像分类示意图

AO：主动脉；PA：肺动脉；LA：左心房；LV：左心室；RA：右心房；RV：右心室

1. 胸骨旁探测窗
长轴面
左心室长轴切面（图1-4）
主动脉根部长轴切面
左心室心尖长轴切面
右心室长轴切面
短轴面（图1-5）
主动脉根部短轴切面
左心室短轴切面
二尖瓣口水平
乳头肌水平
心尖水平

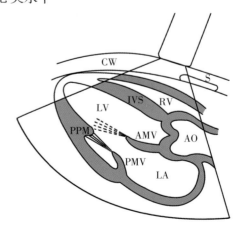

图1-4　胸骨旁左心室长轴切面示意图

AO：主动脉；AMV：二尖瓣前叶；CW：胸壁；IVS：室间隔；LA：左心房；LV：左心室；PMV：二尖瓣后叶；PPM：后乳头肌；RV：右心室；S：胸骨

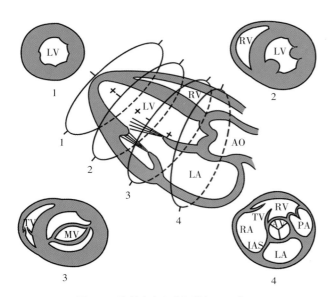

图1-5 胸骨旁左心室短轴切面示意图

1. 心尖水平；2. 乳头肌水平；3. 二尖瓣口水平；4. 主动脉根部短轴切面；AO：主动脉；AV：主动脉瓣；IAS：房间隔；LA：左心房；LV：左心室；MV：二尖瓣；RA：右心房；RV：右心室；TV：三尖瓣

2. 心尖探测窗（图1-6）

四腔面

四腔心切面

五腔心切面

长轴面

两腔心切面

三腔心切面

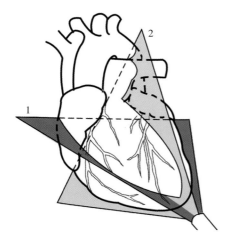

图1-6 心尖探测切面示意图

1. 四腔心切面；2. 两腔心切面

3. 剑下探测窗（图1-7）

四腔面

短轴面

下腔静脉切面

主动脉根部切面

左心室切面

右心室切面

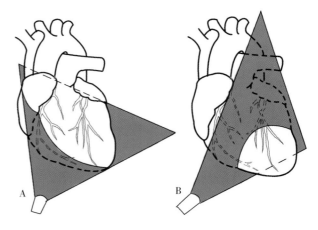

图1-7 剑下探测切面示意图

A. 剑下四腔切面；B. 剑下短轴切面

4. 胸骨上窝探测窗（图1-8）

四腔面

主动脉弓长轴切面

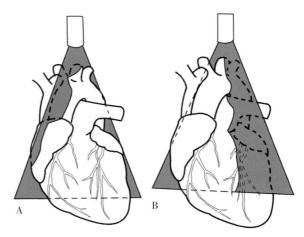

图1-8 胸骨上窝探测切面示意图

A. 主动脉弓长轴切面；B. 主动脉弓短轴切面

5. 食管探测窗（双平面）（图1-9，图1-10）

胃内位（35～40 cm）

横切面

左心室短轴切面

纵切面

左心室长轴和两腔心切面

食管中位（30 cm）

横切面

四腔、五腔心切面

纵心切面

左心室两腔心切面及左心耳切面

心底位（25～30 cm）

横切面

主动脉根部短轴切面

左心耳切面

上腔静脉和升主动脉短轴切面

肺静脉切面

主肺动脉切面

纵切面

左心室流入道和左上肺静脉切面

右心室流出道和主肺动脉长轴切面

上腔静脉和房间隔长轴切面

右上肺静脉切面

左心室流出道长轴切面

主动脉瓣长轴切面

降主动脉胸段和主动脉弓位

横切面

降主动脉胸段短轴切面

主动脉弓长轴切面

纵切面

降主动脉胸段长轴切面

主动脉弓短轴及右无名动脉切面

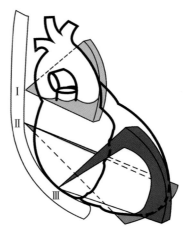

图 1-10 经食管探测纵切面示意图
Ⅰ.心底位；Ⅱ.食管中位；Ⅲ.经胃位

　　上述的探测切面是以双平面探头为例，而现在最新应用的是多平面食管超声探头，其所能显示的切面更丰富、更系统。

　　经胸超声心动图的探查总是从左心室长轴切面开始的，其他切面在此基础上依次显示。此外，许多心脏结构的测值也是在理想的左心室长轴切面上完成的，因此它具有十分重要的意义。如在左心室长轴的基础上顺时针旋转探头。可获得左心室短轴切面。

　　尽管超声心动图的发展很快，有许多新的技术和方法问世，如斑点追踪技术、三维容积成像技术及超声造影等，但切面图像是它们的基础，比如斑点追踪技术感兴趣区的设置等都是在切面图像上完成的。在临床工作中，特别强调在检测中要多切面、系统观察。只有这样才能对心脏及其病变有一个正确、客观、全面的认识。

M型和切面超声心动图测量

一、M型超声心动图

　　目前M型测量通常是在切面图指导下完成。尽管M型的应用已日趋减少，但某些情况下，M型测量是唯一的、有价值的手段。图1-11显示了如何在心脏切面上完成M型检测。

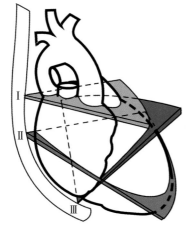

图 1-9 经食管探测水平切面示意图
Ⅰ.心底位；Ⅱ.食管中位；Ⅲ.经胃位

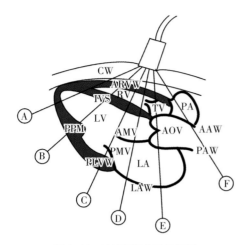

图1-11 M型测量分区示意图

从A至F代表M型取样从心尖至心底

AAW：主动脉前壁；AMV：二尖瓣前叶；AOV：主动脉瓣；ARVW：右心室前壁；CW：胸壁；IVS：室间隔；LA：左心房；LAW：左心房壁；LV：左心室；PA：肺动脉；PAW：主动脉后壁；PLVW：左心室后壁；PMV：二尖瓣后叶；PPM：后乳头肌；RV：右心室；TV：三尖瓣

图1-12显示了当取样线从心尖到心底进行连续取样获得的M型超声心动图像。

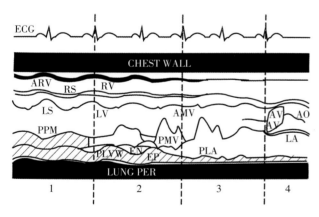

图1-12 M型连续取样超声图像示意图

1、2、3、4分别代表图1-11中B至E取样位置

AO：主动脉；AMV：二尖瓣前叶；ARV：右心室前壁；AV：主动脉瓣；CHEST WALL：胸壁；ECG：心电图；EN：左心室心内膜；EP：左心室心外膜；LA：左心房；LS：室间隔左心室面；LUNG PER：胸外膜；LV：左心室；PLA：左心房后壁；PLVW：左心室后壁；PMV：二尖瓣后叶；PPM：后乳头肌；RS：室间隔右心室面；RV：右心室

对于M型超声心动图的测量标准问题，美国超声心动图学会（ASE）曾做过尝试，并建立了自己的测量标准。尽管对于这个测量标准还存有不同意见，多数超声工作者及ASE已经接受了它，并将其应用于临床检查并编入教科书。

图1-13是ASE推荐的M型测量方法。具体测量方法如下：

1. 主动脉根部内径：舒张期主动脉后壁前缘至主动脉前壁前缘的距离。

2. 左心房前后径：收缩期左心房后壁前缘至主动脉后壁前缘的距离。

3. 左心室前后径：舒张期，腱索水平室间隔左心室面至左心室后壁心内膜的距离。

4. 右心室前后径：舒张末期右心室游离壁至室间隔右心室面的距离。

5. 室间隔厚度：舒张末期室间隔左心室面心内膜回声的前缘至右心室面心内膜回声的前缘之间的距离。

6. 左心室后壁厚度：舒张末期左心室后壁心包膜的前缘至左心室后壁面心内膜的前缘间的距离。

7. 右心室游离壁厚度：舒张末期右心室游离壁的心内膜和心包膜间的距离。

8. E点至室间隔的距离：二尖瓣前叶的E点至室间隔左心室面的距离。

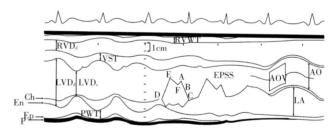

图1-13 ASE推荐的M型测量方法示意图

AO：主动脉内径；AOV：主动脉瓣；Ch：腱索；En：心内膜；Ep：心外膜；EPSS：E点至室间隔的距离；LA：左心房内径；LVD_d：左心室舒张末期内径；LVD_s：左心室收缩末期内径；PWT：左心室后壁厚度；RVD_d：右心室舒张末期内径；RVWT：右心室壁厚度；VST：室间隔厚度

二、切面超声心动图

从理论上讲，可以获取无数个心脏的超声切面。但实际上患者心脏的位置、结构有很大的差异，也需要有一个标准化的测量方法。左心室腔的收缩、舒张径、左心房的收缩径、左心室后壁和室间隔厚度等的测量与M型超声心动图相似，只不过是在切面图像上完成。图1-14简要表明了不同切面图像各室腔和大血管的测量方法。

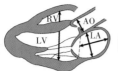
胸骨旁左心室长轴切面

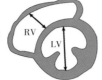
胸骨旁左心室短轴切面，乳头肌水平

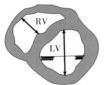
胸骨旁左心室短轴切面，腱索水平

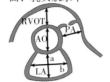
胸骨旁主动脉根部短轴切面

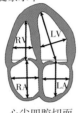
心尖四腔切面

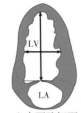
心尖两腔切面

图1-14 不同切面图像各室腔和大血管的测量方法

AO：主动脉；LA：左心房；LV：左心室；PA：肺动脉；RA：右心房；RV：右心室；RVOT：右心室流出道

不论是在胸骨旁左心室长轴切面，还是左心室短轴切面、左心室腔、室间隔和左心室后壁厚度的测量都是在左心室的腱索水平进行。测量左心室腔时应避开乳头肌。在测量左心室壁真实解剖厚度上，切面图测量优于M型测量，后者测量值偏大。在标准的左心室短轴切面，腱索水平设置M型取样线，提高测量左心室容量的准确性。

心尖四腔心切面和两腔心切面用于测量左心室、左心房、右心室、右心房的上下径、左右径和面积。通常左、右心室的上下径大于其前后径，左心室最大上下径约为前后径的2倍，左、右心房的上下径略大于其左右径。表1-1、表1-2分别为不同年龄段男、女超声心动图测量正常值。

表1-1 男性不同年龄段超声测量正常值

参数	18y～29y (n=128)	30y～39y (n=118)	40y～49y (n=138)	50y～59y (n=106)	60y～69y (n=105)	70y～79y (n=83)
LA-ap（mm）	29.3±3.8	30.5±3.4	31.5±3.7	31.5±4.0	31.9±3.7	32.9±3.8
LA-l（mm）	44.8±5.9	45.9±5.7	46.0±5.6	47.9±5.6	48.1±5.4	49.4±6.3
LA-t（mm）	35.0±4.6	35.8±5.0	35.5±4.4	35.9±4.4	35.4±4.7	37.2±4.4
LAA（cm²）	14.0±2.9	14.3±3.0	14.1±2.7	15.3±3.4	15.2±3.4	16.4±3.3
LAV（mL）	36.3±10.9	36.4±10.6	36.5±9.3	38.8±12.9	39.4±13.4	42.4±11.7
LVOT（mm）	19.6±2.9	19.1±3.2	19.4±2.8	19.4±2.7	19.1±2.9	18.8±2.8
IVSd（mm）	8.5±1.1	8.7±1.3	8.9±1.3	9.0±1.2	9.2±1.2	9.4±1.2
IVSs（mm）	11.8±1.6	12.1±1.7	12.3±1.7	12.9±1.7	12.9±2.0	13.2±1.6
LVPWd（mm）	8.3±1.2	8.4±1.1	8.7±1.2	8.7±1.3	8.9±1.2	9.2±1.3
LVPWs（mm）	12.2±1.8	12.2±1.9	12.2±1.7	12.9±1.8	12.8±2.0	13.3±1.9
LVEDd（mm）	46.5±3.9	46.7±3.7	46.0±3.9	46.7±4.0	45.9±4.1	45.1±4.2
LVESd（mm）	31.4±3.8	31.4±3.7	30.9±3.8	30.6±4.5	29.7±4.1	29.0±4.5
LVEDv（mL）	92.3±21.1	91.1±21.4	89.1±19.6	83.9±21.6	80.4±19.2	80.0±18.5
LVESv（mL）	34.4±9.3	33.2±9.0	32.0±8.8	30.9±11.8	27.8±8.0	26.9±8.1
RA-l（mm）	42.7±4.2	43.4±4.6	44.0±4.2	45.1±4.9	45.7±5.1	46.2±4.4
RA-t（mm）	35.8±4.5	35.8±4.8	35.5±4.4	35.0±5.0	34.7±4.6	35.2±44.4

续表

参数	18y ~ 29y (n=128)	30y ~ 39y (n=118)	40y ~ 49y (n=138)	50y ~ 59y (n=106)	60y ~ 69y (n=105)	70y ~ 79y (n=83)
RV-awt（mm）	3.9±0.8	4.0±0.9	4.1±0.9	4.1±0.9	4.4±1.1	4.4±0.9
RV-fwt（mm）	4.4±1.1	4.4±1.1	4.5±1.0	4.5±1.1	4.5±1.1	4.4±1.1
RVOT（mm）	22.6±4.2	23.5±3.9	23.2±4.2	23.6±4.3	23.4±4.7	24.4±4.3
RV-ap（mm）	21.5±3.8	21.5±3.7	22.4±3.8	22.9±4.1	22.6±3.9	23.1±4.2
RV-l（mm）	57.5±10.2	58.9±10.5	55.7±9.2	55.3±9.1	54.5±9.0	53.7±9.4
RV-m（mm）	27.4±5.6	27.1±5.1	26.9±4.7	26.0±4.7	26.6±5.6	25.9±5.4
RV-b（mm）	32.0±5.3	32.0±5.4	31.8±4.7	32.3±5.3	32.4±5.1	32.9±4.8
LVEF（%）	62.8±5.9	63.3±5.7	64.4±5.8	65.1±6.3	65.4±5.5	66.1±6.7

（Guihua Yao，Yan Deng，Yan Liu，et al. Echocardiographic Measurements in Normal Chinese Adults Focusing on Cardiac Chambers and Great Arteries：A Prospective，Nationwide，and Multicenter Study. J Am Soc Echocardiogr，2015，28：570-579.）

LA-ap：左心房前后径；LA-l：左心房上下径；LA-t：左心房左右径；LAA：左心房面积；LAV：左心房容积；LVOT：左心室流出道内径；IVSd：舒张末期室间隔厚度；IVSs：收缩末期室间隔厚度；LVPWd：舒张末期左心室后壁厚度；LVPWs：收缩末期左心室后壁厚度；LVEDd：左心室舒张末期内径；LVESd：左心室收缩末期内径；LVEDv：左心室舒张末期容积；LVESv：左心室收缩末期容积；RA-l：右心房上下径；RA-t：右心房左右径；RV-awt：右心室前壁厚度；RV-fwt：右心室游离壁厚度；RVOT：右心室流出道内径；RV-ap：右心室前后径；RV-l：右心室上下径；RV-m：右心室中间段内径；RV-b：右心室基底段内径；LVEF：左心室射血分数

表1-2 女性不同年龄段超声测量正常值

参数	18y ~ 29y (n=128)	30y ~ 39y (n=118)	40y ~ 49y (n=138)	50y ~ 59y (n=106)	60y ~ 69y (n=105)	70y ~ 79y (n=83)
LA-ap（mm）	27.7±3.4	28.0±3.4	29.7±3.9	29.6±3.5	30.9±3.8	31.3±3.7
LA-l（mm）	42.9±5.6	43.9±5.5	45.2±6.0	45.6±5.2	47.0±5.2	47.1±6.2
LA-t（mm）	34.1±4.1	33.3±4.0	35.3±4.5	34.5±4.4	34.7±4.3	35.9±4.2
LAA（cm²）	12.9±2.5	13.0±2.7	13.9±2.8	14.3±2.9	14.7±2.6	15.2±3.1
LAV（mL）	31.1±9.3	31.9±10.8	35.3±9.7	35.6±10.3	37.3±10.2	39.0±12.2
LVOT（mm）	17.3±3.1	17.6±2.8	17.7±2.7	17.5±2.7	17.6±2.8	17.6±2.8
IVSd（mm）	7.3±1.0	7.8±1.2	8.1±0.2	8.3±1.4	8.7±1.3	8.8±1.1
IVSs（mm）	10.6±1.6	11.0±1.6	11.4±1.6	11.8±1.6	12.2±1.7	12.3±1.8
LVPWd（mm）	7.2±0.9	7.5±1.0	7.9±1.2	7.9±1.3	8.4±1.1	8.6±1.2
LVPWs（mm）	11.0±1.8	11.2±1.8	11.6±1.6	11.8±1.7	12.1±1.8	12.6±1.8
LVEDd（mm）	42.6±3.0	43.5±3.0	43.9±3.5	43.5±3.5	43.1±3.2	42.3±3.7
LVESd（mm）	27.7±3.1	28.6±3.5	28.5±3.8	28.2±3.6	28.1±3.7	27.3±4.7
LVEDv（mL）	73.7±16.7	72.6±15.6	76.2±18.0	71.1±16.9	70.7±17.0	67.3±21.3
LVESv（mL）	26.6±9.7	26.4±8.5	27.6±8.9	25.4±7.9	25.1±8.4	24.5±10.9
RA-l（mm）	39.3±4.9	40.4±4.3	41.3±5.1	42.4±4.2	42.9±3.9	43.4±4.6
RA-t（mm）	31.6±4.0	31.7±4.2	32.5±4.5	32.9±3.9	32.4±4.4	32.8±4.6

参数	18y ~ 29y (n=128)	30y ~ 39y (n=118)	40y ~ 49y (n=138)	50y ~ 59y (n=106)	60y ~ 69y (n=105)	70y ~ 79y (n=83)
RV-awt（mm）	3.7±0.8	3.8±0.9	4.0±1.0	4.1±1.0	4.2±0.8	4.5±1.0
RV-fwt（mm）	4.0±1.0	4.1±1.0	4.1±1.0	4.3±1.1	4.5±1.1	4.3±1.1
RVOT（mm）	21.5±3.7	22.3±3.7	22.3±3.8	22.7±4.3	21.8±4.3	22.7±4.1
RV-ap（mm）	19.8±3.2	20.5±3.5	21.6±3.8	21.7±3.2	21.7±3.5	21.5±4.0
RV-l（mm）	52.2±8.2	51.8±8.5	52.7±9.1	52.1±9.2	50.6±8.4	50.1±7.8
RV-m（mm）	24.4±4.9	24.7±4.8	24.4±4.9	23.8±5.2	23.7±4.5	23.9±4.4
RV-b（mm）	28.2±5.1	29.4±5.5	29.5±5.0	29.6±4.9	29.8±4.1	30.3±4.8
LVEF（%）	64.8±6.3	±4.6±6.3	64.5±5.8	64.9±6.5	66.3±6.0	65.3±6.0

（Guihua Yao，Yan Deng，Yan Liu，et al. Echocardiographic Measurements in Normal Chinese Adults Focusing on Cardiac Chambers and Great Arteries：A Prospective，Nationwide，and Multicenter Study. J Am Soc Echocardiogr，2015，28：570-579.）

LA-ap：左心房前后径；LA-l：左心房上下径；LA-t：左心房左右径；LAA：左心房面积；LAV：左心房容积；LVOT：左心室流出道内径；IVSd：舒张末期室间隔厚度；IVSs：收缩末期室间隔厚度；LVPWd：舒张末期左心室后壁厚度；LVPWs：收缩末期左心室后壁厚度；LVEDd：左心室舒张末期内径；LVESd：左心室收缩末期内径；LVEDv：左心室舒张末期容积；LVESv：左心室收缩末期容积；RA-l：右心房上下径；RA-t：右心房左右径；RV-awt：右心室前壁厚度；RV-fwt：右心室游离壁厚度；RVOT：右心室流出道内径；RV-ap：右心室前后径；RV-l：右心室上下径；RV-m：右心室中间段内径；RV-b：右心室基底段内径；LVEF：左心室射血分数

频谱多普勒超声心动图检测

多普勒超声心动图学已广泛地应用于临床诊断，提供M型和切面超声心动图所不能获得的心内血流动力学信息，其中包括速度、压差、流量、血流性质和血流分布状态。多普勒超声主要包括两大类，频谱多普勒和彩色多普勒血流图像。频谱多普勒又可分为脉冲波式和连续波式。脉冲波式多普勒可以定位分析心内血流，但它有限制性，不能探测高速血流。理论上讲，它的最大可测血流速度为其脉冲重复频率的一半，与探头频率大小成正比，与取样深度成反比。连续波式多普勒可以探测任一速度的血流，并用于压差等定量指标的测量。它的缺点是不能定位。将脉冲波式和连续波式多普勒有机地结合起来，能更完整地评价心内血流动力学变化。进行频谱多普勒检测时，应该注意取样线或取样容积与血流方向的夹角，应尽可能使两者的夹角控制在0°~15°。通常彩色血流图像有助于设置取样线或取样容积。设置脉冲波多普勒取样容积时，还应注意狭窄前后的血流性质的变化。

图1-15显示正常血流（图A）和异常血流（图B）。层流状态下，血管内的红细胞基本上以相同的速度沿同一方向运动。当心内局部有狭窄时，狭窄前可见血流会聚，它通常代表异常血流的起源点。血流经过狭窄处形成射流。实际上，此时的射流由于其内红细胞的运动速度和方向高度一致，可以看作为高速的层流。射流一段时间后，为射流后湍流，此时湍流区内的红细胞的运动速度和方向极不一致，旁射流区探测不到血流信号。湍流区的血流经过一段的流动后，逐渐演变为层流。由此可以看

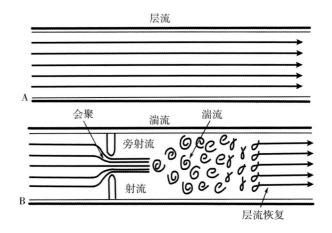

图1-15 正常血流和异常血流

A. 正常血流（层流）；B. 异常血流（湍流）

到，在不同的区域设置取样容积可得到不同的血流频谱图。

以脉冲波多普勒为例，频谱分析内容包括：

1. 频谱的方向：基线，又称为零线，凡朝向探头流动的血流均在基线上方显示频谱；凡背离探头流动的血流均在基线下方显示频谱。这样确定频谱的方向。

2. 频谱的时相：同步 ECG 显示，分析频谱是出现在收缩期，或舒张期，或全心动周期。

3. 频谱的速度：一般包括峰速度（即频谱最高点的速度）和平均速度（即频谱包括线下的平均速度）。表 1-3 是频谱多普勒测得的血流速度。

4. 频谱的形态：包括单峰、双峰、三峰等。

5. 频谱的性质：层流的频谱中空，频带较窄（即某一时间取样容积内不同速度红细胞的分布范围较小）。湍流的频谱充填或频带明显增宽。

6. 频谱的灰度：代表某一时间取样容积内相同速度红细胞的多少。它明显受患者透声条件和增益的影响。

7. 频谱的音频：一般层流的音调柔和，乐音样；湍流的音频粗糙，噪音样。

表 1-3　各瓣口正常频谱多普勒测量血流速度（m/s）

部位	儿童	成人
二尖瓣口	1.00（0.8～1.3）	0.90（0.6～1.3）
三尖瓣口	0.60（0.5～0.8）	0.50（0.3～0.7）
肺动脉瓣口	0.90（0.7～1.1）	0.75（0.6～0.9）
左心室流出道	1.00（0.7～1.2）	0.90（0.7～1.1）
主动脉瓣口	1.50（1.2～1.8）	1.35（1.0～1.7）

彩色多普勒血流图像

从原理上说它与脉冲波多普勒相同，可以理解为一种特殊类型的脉冲波多普勒。它除具有脉冲波多普勒的优点和限制外，还有自身的特点：

1. 提供了心内血流新的病理生理学知识。

2. 允许快速评价心内血流的方向和范围。

3. 与心脏造影的显示方式相似。

4. 有助于理解频谱多普勒。

5. 可替代脉冲多普勒的某些应用。

在彩色多普勒血流图像问世以前，心内血流动力学的信息主要由频谱多普勒获得。在一定程度上说频谱多普勒技术是盲目的，并且较繁琐，耗时相对较多，在显示心内血流的空间分布和多种异常血流同时存在时，频谱多普勒有一定的局限性。

彩色多普勒血流图像的方式与熟悉的心脏造影的显示方式相似，易于理解和进行对比分析。因此，也有人称之为非损伤性的心脏造影。

与频谱多普勒相比，彩色多普勒血流图像不仅仅显示取样线或取样容积内的血流情况，而且在切面图像上显示血流的起源、方向、走行、分布范围和随心动周期的变化。这一点类似 M 型和切面超声图像的关系。

这一技术的应用，扩展了超声心动图在临床上的应用，彩色多普勒分析主要包括如下内容：

1. 血流三要素：方向、速度和性质。

2. 通过血流会聚点判定异常血流起源。

3. 完整显示异常血流走行。

4. 半定量评价反流程度。

5. 指引设置频谱多普勒取样点或取样线。

6. Color 3D 判定血流及邻近结构的空间关系。

7. 弥补二维不足。

彩色多普勒血流图像应用的是脉冲波多普勒技术，切面图像由许多个取样容积组成，每个取样容积均可以显示该位置血流的方向、速度和性质。通过自相关技术，这些多普勒信号被转变为色彩。

朝向探头流动的血流用红色显示，背离探头流动的血流用蓝色显示。血流速度越快，色彩越亮；血流速度越低，色彩越暗。

当血流速度超过彩色最大显示速度时，出现彩色混叠现象，又称之为多色镶嵌。成人彩色的最大可测速度一般在 0.8～1.0 m/s，儿童的一般在 1.2 m/s 以内。正常心内的某些血流速度可高达 1.6～1.8 m/s，因此检测正常心脏时也可出现彩色混叠。初学者应正确认识这一现象，避免引起误解。当血流速度超过取样率 1.5 倍的时候，可以在红色的血流中央出现蓝色或在蓝色的血流中央出现红色。

彩色会聚法（proximal isovelocity surface area, PISA）为通过计算有效反流口面积（EROA）、反流容积（RV）及反流分数（RF）来定量评估反流程度。

彩色血流显示还应注意血流方向与声束方向的夹角。理论上讲当声束垂直于血流方向时，无色彩显示（黑色）。尽可能将两者的夹角调整到 15° 以内，有助于获得真实、清晰的彩色血流图像。

心功能测量

心脏功能是指在舒张期接受静脉回心血量，在收缩期将心内血液射入动脉系统，供应全身需求。主要包括两大方面，收缩功能及舒张功能。临床中涉及的心功能主要是指心室功能，尤其是左心室功能。超声心动图作为简便、无创、准确的技术是评估心脏收缩及舒张功能的临床常用检测方法。以下简单介绍临床中常用左心功能测量方法。

一、收缩功能

超声心动图检测心脏收缩功能的指标和公式很多，大致可归纳为流量指标、时间指标、速度指标及泵功能指标。

1. 流量指标：包括 M 型容量计算法、二维容积测定法、主动脉血流量计算法及二尖瓣流量计算法。

二维容积测定法：为现在主要测量心脏收缩功能的方法，包括单平面法、双平面法及三平面法。

（1）单平面法：通常选用 Simpson's 法，取心尖两腔或四腔心观，勾画心内膜，按 Simpson's 规则，将左心室长轴按长轴方向分为若干个小圆柱体，这些圆柱体的体积之和即为左心室容积。公式为：$V=\Sigma A \cdot \Delta h$，该方法被认为是最可靠的二维容量测定法之一。

（2）双平面法：取二尖瓣水平短轴观及心尖两腔心观或心尖四腔心观，测量二尖瓣水平短轴左心室面积和左心室长径，计算左心室容积。

（3）三平面法：最常用的三平面法为圆柱-截头圆锥-圆锥体法（亦称改良 Simpson's 法）。该方法将左心室视为一个圆柱体（从心底到二尖瓣水平）和一个截头圆锥体（从二尖瓣水平到乳头肌水平）以及一个圆锥体（心尖到乳头肌水平）的体积之和。

2. 时间指标：包括射血前期、射血时间、射血前期/射血时间、等容收缩时间及总机械收缩时间。

3. 速度指标：利用主动脉内的频谱多普勒曲线，通过以下指标的测定反映左心室收缩功能：①收缩期血流峰值速度；②加速时间；③平均加速度。

4. 泵功能指标：包括射血分数、左心室内压力最大上升速率、峰值射血率、左心室内径缩短率、平均周径缩短率、室壁增厚率及室间隔运动幅度。

射血分数可以通过上述 M 型或二维超声心动图方法来计算。此外，三维超声心动图无须进行左心室几何形态假设，通过容积成像，避免了在 M 型与二维超声心动图中存在的切面限制、内膜显示模糊等诸多弊端，较为真实地反映了心腔容积，尤其是在心脏形态存在异常时，三维超声心动图具有更高的准确性，与三维磁共振技术的测值相关性更高，优于双平面 Simpson's 法。

左心室收缩功能超声心动图评价指标正常参考值范围见表 1-4。

表1-4　左心功能超声心动图测量的正常值

左心室收缩功能指标	正常值
SV	35 ~ 90 mL
CO	3 ~ 6 L/min
CI	2 ~ 3 L/（min·m²）
PEP	（95.7 ± 11.4）ms
LVET	（304.0 ± 16.1）ms
PEP/LVET	0.31 ± 0.04
ICT	（34.0 ± 11.9）ms
TMS	（546 ± 14）ms
V_{smax}	1.0 ~ 1.7m/s
ACT	52 ~ 56ms
ACV_m	7.4 ~ 13.2m/s²
PER	（3.40 ± 0.67）EDV/s
EF	> 60 %
FS	> 30 %
mVCF	（1.25 ± 0.26）s
△T%	> 30 %
AIS	（7.3 ± 1.9）mm
+dp/dt$_{max}$　—	> 1340 m/s

（任卫东，常才．超声诊断学［M］．3版．北京：人民卫生出版社，2013．）

二、舒张功能

1. 舒张功能障碍相关的心室形态和功能

LV 肥厚、LA 容量、LA 功能、肺动脉收缩期及舒张期压力均可影响左心室舒张功能。

2. 超声多普勒血流参数

（1）二尖瓣口血流（Mitral folw），包括充盈早期峰值速度（E 波）、舒张晚期充盈速度（A 波）、E/A 比值、充盈早期波减速时间（DT）、等容舒张时间（IVRT）和等容收缩时间（IVCT）。图1-16 为正常二尖瓣和左心室流出道血流（LV outflow）频谱示意图，根据左心房压力的增高对二尖瓣口血流形态的影响，其模式包括正常波形、左心室松弛异常、假性正常化及限制性充盈4种模式，见图1-17。

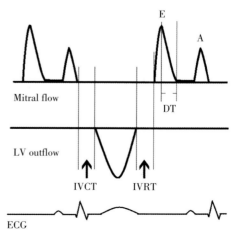

图1-16　正常二尖瓣口和左心室流出道血流频谱示意图

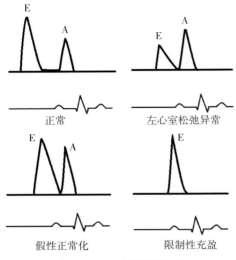

图1-17　二尖瓣频谱分型

（2）肺静脉血流，包括收缩期S峰、舒张期前向血流D峰、S/D比值、收缩期充盈分数（S流速时间积分/S流速时间积分+D流速时间积分）及舒张晚期Ar峰。图1-18为正常肺静脉频谱示意图。

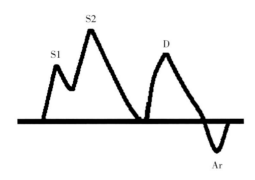

S1、S2为收缩期峰；D为舒张期峰；Ar为心房收缩反向峰

图1-18　正常肺静脉频谱

（3）二尖瓣口彩色M型血流传播速度（Vp）。

（4）组织多普勒舒张早期、晚期瓣环速度，包括收缩期峰（S）、舒张早期峰e′及舒张晚期峰a′。继而可以计算二尖瓣口E波流速与组织多普勒e′之比即E/e′，这一比值在评价LV充盈压方面意义重大，图1-19为正常组织多普勒频谱示意图。

3. 舒张功能异常的分级

图1-20为舒张功能异常的分级，根据其方案分为轻度或Ⅰ度（松弛受损）、中度或Ⅱ度（假性正常化）、重度或Ⅲ度（限制性充盈）。

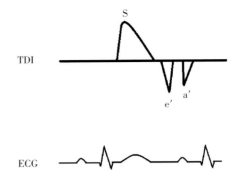

图1-19　正常组织多普勒频谱示意图

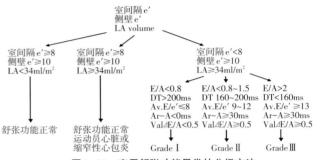

图1-20　实用舒张功能异常的分级方法

4. 临床应用

图1-21为射血分数正常患者左心室充盈压的评估，图1-22为射血分数减低患者左心室充盈压的评估，表1-5为特殊患者群LV充盈压力评估的超声心动图指标及界限值。

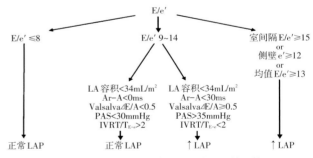

图1-21　EF正常患者左心室充盈压的评估

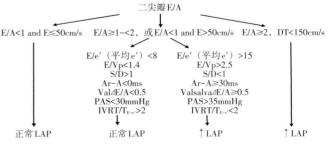

图1-22　EF减低患者左心室充盈压的评估

表1-5 特殊患者群LV充盈压力评估的超声心动图指标及界限值

疾病种类	超声心动图指标	截断值
心房纤颤	二尖瓣E峰加速度	$\geqslant 1900\ cm/s^2$
	IVRT	$\leqslant 65\ ms$
	肺静脉舒张期血流减速时间	$\leqslant 220$
	E/Vp	$\geqslant 1.4$
	室间隔处E/e′比值	>11
窦性心动过速	二尖瓣血流频谱	呈现显著的早期LV充盈（EF < 50％患者）
	IVRT	$\leqslant 70ms$具有特异性（79％）
	收缩期充盈分数	$\leqslant 40\%$具有特异性（88％）
	侧壁处E/e′	>10（该比值>12时特异性最高，达到96％）
肥厚型心肌病	侧壁处E/e′比值	$\geqslant 10$
	Ar-A	$\geqslant 30\ ms$
	肺动脉压力	$>35\ mmHg$
	LA容积	$\geqslant 34\ mL/m^2$
限制型心肌病	二尖瓣血流减速时间DT	$<140\ ms$
	二尖瓣E/A	>2.5
	IVRT	$<50\ ms$时具有高度特异性
	室间隔E/e′	>15
非心源性肺动脉高压	侧壁E/e′	<8
二尖瓣狭窄	IVRT	$<60\ ms$时具有高度特异性
	IVRT/$T_{E-e'}$	<4.2
	二尖瓣血流A峰速度	$>1.5\ cm/s$
二尖瓣反流	Ar-A	$\geqslant 30\ ms$
	IVRT	$<60\ ms$时具有高度特异性
	IVRT/$T_{E-e'}$	<3，可以用于估测EF值正常的二尖瓣反流患者的LV充盈压
	平均E/e′	>15，只适用于射血分数减低的患者

上述情形应用多种方法综合判定，不能依靠单一一种方法得出结论。特异性指预测左心房充盈压>15 mmHg。

（Nagueh SF，Appleton CP，Gillebert TC，et al. Recommendations for the evaluation of left ventricular diastolic function by echocardiography［J］. J Am Soc Echocardiogr, 2009, 22（2）: 107-133.）

（任卫东）

第 2 章
正常心脏超声图像

胸骨旁区切面图像

一、左心室长轴切面

超声心动图的检查总是以胸骨旁左心室长轴切面图像的显示开始。绝大多数人的心脏位于胸骨后、偏左侧胸腔内，因而探头的选放位置是在胸骨旁左缘，范围在 2～5 肋间，多在 3～4 肋间。由于每个人的心脏位置变异较大，最佳的探头位置应因人而异。肥胖、横位心的人探头位置略偏上，瘦长体形膈肌下移的人探头位置略偏下。在某些老年人，尤其是有肺气肿的人，显示标准左心室长轴切面是很困难的。多数情况下，患者左侧卧位有利于显示理想的左心室长轴切面。右位心患者的探头位置应在胸骨右缘，范围也是在 2～5 肋间。

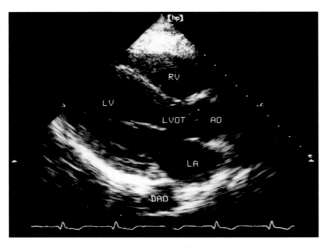

图2-1 胸骨旁左心室长轴切面超声图像

AO：主动脉；DAO：降主动脉；LA：左心房；LV：左心室；LVOT：左心室流出道；RV：右心室

图 2-1 是正常人的胸骨旁左缘左心室长轴切面图像，图像的左侧为心尖，右侧为心底，在该切面图像上能观测到如下心脏结构：

胸壁，位于探头的下方，成分有皮肤、肌肉和

脂肪。厚度因人而异，多在 3～4 cm 范围内。

心包膜包绕整个心脏，正常时在右心室前壁前方及左心室后壁后方表现为一线样强回声，与心肌紧密相连。有时两者之间可有弱回声的脂肪组织，当有心包积液时，心包膜与心肌被液性暗区隔开，心包膜显示清楚。

右心室前壁，较薄的肌性组织回声。

右心室腔，右心室前壁后方的无回声区，其右侧部分为右心室流出道。

室间隔，位于右心室腔后方，为较厚的肌性弱回声，表面有心内膜，呈线样强回声。其右侧与主动脉前壁相连。

左心室腔，位于室间隔后方，较大的无回声区。其右侧分别与二尖瓣和主动脉瓣相连。二尖瓣前叶与室间隔之间，位于主动脉瓣左侧的区域为左心室流出道。左心室腔内可见部分二尖瓣腱索与二尖瓣叶相连。

左心室后壁，位于左心室腔后方的较厚肌性弱回声，其右侧与二尖瓣后叶根部和左心房后壁相连。

主动脉，位于右心室流出道后方，左心房前方，左侧与左心室流出道相连。一般可显示两个瓣叶，收缩期瓣叶开放，与主动脉前后壁平行，前位是右冠瓣，后位是无冠瓣。主动脉前壁和右心室流出道后壁多合为一层回声。主动脉后壁与左心房前壁多合为一层回声。主动脉瓣环为室间隔与主动脉前壁，二尖瓣前叶根部与左心房前壁结合处的强回声光点。主动脉前后壁的根部为右冠窦、无冠窦，年轻人多无膨出，老年人可有不同程度的膨出。

二尖瓣分为前、后两叶，前叶较长大，后叶较短小。舒张期前叶向前运动，瓣尖指向室间隔，后叶向后运动，瓣尖指向左心室后壁同时可见与瓣尖相连的腱索，二尖瓣环结构。

左心房腔，位于主动脉后方，有时在后壁可见肺静脉的开口。

冠状静脉窦，位于左心室后壁，二尖瓣后叶和

左心房后壁三者交界处的后方，多为圆形无回声区，直径多在1.0 cm以内。部分人该结构显示不清。

降主动脉，位于冠状静脉窦的左后方，左心房的右后方，为降主动脉胸段的横切面。

二、左心室短轴切面

在左心室长轴切面的基础上，顺时针旋转探头90°，即为左心室短轴切面。一般显示3个水平切面，即二尖瓣口水平、乳头肌水平和心尖水平。探测时应该保持声束与左心室腔垂直，使左心室的断面尽可能呈圆形。

图2-2为一组左心室短轴切面超声图像，在A图为二尖瓣口的短轴图像，舒张期前、后分别向前后运动，瓣口开放充分。B图为乳头肌水平图像，左心室腔呈正圆形，左心室壁厚度比较均匀，可清晰观察到前外（位于图像右侧）和后内（位于图像左侧）乳头肌的横切面。C图为心尖水平，左心室腔已明显变小，同时可观察到右心室心尖的短轴图像。

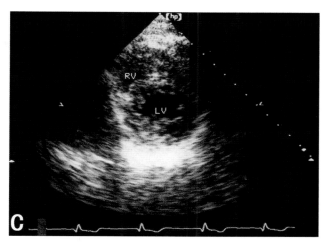

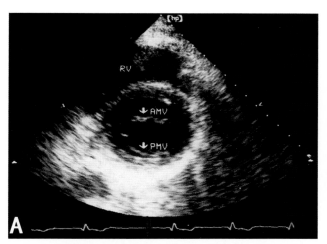

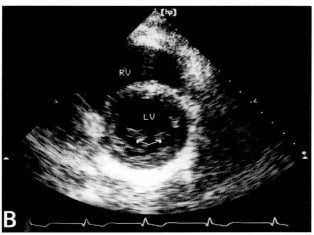

图2-2　左心室短轴切面超声图像

A.二尖瓣口水平；B.乳头肌水平；C.心尖水平；AMV：二尖瓣前叶；LV：左心室；PMV：二尖瓣后叶；RV：右心室

三、右心室长轴切面

在左心室长轴切面的基础上，将探头指向右下，充分显示右心房、右心室和三尖瓣。图2-3为胸骨旁右心室长轴切面超声图像，右心室位于图像的左上，右心房位于图像的右下，显示的三尖瓣叶分别是前叶和后叶及相连的部分腱索结构。

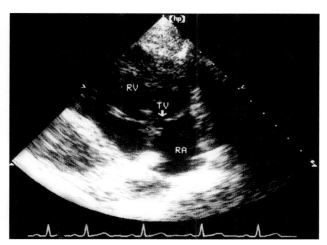

图2-3　胸骨旁右心室长轴切面超声图像

RV：右心室；RA：右心房；TV：三尖瓣

四、主动脉根部短轴切面

在左心室长轴切面的基础上向右上倾斜探头或向右上水平移动探头可显示主动脉根部短轴切面。该切面是重要的、必不可少的切面之一。左侧卧位有助于清晰显示该切面。

图2-4为主动脉根部短轴切面图像。在该切面图像能观察到如下结构：

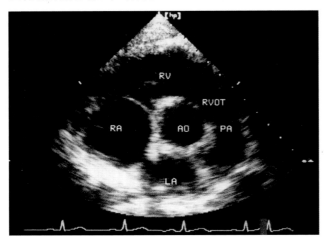

图2-4　主动脉根部短轴切面超声图像

AO：主动脉；LA：左心房；PA：肺动脉；RA：右心房；RV：右心室；RVOT：右心室流出道

主动脉，位于图像正中央，为主动脉的根部横切面，呈正圆形或近圆形。其内可见3个主动脉瓣开放与关闭。关闭时3个瓣叶对合呈Y形，Y形的正前方为右冠窦，右侧为无冠窦，左侧为左冠窦。略调整切面可见到左、右冠状动脉起始部分别发自左、右冠窦，位于主动脉切面的4点和10点至11点左右的位置。左冠状动脉水平向左走行后向前、后分支为左前降支和左旋支。右冠状动脉向右走行，无分支显示。部分老年人的主动脉窦壁可向外膨出，比较均匀一致，一般在5 mm以内。

左心房，位于主动脉正后方（图像的正下方），略向下倾斜探头可显示三角形的左心耳，位于左心房的左上方，主动脉的左下方。

右心房，位于主动脉的右下方（图像的左下方），左侧为左心房。有时可见下腔静脉入口。

房间隔，位于左右心房之间的较薄膜样回声。

三尖瓣位于主动脉瓣右侧，该切面显示的是三尖瓣前叶（远离主动脉）和隔叶（紧邻主动脉）。

右心室及右心室流出道，位于主动脉的右前方、正前方和左前方（图像的左上方、上方和右上方）。

肺动脉，位于主动脉的左侧（图像的右侧），相当于主动脉横切面上1点左右的位置处为肺动脉瓣。在纵切面图像上能显示出前后两叶肺动脉瓣。

肺动脉主干走行后分为右肺动脉（向图像的左下走行）和左肺动脉（向图像的右下方走行），肺动脉结构是较难显示的结构之一，常常需要较充分左侧卧位才能显示完整的肺动脉结构。

左心耳，在显示主肺动脉后，向下略倾斜探头，可显示位于主动脉左下方的三角形左心耳结构。

心尖区切面图像

一、心尖四腔切面

在左心室长轴切面图像基础上沿左心室长轴向左下移动探头，到达心尖处后顺时针旋转探头90°，同时向右上倾斜探头即可获得心尖四腔心切面图像。标准的心尖四腔切面图像上方，室间隔直立，位于图像中央，右心室、右心房和左心室、左心房分别位于图像的左侧和右侧，二、三尖瓣水平。在该切面图像上能观察到的结构有左、右心室腔，左、右心室心尖部，左、右心室侧壁，二、三尖瓣，显示的三尖瓣叶分别是前瓣和隔瓣。隔瓣根部的附着点较二尖瓣前瓣根部的附着点靠近心尖侧。右心室心尖处可见横行的节制索回声。左、右心房，房、室间隔和肺静脉，包括左上、下肺静脉和右上肺静脉。图2-5为心尖四腔切面超声图像。

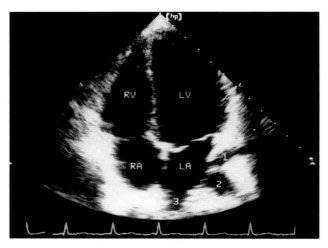

图2-5　心尖四腔切面超声图像

LA：左心房；LV：左心室；RA：右心房；RV：右心室；1、2、3分别为左上肺静脉、左下肺静脉、右上肺静脉

二、心尖五腔切面

在心尖四腔切面的基础上，再顺时针旋转探头约30°，可显示出主动脉瓣和升主动脉根部，称之为心尖五腔切面。图2-6为心尖五腔切面超声图像。

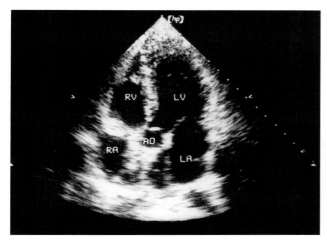

图2-6 心尖五腔切面超声图像

AO：主动脉；LA：左心房；LV：左心室；RA：右心房；RV：右心室

三、心尖两腔切面

在心尖四腔切面的基础上，逆时针旋转探头约45°，略向左倾斜探头可显示心尖两腔切面图像。在该切面图像上主要显示左心室前壁和下壁。图2-7为心尖两腔切面超声图像。

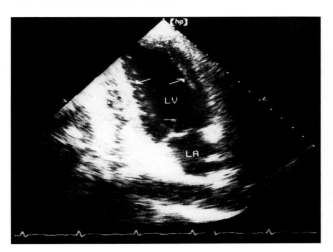

图2-7 心尖两腔切面超声图像

LA：左心房；LV：左心室

剑下区切面图像

探测该切面时，一般嘱患者屈膝，胸式呼吸，利于放松腹肌。

一、剑下四腔切面

探头置于剑突下方，使声束水平经过心脏。在该切面图像上显示的心脏结构与心尖四腔心切面图像相近，在图像上，心尖位于右或右上，心底位于左或左下。图2-8为剑下四腔切面超声图像。

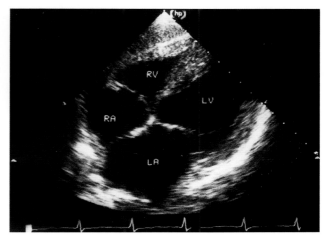

图2-8 剑下四腔切面超声图像

LA：左心房；LV：左心室；RA：右心房；RV：右心室

二、剑下主动脉根部短轴切面

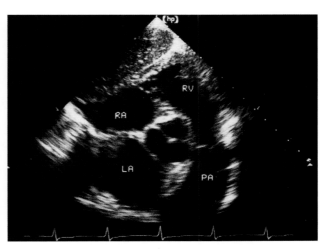

图2-9 剑下主动脉根部短轴切面超声图像

LA：左心房；PA：肺动脉；RA：右心房；RV：右心室

一般用于心前区探查主动脉根部结构不够理想

的患者。显示内容与胸骨旁主动脉根部短轴切面相同。图2-9为剑下主动脉根部短轴切面超声图像。

三、剑下下腔静脉长轴切面

主要用于显示下腔静脉近心段及右心房。少数人可见下腔静脉瓣残留。表现为下腔静脉入右心房口处的膜样回声。图2-10为剑下下腔静脉长轴切面超声图像。

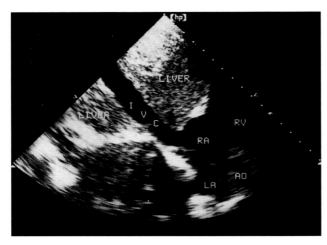

图2-10 剑下下腔静脉长轴切面超声图像

AO：主动脉；IVC：下腔静脉；LA：左心房；LIVER：肝脏；RA：右心房；RV：右心室

胸骨上窝区切面图像

主要用于显示主动脉弓、升主动脉和降主动脉的起始部。

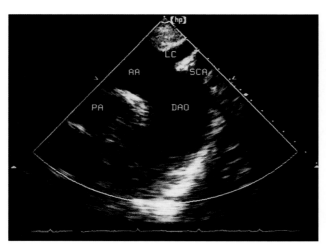

图2-11 主动脉弓长轴切面超声图像

AA：主动脉弓；DAO：降主动脉；LC：左颈总动脉；PA：肺动脉；SCA：左锁骨下动脉

主动脉弓长轴切面

在该切面主要显示的结构有主动脉弓及其分支，包括头臂干动脉、左颈总动脉和左锁骨下动脉的起始部，升主动脉大部可显示，少数透声条件好的人可以显示主动脉瓣。降主动脉近弓段比较易于显示。右肺动脉位于主动脉弓的后方，升主动脉与降主动脉之间。图2-11为主动脉弓长轴切面超声图像。

食管内区切面图像

经食管超声心动图的发展较快，其应用的切面图像也较多。部分切面图像与经胸的切面图像相近，比如主动脉根部短轴切面、左心室短轴切面、心尖四腔切面等，只不过探头的位置和声束的走行正好相反，一部分切面图像则与心前区不同，为食管超声心动图所特有。下面只简单地介绍其中的部分常用的切面图像。

一、心底主动脉根部横切面

图2-12为心底主动脉根部短轴切面超声图像，在该切面图像上所显示的结构与经胸的主动脉根部短轴切面相近，但图像前后位置相反，心房紧邻探头，右心室及右心室流出道远离探头，左右位置不变，三尖瓣及右心房在图像上位于左侧，肺动脉瓣及肺动脉在图像上位于右侧。

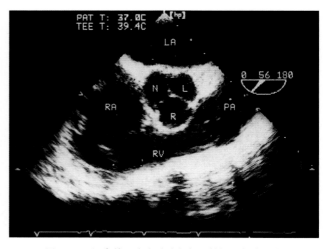

图2-12 经食管心底主动脉根部短轴切面超声图像

L：左冠瓣；LA：左心房；N：无冠瓣；PA：肺动脉；R：右冠瓣；RA：右心房；RV：右心室

二、心底部左心室流入道和左上肺静脉切面

图2-13为心底部左心室流入道和左上肺静脉切面图像，在该切面图像上主要显示的是左心房、左心室、二尖瓣和左上肺静脉等结构。

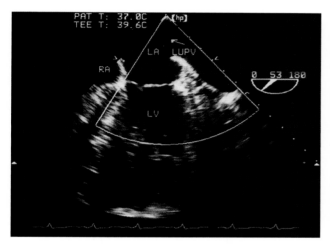

图2-13　心底部左心室流入道和左上肺静脉切面图像
LA：左心房；LV：左心室；LUPV：左上肺静脉；RA：右心房

三、心底部上、下腔静脉长轴切面

图2-14为上、下腔静脉长轴切面图像，在该切面图像上显示的主要结构有上、下腔静脉入右心房段，房间隔长轴及左、右心房。

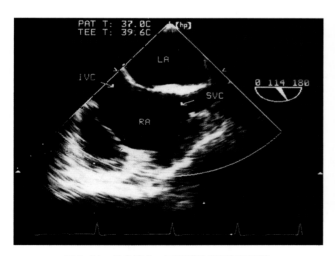

图2-14　经食管上、下腔静脉长轴切面图像
IVC：下腔静脉；LA：左心房；RA：右心房；SVC：上腔静脉

四、食管中位四腔切面

图2-15为食管中位四腔切面图像，显示的结构主要是左、右心房，左、右心室和左、右心室流入道，二、三尖瓣及房、室间隔结构。

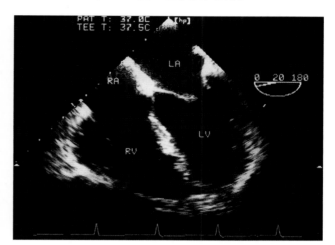

图2-15　食管中位四腔切面图像
LA：左心房；LV：左心室；RA：右心房；RV：右心室

五、食管中位左心室两腔及左心耳切面

图2-16为食管中位左心室两腔及左心耳切面图像，主要显示的结构有左心室、左心房和左心耳结构及二尖瓣。

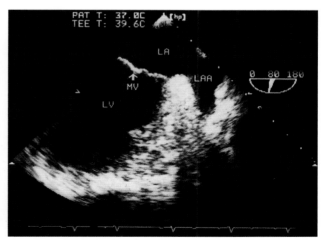

图2-16　食管中位左心室两腔及左心耳切面图像
LA：左心房；LAA：左心耳；LV：左心室；MV：二尖瓣

六、经胃左心室短轴切面

图2-17为经胃左心室短轴切面图像，主要显示的结构有左、右心室的横断面，室间隔及二尖瓣前乳头肌及后乳头肌的横断面。

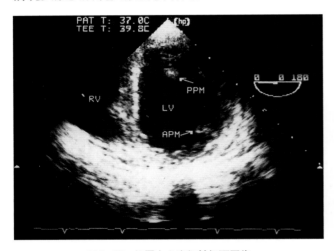

图2-17　经胃左心室短轴切面图像
APM：前乳头肌；LV：左心室；PPM：后乳头肌；RV：右心室

频谱多普勒图像

在心内血流检测中，脉冲波多普勒常用于二、三尖瓣瓣口，主动脉、肺动脉瓣瓣口及左、右心室流出道部位。特殊情况下也应用于上、下腔静脉，肺静脉及心室中部等部位。连续波多普勒虽不能定位，但有时也应用于较快速度瓣口血流的检测。两者检测同一瓣口血流时，其形态一致、方向一致、速度大致相同，不同之处是脉冲波多普勒频谱为中空，连续波频谱为充填。下面以脉冲波多普勒为例显示经胸心内血流频谱多普勒图像。

一、二尖瓣口血流频谱

探头置于心尖处，显示四腔切面或两腔切面，使声束尽可能与左心室流入道平行，将取样容积设置在二尖瓣开放时的瓣尖处，设置取样容积时应嘱患者平静呼吸或屏气，可以避免在心动周期过程中取样容积位置变化。

图2-18为一正常29岁男性的二尖瓣口血流频谱图像。二尖瓣血流频谱出现在舒张期（心电图T波之后），正向双峰。第一个峰出现在舒张早期，

称为E峰，代表左心室快速充盈。该峰速度较快，代表正常舒张期最大血流速度。该峰上升支较陡，频带较窄；下降支较缓，频带略增宽。第二个峰出现在舒张晚期（心电图P波之后），称为A峰，为心房收缩所致。该峰速度低于E峰。当心率较快时，E峰、A峰可以重叠；当心率较慢时，E峰与A峰之间可以有低速度平台段。该平台段为舒张中期的心室缓慢充盈。一般情况下，二尖瓣口血流速度受呼吸影响较小，少数随呼吸有较小的变化。

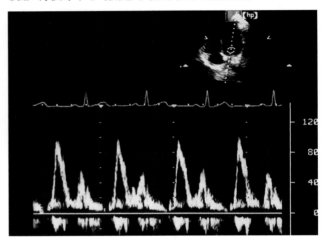

图2-18　二尖瓣口血流频谱图像

二、主动脉瓣口血流频谱

探头常置于心尖部，取心尖五腔切面或心尖三腔切面图像，充分显示主动脉瓣及升主动脉根部。取样容积置于主动脉瓣上，调整角度，使取样尽可能与升主动脉血流方向一致。由于在心尖探测时，升主动脉位于远场，可适当增加多普勒增益。

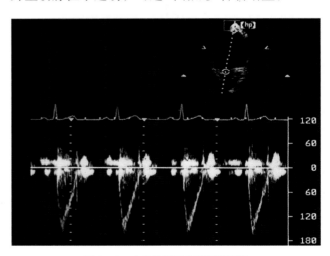

图2-19　主动脉瓣口血流频谱图像

图2-19为同一受检者的主动脉瓣口血流频谱图像。主动脉瓣口血流频谱出现在收缩期（心电图R波之后），负向单峰，近似直角三角形。上升支陡峭，加速时间较短（频谱起始至峰速度的时间），频带较窄；下降支较缓，频带略宽，频谱中空。射血时间比肺动脉血流频谱短。一般不受呼吸影响。

三、三尖瓣口血流频谱

探头位于左胸骨旁或心尖，取四腔切面或胸骨旁主动脉根部短轴切面。取样容积置于三尖瓣口开放时的瓣尖处。相对而言，胸骨旁四腔切面比主动脉根部短轴切面更易于调整取样角度。

图2-20为同一受检者的三尖瓣口血流频谱图像。三尖瓣口的血流频谱出现在舒张期，正向一般也由两个峰组成。第一个峰出现在右心室充盈早期。第二个峰出现在右心房收缩之后，形态与二尖瓣口血流频谱相似，三尖瓣口的血流速度最低，频带相对较宽。由于右心房接受上、下腔静脉的回心血，受呼吸影响较大。吸气时三尖瓣口血流速度加快，呼气时速度减低。

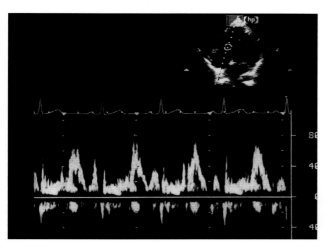

图2-20　三尖瓣口血流频谱图像

四、肺动脉瓣口血流频谱

探头一般位于左胸骨旁，取主动脉根部短轴切面，充分显示肺动脉。取样容积设置在肺动脉瓣上。在某些患者胸前检查图像不理想时，也可选择剑下主动脉根部短轴切面。

图2-21为同一受检者胸骨旁主动脉根部短轴切面获取的肺动脉瓣口血流频谱图像。血流频谱出现在收缩期，负向，单峰，近似V形。上升支与下降支基本对称。射血时间比主动脉瓣口射血时间略长。

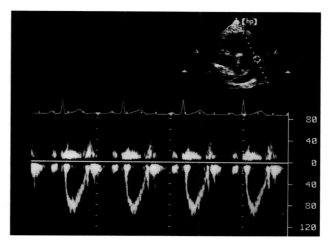

图2-21　肺动脉瓣口血流频谱图像

五、肺静脉血流频谱

尽管也可以在左心室长轴切面上探测肺静脉血流，但经胸检查时常选择在心尖四腔切面上探测右上肺静脉血流频谱。

图2-22为另一正常受检者的右上肺静脉血流频谱图像，肺静脉血流频谱出现在整个心动周期，双向。一般由3个峰组成，第一个峰出现在收缩期，正向，称S峰。第二个峰出现在舒张期，正向，称为D峰。第三个峰出现在舒张末期，心电图P波之后，负向，称A峰。S峰和D峰速度一般在0.4～0.8 m/s，部分人S峰大于D峰，另一部分人S峰小于D峰。

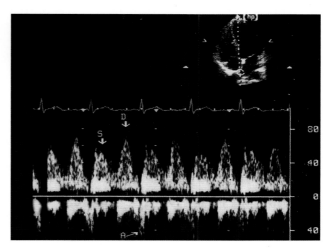

图2-22　右上肺静脉血流频谱图像

六、左心耳血流频谱

选择经食管超声左心耳长轴切面，脉冲波取样容积设置在左心耳开口处，频谱显示为正负双向的脉动波形。正向波出现在舒张期，由双峰组成，心房收缩产生的波幅较大。负向波出现在收缩期，也由双峰组成，心室收缩早期产生的波幅较大，速度较低，多在0.8 m/s以内，见图2-23。

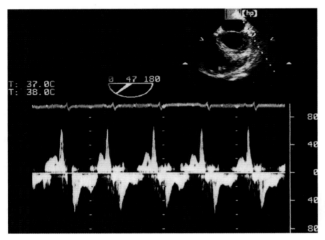

图2-23　经食管超声左心耳长轴切面脉冲波血流频谱图像

七、下腔静脉血流频谱

剑下下腔静脉长轴切面，脉冲波取样容积设在下腔静脉近心段，频谱为负向双峰，收缩期波幅较大，舒张期较小。速度较低，多在1.0 m/s以下。吸气时血流速度加快，波幅明显增大，见图2-24。

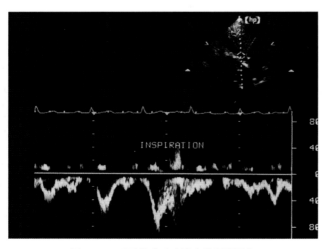

图2-24　下腔静脉脉冲波血流频谱图像

彩色多普勒血流图像

彩色多普勒血流图像能直观地显示心内血流的方向、范围、速度和流动过程。在实际操作中受彩色增益、滤波、即时的Nyquist极限、角度、患者的透声条件等因素的影响。因此，较真实地显示血流的色彩需要有一定的经验。

一、二尖瓣口彩色多普勒血流图像

二尖瓣口彩色血流显示可取胸骨旁左心室长轴切面和心尖四腔切面。图2-25为胸骨旁左心室长切面显示二尖瓣口彩色血流图像。Nyquist极限为0.9 m/s，于舒张期见左心房至左心室的血流呈红色，在瓣口处血流速度接近Nyquist极限，局部显示为黄色，较亮。

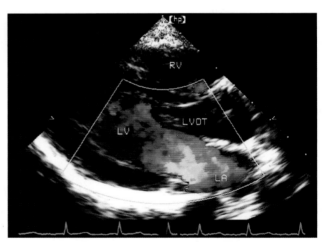

图2-25　胸骨旁左心室长轴切面显示二尖瓣口彩色血流图像
LA：左心房；LV：左心室；LVOT：左心室流出道；RV：右心室

图2-26为心尖四腔切面显示二、三尖瓣口彩色血流图像。Nyquist极限为0.74 m/s。于舒张期见完整的左心房至左心室的红色血流。同时可见右上肺静脉的红色血流入左心房。三尖瓣的血流速度较低，显示为暗红色的右心房至右心室的彩色血流。

二、主动脉瓣口彩色多普勒血流图像

取心尖五腔或三腔切面，也可取左心室长轴切面。图2-27为心尖五腔切面显示主动脉瓣口彩色血流图像。血流总体显示为蓝色，在左心室中部血流速度较低，呈暗蓝色，左心室流出道血流速度加快，呈淡蓝色。当血流经过主动脉瓣口时，速度进一步加快，超过了即刻的 Nyquist 极限（0.69 m/s），表现以黄色为主的混叠色彩。此时应注意与主动脉狭窄的彩色血流相区别。

房。收缩期速度较快，以黄色为主（左图）；舒张期速度较慢，以红色为主（右图，箭头示）。心尖四腔切面显示三尖瓣口彩色血流图像参见图 2-26。

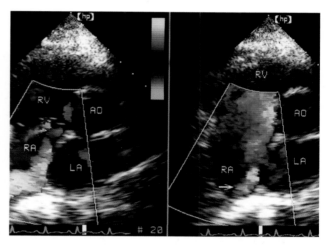

图 2-28　主动脉根部短轴切面显示三尖瓣口彩色血流图像
AO：主动脉；LA：左心房；RA：右心房；RV：右心室

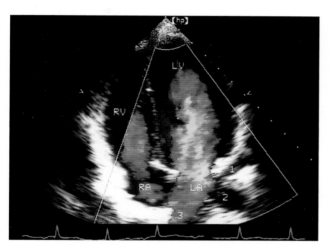

图 2-26　心尖四腔心切面显示二、三尖瓣口彩色血流图像
LA：左心房；LV：左心室；RA：右心房；RV：右心室；1、2、3 分别为左上肺静脉、左下肺静脉、右上肺静脉

四、肺动脉瓣口彩色血流图像

取胸骨旁或剑下主动脉根部短轴切面，充分显示右心室流出道、肺动脉瓣和主肺动脉。图 2-29 是胸骨旁主动脉根部短轴切面显示的肺动脉瓣口彩色血流图像。Nyquist 极限为 0.88 m/s。在收缩期右心室内的血流呈暗蓝色，在右心室流出道血流速度加快，彩色较亮，呈淡蓝色。经过肺动脉瓣口时，血流速度最快，超过 Nyquist 极限，出现混叠色彩。同时见主动脉横断面彩色血流图像及三尖瓣微量反流。

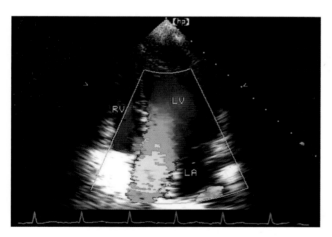

图 2-27　心尖五腔切面显示主动脉瓣口彩色血流图像
LA：左心房；LV：左心室；RV：右心室

三、三尖瓣口彩色多普勒血流图像

取胸骨旁和心尖四腔切面，主动脉根部短轴切面。图 2-28 为主动脉根部短轴切面显示三尖瓣口彩色血流图像。于舒张期可见红色的血流由右心房进入右心室（右图），由于速度较低，总体呈暗红色。收缩期可见少许反流色彩（左图），呈蓝色。同时于整个心动周期可见下腔静脉血流进入右心

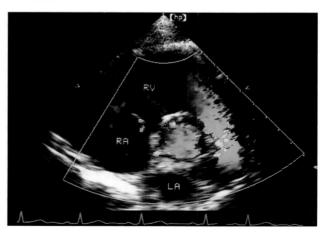

图 2-29　肺动脉瓣口彩色血流图像
LA：左心房；RA：右心房；RV：右心室

五、升主动脉和降主动脉彩色多普勒血流图像

取胸骨上窝主动脉弓长轴切面。充分显示升主动脉、主动脉弓和降主动脉。图2-30是胸骨上窝主动脉弓长轴切面显示升主动脉和降主动脉彩色血流图像。Nyquist极限为0.9 m/s。升主动脉血流为红色，降主动脉血流为蓝色。由于主动脉弓中部处血流方向与声束方向垂直，无彩色血流显示。

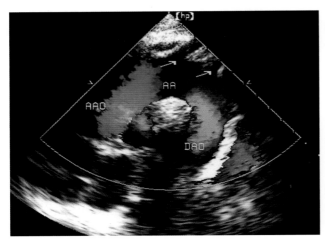

图2-30 胸骨上窝主动脉弓长轴图像
AA：主动脉弓；AAO：升主动脉；DAO：降主动脉

六、左上肺静脉彩色多普勒血流图像

左上肺静脉的检测首选经食管超声心动图，可选用心底部左上肺静脉长轴切面。图2-31是经食管超声心动图显示的左上肺静脉彩色血流图像。探头频率较高（5.0 MHz），Nyquist极限为0.58 m/s。于收缩晚期可见左上肺静脉的血流进入左心房。血流速度超过了Nyquist极限，显示红色为主的混叠色彩。

七、上腔静脉彩色多普勒血流图像

经胸检查时上腔静脉血流一般不易显示，而经食管超声心动图可清晰显示上腔静脉血流。取心底部上下腔静脉长轴切面，图2-32为上腔静脉血流入右心房的彩色图像。在图像的右侧，上腔静脉入右心房时血流朝向探头，显示为红色，水平箭头示。然后转变为背离探头的蓝色血流进入右心房中部，并与下腔静脉入右心房的血流交汇，引起轻度

的色彩混叠。

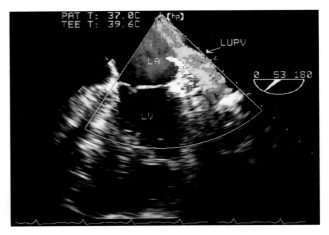

图2-31 经食管超声心动图显示左上肺静脉彩色血流图像
LA：左心房；LV：左心室；LUPV：左上肺静脉

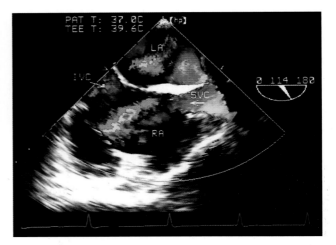

图2-32 经食管超声心动图显示上腔静脉彩色血流图像
IVC：下腔静脉；LA：左心房；RA：右心房；SVC：上腔静脉

八、左心耳彩色多普勒血流图像

经食管超声心动图可显示左心耳内彩色血流图像。舒张中晚期左心耳收缩，其内血流流向左心房，显示为红色。收缩期左心耳舒张，左心房内血液流入左心耳，显示为蓝色。图2-33为心底部纵切面，显示左心耳内血流。

九、下腔静脉彩色多普勒血流图像

探头置于剑下，取下腔静脉长轴切面，显示暗蓝色的血流进入右心房，见图2-34。

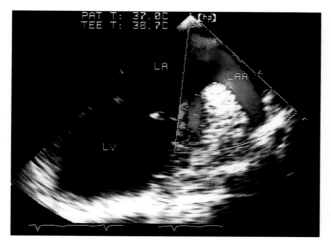

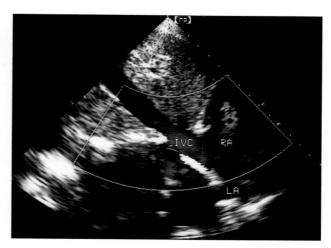

图2-33　经食管超声心动图显示左心耳彩色血流图像
LA：左心房；LAA：左心耳；LV：左心室

图2-34　下腔静脉彩色血流图像
IVC：下腔静脉；LA：左心房；RA：右心房

（张立敏）

第3章
二尖瓣疾病

二尖瓣狭窄

一、病因、病理和病理生理

绝大多数的二尖瓣狭窄为风湿性。单纯二尖瓣狭窄占风心病的25%，二尖瓣狭窄合并关闭不全占40%。也常合并主动脉瓣狭窄或关闭不全。风湿性二尖瓣狭窄的病理改变为瓣叶的增厚、纤维化或钙化，瓣叶游离缘粘连融合，二尖瓣口面积减少。腱索、乳头肌融合缩短，易导致二尖瓣关闭不全。左心房扩大，易产生血栓。肺动、静脉扩张，右心室扩大，肥厚。严重的右心衰可导致心包积液。病理生理为二尖瓣口有效面积减少，左心房至左心室的血流梗阻，左心房压力增高。随着二尖瓣口面积的进一步减小，继续升高的左心房压将引起肺静脉、肺毛细血管和肺动脉压被动性升高。持续升高的肺动脉压导致右心室后负荷过重，右心室代偿性肥厚和扩张，最终导致右心衰。

二、切面及M型超声图像

分别取胸骨旁左心室长轴切面，左心室短轴切面二尖瓣口水平及心尖四腔切面。M型取样线的设置在左心室长轴或短轴切面图像上完成。

风湿性二尖瓣狭窄所引起的心脏形态学改变比较有特性，但随病情的轻重及不同的个体又有差异。当瓣膜受累较轻时，仅表现为二尖瓣前后叶瓣尖的轻度增厚、粘连，瓣体一般无明显改变。舒张期后叶随前叶向前运动，开放幅度较小，瓣口面积轻度减小。左心室充盈受阻不明显时，左心房可正常大小或增大。轻度充盈受阻时，左心房增大。

当瓣膜进一步受累后，瓣尖增厚明显，回声增强，有部分纤维化和钙化。二尖瓣前叶瓣体舒张期突向室间隔，后叶明显抬高直立，随前叶一起向前

运动，瓣口面积明显减小。由于此时左心室充盈受阻较重，左心房明显增大。M型超声心动图可显示EF斜率明显减低，DE幅度减小。当二尖瓣狭窄到晚期时，瓣尖更加增厚，可有严重的纤维化和钙化，瓣体也有一定程度的增厚及纤维化。瓣口面积可缩小为一小孔，左心房巨大，可伴有左心房内自主回声及左心房血栓。肺动、静脉扩张，右心室扩大。少数患者也可出现少量心包积液。

单纯的二尖瓣狭窄很少伴有明显二尖瓣反流，即使重度的二尖瓣狭窄也是如此。左心室内径正常或略小。当二尖瓣腱索、乳头肌及部分瓣叶有挛缩时，可有二尖瓣反流。此时左心室内径可轻度增大。

图3-1为一38岁女性二尖瓣狭窄患者图像。图3-1-A为左心室长轴切面，显示前后叶瓣尖增厚，回声增强不明显。舒张期前叶瓣体突向室间隔，后叶抬高直立。左心室内径正常。图3-1-B为左心室短轴二尖瓣口水平切面，左图示舒张期二尖瓣口开放，瓣口面积实测值为2.08 cm²。右图示收缩期二尖瓣关闭（箭头）。图3-1-C为心尖四腔切面，左图为舒张期，显示增厚的瓣尖粘连，相对瓣口开放幅度减小（箭头）。右图为收缩期，二尖瓣关闭，左心房增大，其内未见血栓样附加回声。右心房、室腔正常。

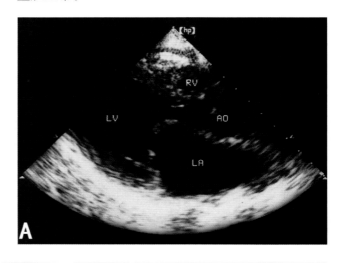

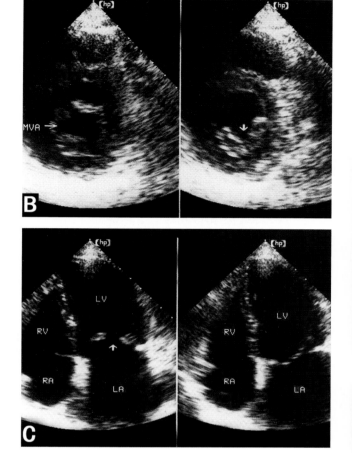

图3-3为一48岁女性二尖瓣狭窄合并左心耳血栓患者的图像。图3-3-A为左心室长轴切面，二尖瓣尖粘连，开放受限。左心房、右心室增大，左心室腔相对变小。图3-3-B为左心室短轴二尖瓣口水平切面，二尖瓣口形态规整，呈扁圆形面积明显变小，实测值为0.8 cm²。瓣尖未见明显钙化、纤维化。

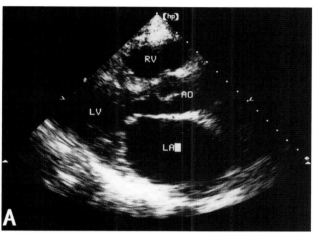

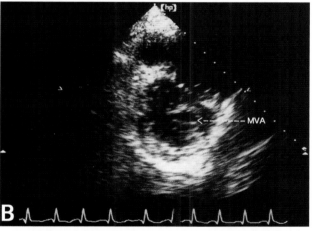

图3-1　二尖瓣狭窄患者的切面图像
AO：主动脉；LA：左心房；LV：左心室；MVA：二尖瓣口面积；RA：右心房；RV：右心室

图3-2为一42岁女性二尖瓣狭窄患者M型超声心动图图像，显示DE幅度减低，前叶EF斜率减低（斜箭头），后叶随前叶向前运动（垂直箭头）。

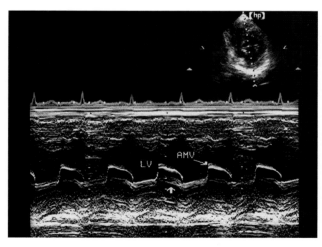

图3-2　二尖瓣狭窄患者的M型超声心动图图像
AMV：二尖瓣前叶；LV：左心室

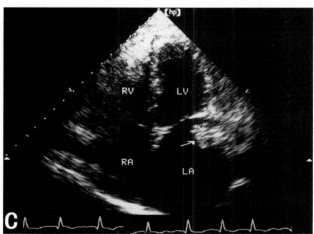

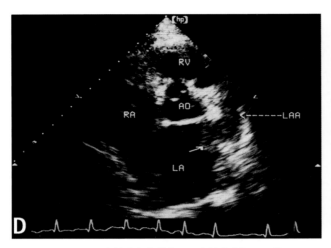

图3-3　二尖瓣狭窄合并左心耳血栓患者切面图像

AO：主动脉；LA：左心房；LAA：左心耳；LV：左心室；MVA：二尖瓣口；RA：右心房；RV：右心室

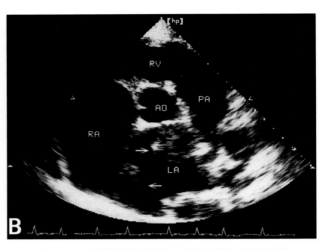

图3-4　二尖瓣狭窄合并多发左心房血栓患者切面图像

AO：主动脉；LA：左心房；LV：左心室；PA：肺动脉；RA：右心房；RV：右心室

图3-3-C/D分别为心尖四腔切面和主动脉根部短轴切面，显示左心房侧壁和左心耳内血栓样回声（箭头示）。

图3-4为一45岁女性二尖瓣狭窄合并多发左心房血栓患者的切面图像。图3-4-A分别为左心室长轴和心尖四腔切面图像，由于有心房纤颤，双房均明显增大。左心室长轴切面上显示前后两块血栓样回声（箭头示）。心尖四腔切面上显示血栓面积较大，占据多半个左心房腔。图3-4-B为主动脉根部短轴切面图像，显示右后、左前两块血栓样回声（箭头）。肺动脉内径明显增宽，实测值为35 mm。该患者瓣口面积实测值为0.86 cm²。术后证实左心房内血栓为两大块，相互有重叠，其中一块充满左心耳。

图3-5为一46岁男性二尖瓣狭窄合并瓣尖钙化、纤维化的切面图像。图3-5-A为左心室长轴切面图像，二尖瓣尖回声明显增强，后叶呈团块样（箭头）。图3-5-B为二尖瓣口短轴切面，舒张期见瓣口面积减小，实测值为0.9 cm²。瓣口形态不规整，瓣尖回声增强，后叶更明显。术后证实该患者瓣尖有明确的钙化、纤维化。

图3-6为某40岁女性二尖瓣狭窄合并巨大左心房的切面图像。图3-6-A为左心室长轴切面，左心房巨大，实测值为105 mm，未见血栓样附加回声，二尖瓣开口距离显示不清，前叶瓣尖有明显钙化。图3-6-B为左心室短轴二尖瓣口水平切面，见二尖瓣口缩小为一小孔，实测值面积为0.5 cm²。同时可见在二尖瓣内联合处瓣叶明显钙化（垂直箭头）。

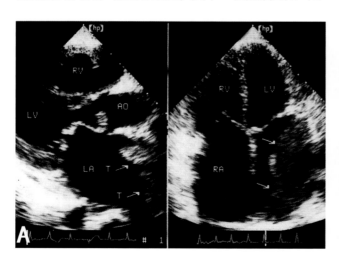

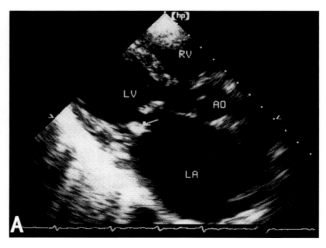

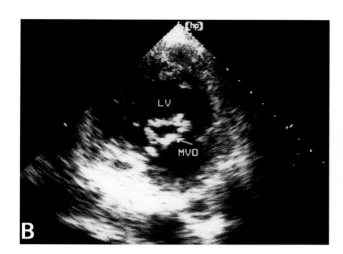

图3-5　二尖瓣狭窄合并瓣尖钙化、纤维化的切面图像
AO：主动脉；LA：左心房；LV：左心室；MVO：二尖瓣口；
RV：右心室

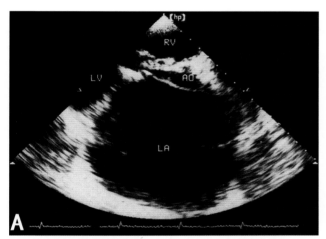

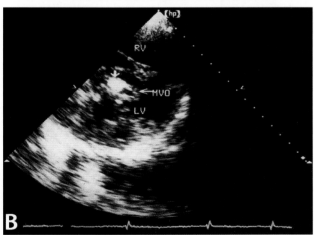

图3-6　二尖瓣狭窄合并巨大左心房的切面图像
AO：主动脉；LA：左心房；LV：左心室；MVO：二尖瓣口；
RV：右心室

图3-7为二尖瓣狭窄合并左心房、左心耳血栓患者的经食管超声心动图图像。图3-7-A/B分别为

心底部左心耳长轴切面和左心室流出道长轴切面，左心耳内和左心房后壁均可探及较大的团块样附加回声（箭头），同时可见左心房内由于血流缓慢，呈现明显的云雾样自主回声。

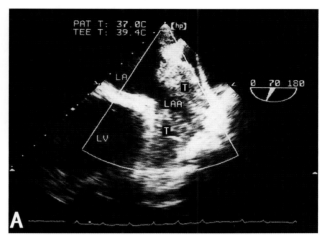

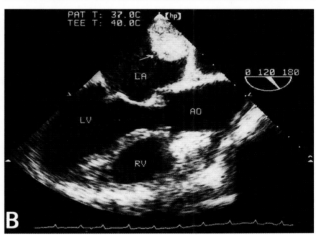

图3-7　二尖瓣狭窄合并血栓患者经食管超声心动图图像
AO：主动脉；LA：左心房；LAA：左心耳；LV：左心室；RV：右心室；T：血栓

三、频谱多普勒超声图像

在心尖四腔切面设置脉冲波多普勒取样容积和连续波多普勒取样线，使声束的方向与二尖瓣口血流的方向基本一致。彩色血流图像能清楚显示二尖瓣口的血流束，有助于频谱多普勒的取样。

窦性心律时，二尖瓣狭窄的舒张期血流波形规整，仍由E峰、A峰组成。E峰的上升支速度加快，上升支陡峭，下降支速度明显减慢。A峰的下降支速度明显加快。表明二尖瓣狭窄时，瓣膜开放与关闭瞬间的左心室与左心房之间的压差变化加

快。部分患者E峰大于A峰，另一部分A峰大于E峰，后者表明在舒张晚期左心房与左心室之间的压差最大。峰速度一般在1.8 m/s以上。峰速度随瓣口的狭窄程度加重而增加，高者可在3.0 m/s以上。用脉冲波多普勒检测时，频带的宽度取决于取样的位置。如果在瓣口的射流区取样，频带一般狭窄，E峰和A峰中空。如果在瓣口下方的湍流区取样，则频谱为充填样，与连续波频谱相似。频谱多普勒还可用于定量评价瓣口面积和跨瓣压差。测量瓣口面积有两种方法，一是连续方程法，一是压差半降法。连续方程法的计算公式为：

$$MVA=(AOA×SVI)/DVI$$

式中MVA为二尖瓣口面积（cm²），AOA为主动脉瓣环面积（cm²），SVI为脉冲波多普勒方法测量流经主动脉环的收缩期流速积分，DVI为连续波多普勒方法测量流经狭窄的二尖瓣口的舒张期流速积分。该方法适合单纯二尖瓣狭窄的患者，其测量准确度较高，当二尖瓣狭窄合并二尖瓣、主动脉瓣反流时，流经两瓣的血流量不等，可选择压差半降法。它的计算公式为：

$$MVA=220/PHT$$

式中PHT是二尖瓣狭窄患者舒张期左心房与左心室之间最大压差值下降一半所需的时间。实际测量为E峰顶点至下降支0.7×E峰速度处的时间。

压力阶差的测量主要有最大瞬时压差和平均压差。最大瞬时压差是舒张期二尖瓣口左心房与左心室间的最大压力阶差。一般用简化的Bernoulli方程求得：

$$\Delta P=4V^2$$

ΔP为最大瞬时压差，单位mmHg，V是二尖瓣口最大流速，单位m/s。为了能更准确地评价舒张期二尖瓣口左心房，左心室间的压差变化，多选用平均压差。实际上它是无数个瞬间压差之和的平均值。其计算公式为：

$$\Delta Pm=\sum_{i=1}^{n}4V_i^2/n$$

式中ΔP_m为平均压差（mmHg），V_i为瞬时流速。现代的许多超声仪器具有测量ΔP_m的软件，描绘出血流频谱的轮廓后，在屏幕上自动显示出平均压差值。

心房纤颤时，二尖瓣狭窄的舒张期血流频谱形态有较大的变异。E和A两峰形态消失，表现为单峰。单峰的形态又取决于心室率和舒张期左心室充盈时间。如果心室率快，左心室充盈时间短，显示为上升，下降速度均较快的"剑样"单峰。如果心室率慢，左心室充盈时间较长，呈示为上升支速度较快，下降支速度较缓的"梯形"或近"三角形"单峰。

图3-8为二尖瓣狭窄患者的脉冲波多普勒血流频谱。图3-8-A为窦性心律，瓣口面积1.58 cm²。二尖瓣口血流频谱仍为E、A两峰，速度约2.1 m/s。E峰、A峰速度相近，频谱总体呈中空样。图3-8-B为心房纤颤，面积约1.37 cm²时，二尖瓣口血流频谱表现为形态不整的单峰，前5个波形左心室充盈时间较短，频谱呈充填样。第6个波形左心室充盈时间较长，下降支较缓，频带增宽，频谱总体呈中空样。

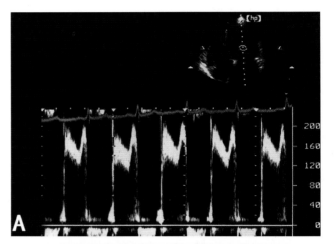

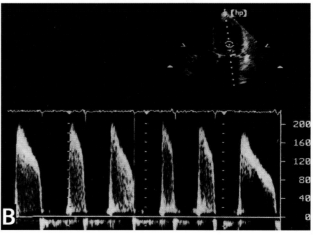

图3-8　二尖瓣狭窄患者的脉冲波多普勒血流频谱

图3-9为二尖瓣狭窄患者的连续波多普勒血流频谱图像。图3-9-A，心率较快，134次/分，瓣口

面积 1.21 cm²。第 2、3、6 波形呈 "剑样" 改变。图 3-9-B，心室率较慢，53 次/分，瓣口面积约 0.8 cm² 时，频谱呈 "梯形" 改变。所有的连续波多普勒频谱均呈充填样。

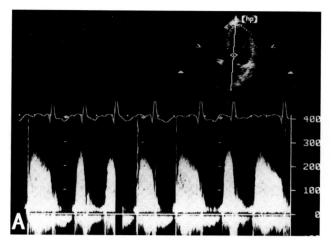

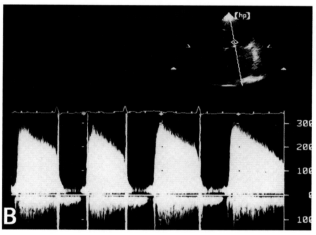

图 3-9 二尖瓣狭窄患者的连续波多普勒血流频谱图像

四、彩色多普勒血流图像

通常在心尖四腔和左心室长轴切面上显示二尖瓣狭窄的舒张期彩色血流，由于血流方向指向探头，血流显示为红色。在心尖四腔切面探查时，通过狭窄瓣口的血流指向心尖，呈红色 "火焰" 样表现，彩色血流束可延伸至左心室心尖部。彩色血流束的宽度和走行取决于狭窄瓣口的程度和形态。当瓣口血流速度明显超过 Nyquist 极限时，在红色血流束中央出现彩色混叠，显示为蓝色。在瓣口处可见血流由红到黄再到蓝的彩色演变过程。左心房内血流速度较低，无彩色显示。

图 3-10 为心尖四腔切面显示二尖瓣狭窄时舒张早期流经二尖瓣口血流的彩色图像。瓣口面积为 1.73 cm² 时，Nyquist 极限为 1.02 m/s。在瓣口的左心房侧可见到血流会聚现象，彩色由红到黄再到蓝色。通过瓣口后，血流呈 "火焰" 样进入左心室，血流束中央为蓝色，蓝色的两侧为黄色，黄色的两边为红色，表示彩色混叠，该患者的二尖瓣口血流峰速度 2.3 m/s，超过 Nyquist 极限 1 倍。血流束较直，指向心尖，偏左侧。同时可见左心室内背离探头的蓝色血流。

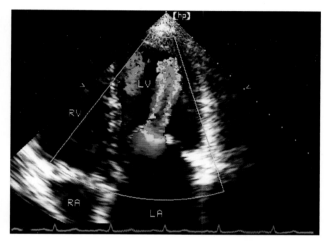

图 3-10 心尖四腔切面显示二尖瓣狭窄时舒张早期流经二尖瓣口血流的彩色图像
LA：左心房；LV：左心室；RA：右心房；RV：右心室

图 3-11 为心尖四腔切面显示二尖瓣狭窄合并瓣叶、腱索钙化的瓣口彩色血流图像。血流束从瓣口起始后沿二尖瓣前叶腱索行进至前乳头肌根部，沿心内膜向心尖走行。这种血流束扭曲现象可考虑为二尖瓣器发生几何形态改变所致。

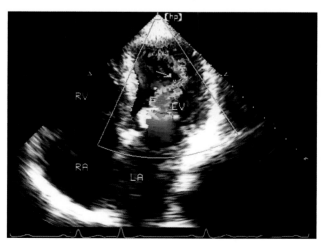

图 3-11 心尖四腔切面显示二尖瓣狭窄彩色血流图像
LA：左心房；LV：左心室；RA：右心房；RV：右心室

图 3-12 为心尖四腔切面显示单纯二尖瓣狭窄时，极少量的二尖瓣反流和主动脉瓣反流。左图舒张期，在显示的红色血流束伴中央蓝色的狭窄二尖瓣口血流图像的同时，还可见到左心室流出道内，沿二尖瓣前叶走行的较窄的红色血流束（水平箭头）。右图收缩期，在二尖瓣前后叶关闭的对合处见速度较低，面积较小的蓝色血流。这种极少量的二尖瓣或主动脉瓣反流在临床上听不到相应的杂音，也不会明显影响心脏的血流动力学。

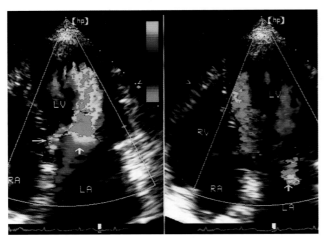

图 3-12　二尖瓣狭窄病人伴极少量二尖瓣反流和主动脉瓣反流图像
LA：左心房；LV：左心室；RA：右心房；RV：右心室

五、诊断和鉴别诊断

风湿性二尖瓣狭窄的超声诊断并不困难，其形态学改变主要有瓣尖的增厚，回声增强，粘连，后叶与前叶同向运动，有效二尖瓣口面积减少，左心房增大等。血流动力学改变有二尖瓣口血流速度加快，舒张期左心房与左心室的压差增高等。定量评价标准见表 3-1。

表 3-1　二尖瓣狭窄定量评价表

	ΔP（mmHg）	MVA（cm²）	PHT（ms）
轻度	< 10	> 1.5	< 180
中度	10~20	1.0~1.5	180~280
重度	> 20	< 1.0	> 280

ΔP：二尖瓣口跨瓣压差，MVA：二尖瓣口面积，PHT：压差减半时间

二尖瓣狭窄的个体差异比较大。轻度的狭窄可能不引起明显的血流动力学改变，只表现为瓣尖的

轻度增厚、粘连，血流速度在正常范围，检查不细时易漏诊。重度的二尖瓣狭窄常合并许多其他异常改变，如左心房血栓、肺动脉高压、右心室扩大、三尖瓣反流等。大块的左心房血栓容易显示，而左心耳内的血栓，尤其是小块血栓在经胸超声诊断时有一定难度。经食管超声心动图可弥补这一限制。肺动脉高压的评估可通过测量三尖瓣反流速度，转换成压差来完成。

鉴别诊断主要包括那些由于左心室容量负荷过重引起的相对二尖瓣狭窄，包括主动脉瓣反流、动脉导管未闭、二尖瓣关闭不全、贫血等。左心功能不全时，如扩张型心肌病、心肌梗死等，左心室舒张压增高，二尖瓣活动幅度减低，也需鉴别。鉴别点是二尖瓣尖不增厚、无粘连，舒张期二尖瓣前后叶呈反向运动。

二尖瓣关闭不全

一、病因、病理和病理生理

二尖瓣关闭不全是常见的心脏病变，其原因很多，常见的有风湿性、二尖瓣脱垂、腱索断裂、乳头肌功能不全、瓣叶穿孔或裂、二尖瓣环钙化等。涉及的病包括风湿性心脏病、冠心病、高血压、感染性心内膜炎、先天性心脏病、老年退行性变等。明显的左心室扩张后二尖瓣环扩张也能引起相对的二尖瓣关闭不全。病理改变主要是二尖瓣瓣叶、腱索、乳头肌和瓣环的纤维化、钙化、黏液样变性、挛缩导致的二尖瓣器的结构异常。

病理生理可分为急性和慢性。前者导致左心的容量负荷骤增，由于左心室的急性扩张能力有限，左心室舒张末压急速上升，导致左心房压力随之急速升高，导致肺淤血、肺水肿、肺动脉压力增高和右心衰竭。后者表现为左心室代偿性舒张末期容量增加，离心性肥厚。左心房顺应性增加，左心房扩大进行代偿，短期内不出现肺淤血。持续的严重左心过度负荷导致左心室心肌功能衰竭，左心室舒张末压和左心房压明显增高，出现肺淤血、肺动脉高压和右心衰竭。

二、切面及M型超声图像

尽管切面及M型超声心动图并不能直接显示二尖瓣关闭不全的血流状态，但有助于解释二尖瓣反流的形态学基础。二尖瓣关闭不全时二尖瓣在收缩期关闭时有如下几种改变：①对合良好，无脱垂，即二尖瓣前后叶的任一部分在瓣环连线左心室侧；②对合不良，有缝隙，无脱垂；③对合不良，单一瓣叶脱垂；④对合不良，部分腱索进入左心房侧；⑤单一瓣叶大部翻入左心房内；⑥对合良好，无脱垂，瓣叶上有裂隙。伴随相应的病因可有瓣叶增厚、钙化或挛缩。左心房、左心室常增大，二尖瓣运动活跃，有腱索断裂时，在左心房内可见到不规则运动的条索样回声。

评价二尖瓣器的切面有胸骨旁左心室长轴、短轴切面，心尖四腔切面，两腔切面和经食管超声切面。

判定二尖瓣脱垂时首选为左心室长轴切面，其次是心尖四腔切面。

图3-13是某男性高血压患者的左心室长轴切面。二尖瓣后叶与前叶收缩期对合不良，后叶有轻度脱垂（箭头）。左心房增大，左心室内径略大（56 mm），左心室心肌明显肥厚。彩色血流图像定量为中度二尖瓣反流。病因考虑为高血压引起的腱索乳头肌功能不全。

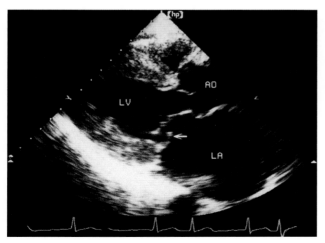

图3-13　高血压患者的左心室长轴切面
AO：主动脉；LV：左心室；LA：左心房

图3-14是二尖瓣后叶腱索断裂伴二尖瓣关闭不全的切面图像。该患者原因不明，在心尖四腔切面

图像上显示二尖瓣后叶于收缩期翻入左心房内（箭头）。左心明显增大。彩色血流图像参见图3-20。

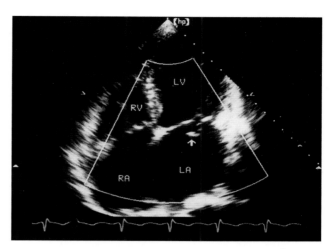

图3-14　二尖瓣后叶腱索断裂伴二尖瓣关闭不全切面图像
LA：左心房；LV：左心室；RA：右心房；RV：右心室

图3-15为二尖瓣后叶脱垂的M型超声图像。于收缩期见二尖瓣后叶与前叶分离，向后运动，呈圆弧样（箭头）。

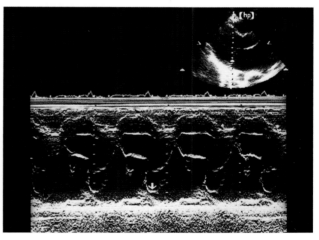

图3-15　二尖瓣后叶脱垂的M型超声图像

图3-16为风湿性二尖瓣腱索断裂伴重度二尖瓣反流患者切面图像。图3-16-A中左心室长轴切面上显示二尖瓣后叶收缩期翻入左心房内（箭头），二尖瓣前叶与后叶之间开成前后方向的通道。左心明显增大，左心室壁相对变薄。图3-16-B中心尖四腔切面显示二尖瓣后叶收缩期翻入左心房内（箭头）。该患者的频谱多普勒和彩色血流图像参见图3-18和图3-19。

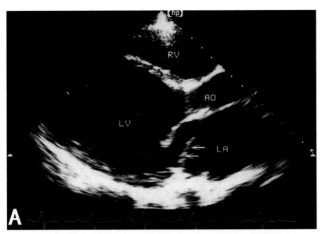

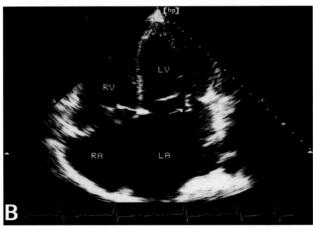

图3-16 风湿性二尖瓣腱索断裂伴重度二尖瓣反流的切面图像
AO：主动脉；LA：左心房；LV：左心室；RA：右心房；RV：右心室

图3-17为某6岁儿童二尖瓣后叶挛缩导致的二尖瓣对合不良的切面图像。在左心室长轴切面上显示二尖瓣后叶增厚，回声增强，收缩期活动幅度受限，与前叶对合不良，有较大的缺口（箭头）。左心明显增大。其彩色血流图像参见图3-21。

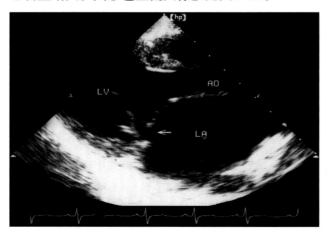

图3-17 二尖瓣后叶挛缩导致的二尖瓣对合不良的切面图像
AO：主动脉；LA：左心房；LV：左心室

三、频谱多普勒超声图像

频谱多普勒超声心动图是检测二尖瓣反流的常用方法之一。二尖瓣反流时在二尖瓣关闭线左心房侧探测到由左心室至左心房的高速异常血流。由于二尖瓣反流的起始点、反流方向、反流束走行过程因人、因病变情况有较大的差异，实际检测时费时较多，且有一定的局限性。脉冲波多普勒主要用于判定二尖瓣反流的起始点、反流束的走行和范围。二尖瓣反流速度较快，一般在4 m/s以上，脉冲波多普勒检测时会出现频率失真现象，无法测量反流峰速。此时可转换到连续波多普勒方式，测量完整的反流波形及峰速度。连续波多普勒测得的二尖瓣反流频谱为单峰，峰速度位于中央，上升支和下降支基本对称。反流量小时，反流频谱灰度较浅，边缘有时不清。反流量大时，反流频谱灰度较深，轮廓清晰。

二尖瓣反流量较大时对心内血流动力学影响较大。二尖瓣口舒张期血流量增加、流速加快，频带增宽，但仍为双峰。主动脉瓣口的流量减少，压差减低，流速减低。肺静脉收缩期频谱幅度减低或呈负向，表明左心房在收缩期压力增高，甚至导致左心房至肺静脉的逆流。

二尖瓣反流量MRV的测量可用间接方法，公式为：

$$MRV=MBF-ESV$$

式中MBF为二尖瓣前向血流量，通过二尖瓣口面积与平均流速的乘积求得。ESV为有效心搏血量，通过主动脉瓣口面积与平均流速的乘积求得。

二尖瓣反流分数RF的公式为：

$$RF=(MBF-ESV)/MBF$$

图3-18与图3-16为同一患者。图3-18-A为脉冲波多普勒频谱，在心尖四腔切面上，取样容积设置在二尖瓣口的左心房侧，由于收缩期血流速度较高，超过了Nyquist极限（1.8 m/s），显示为频谱混叠。图3-18-B为连续波多普勒频谱显示完整的二尖瓣反流波形，持续整个收缩期，峰速度近4.0 m/s，灰度较深。同时可见舒张期二尖瓣前向血流速度加快，峰速度近2.0 m/s。图3-18-C为主动脉瓣口脉

冲多普勒频谱，峰速度明显减低，约0.8 m/s，峰值略后移。

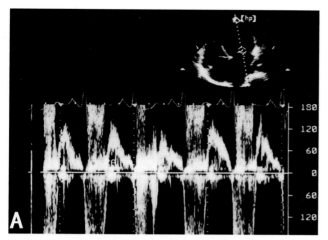

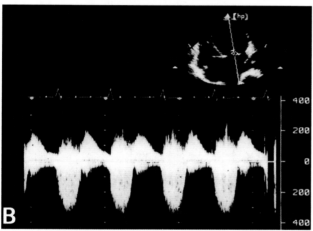

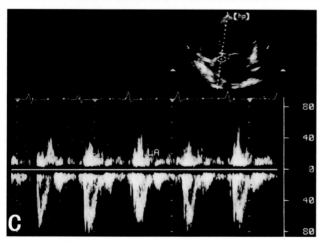

图3-18　风湿性二尖瓣腱索断裂伴重度二尖瓣反流频谱多普勒血流图像

四、彩色多普勒血流图像

与频谱多普勒超声心动图相比，彩色多普勒血流图像更具有临床实用价值。它能直观显示二尖瓣反流的起源、走行和反流程度。还可用于指导取样容积或取样线的设置。

正常情况下，收缩期二尖瓣关闭，左心房内无来自左心室的血流，因而左心房内无异常血流色彩。二尖瓣反流时在左心房内显示异常血流色彩。反流束起源一般在切面图像上二尖瓣对合不良或缝隙处。不同探测切面、不同反流方向决定了异常反流束色彩的不同。比如在胸骨旁左心室长轴切面上显示的二尖瓣后叶脱垂引起的反流束指向前方，沿左心房前壁走行，表现为红色，同一患者在心尖四腔切面探查，反流束指向心底，表现为蓝色。另外，反流束在左心房内的走行过程中由于方向发生变化，色彩也随之变化。当蓝色的反流束由瓣口向后到达左心房顶部后可折返向前，色彩由蓝色变为红色。二尖瓣反流时，由于反流速度较快，在左心房内形成湍流，色彩比较杂乱。半定量评价二尖瓣反流是彩色多普勒血流图像的优点之一。其方法有许多种，比如反流束长度法、反流束宽度法和反流束面积法。反流流束长度法简单，准确性差。目前临床应用较多的是反流束面积法。在切面图像中找出最大反流面积，计算该面积占该切面左心房面积的比例，小于20%为轻度二尖瓣反流，20%～40%为中度二尖瓣反流，40%以上为重度二尖瓣反流。

图3-19是图3-16和图3-18同一患者的彩色多普勒血流图像。图3-19-A为左心室长轴切面上显示异常反流束起始于二尖瓣后叶，反流束较宽，向前沿二尖瓣前叶左心房面和左心房前壁走行。由于反流速度较快，表现为以蓝色为主，镶嵌黄色和红色的混叠色彩。左心房中后部可见反流束抵达左心房顶部后沿左心房后壁向前走行红色血流。图3-19-B为心尖四腔切面显示起始于二尖瓣后叶的反流束沿二尖瓣前叶左心房面和房间隔达左心房顶部，然后折返向左前，色彩由蓝到红。反流面积超过了左心房面积的40%，定为重度二尖瓣反流。

图3-20是图3-14同一患者的彩色多普勒反流图像。在左心室长轴切面图上显示起始于二尖瓣后叶的反流束沿左心房壁走行一周，反流束面积超过左心房面积的40%，定为重度二尖瓣反流。

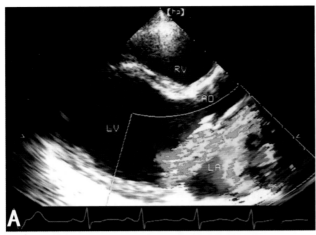

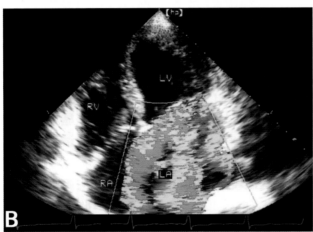

图3-19 风湿性二尖瓣腱索断裂伴重度二尖瓣反流彩色多普勒血流图像

AO：主动脉；LA：左心房；LV：左心室；RA：右心房；RV：右心室

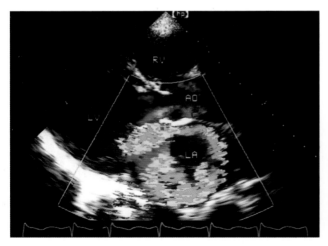

图3-20 二尖瓣后叶腱索断裂伴重度二尖瓣反流彩色多普勒血流图像

AO：主动脉；LA：左心房；LV：左心室；RV：右心室

图3-21是图3-l7同一患者的彩色多普勒图像。

左心室长轴切面上显示起源于对合不良缺口处的较宽蓝色为主的反流束，较直，指向左心房后壁。

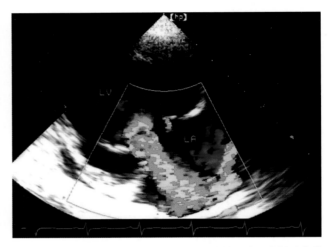

图3-21 二尖瓣后叶挛缩致二尖瓣对合不良伴重度二尖瓣反流彩色多普勒血流图像

LV：左心室；LA：左心房

图3-22分别为两个风湿性二尖瓣狭窄合并二尖瓣关闭不全患者的彩色血流图像。图3-22-A中左心室长轴切面图上显示二尖瓣收缩期对合良好，无脱垂，设置彩色区域后，显示二尖瓣反流束起始于瓣叶对合处。发出时，反流束较窄，在向左心房后壁走行的过程中，蓝色反流束逐渐增宽。反流束面积为左心房面积的22%，定为中度反流。图3-22-B中左心室长轴切面图上显示蓝色为主的，反流束从瓣口起始后，在左心房中央走行至心房顶部。反流束逐渐加宽，到达左心房顶部后，一部分血流折转向前，显示为红色，一部分折转向后，显示为蓝色。反流束面积比大于40%，定为重度反流。

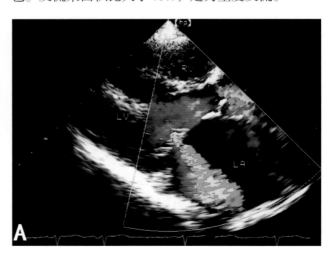

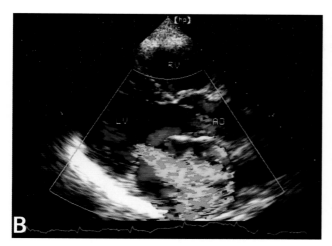

图3-22 二尖瓣狭窄合并二尖瓣关闭不全的彩色多普勒血流图像

AO：主动脉；LA：左心房；LV：左心室；RV：右心室

图3-23是某67岁男性二尖瓣退行变伴二尖瓣反流的彩色血流图像。二尖瓣轻度增厚，回声略增强。收缩期瓣叶对合良好，无脱垂。舒张期开放良好，无粘连。心尖四腔切面显示收缩期轻度二尖瓣反流，起源于瓣叶对合处，沿左心房外侧壁向后走行，速度逐渐减低，表现为瓣口处色彩混叠，反流束末端为暗蓝色。左心房、左心室内径正常。

图3-24为食管超声心动图显示二尖瓣反流的彩色血流图像。图3-24-A为心底部纵切面，收缩期可见两束红黄色为主的二尖瓣反流束。图3-24-B为二叶式主动脉瓣患者的二尖瓣反流彩色血流图像。心底纵切面上见二尖瓣反流束沿左心房壁环形走行。

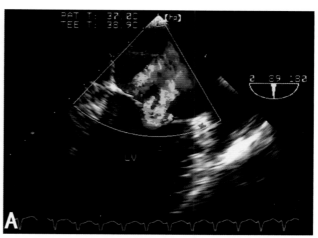

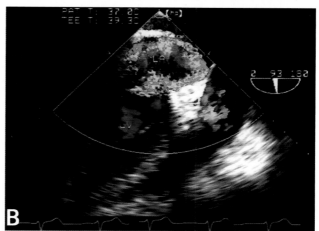

图3-24 经食管超声心动图显示二尖瓣反流的彩色血流图像

LA：左心房；LV：左心室

五、诊断和鉴别诊断

二尖瓣关闭不全主要依赖频谱多普勒和彩色多普勒血流图像，切面图像可提供二尖瓣反流的形态学基础。彩色血流图像有助于判定二尖瓣反流束的个数、起源、走行、程度及速度的变化。定性诊断和半定量诊断并不困难。相对二尖瓣关闭不全多发生在二尖瓣环扩张状态下。需鉴别的主要是生理性二尖瓣反流。部分正常心脏可检出少量的二尖瓣反流信号。它的特点是反流束局限于瓣口对合处，多出现在收缩早期，速度一般较低，少数速度可较快。无二尖瓣器的结构异常，无左心房左心室增大。极少数情况下需要与主动脉窦瘤破入左心房或冠状动脉左心房瘘相鉴别，鉴别时主要通过观察主动脉窦与冠状动脉形态以及异常血流的起源、时相等。

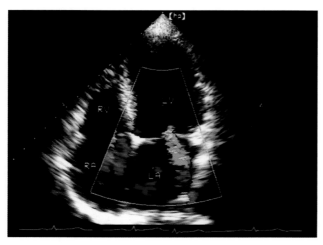

图3-23 二尖瓣退行变伴二尖瓣反流的彩色血流图像

LA：左心房；LV：左心室；RA：右心房；RV：右心室

图 3-25 为正常心脏的生理性二尖瓣反流的彩色血流图像。在左心室长轴切面上于收缩期见瓣叶对合处较小的暗蓝色反流束（箭头），局限在二尖瓣口处。左心房、左心室无增大。

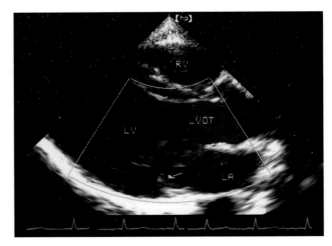

图 3-25　生理性二尖瓣反流的彩色血流图像

LA：左心房；LV：左心室；LVOT：左心室流出道；RV：右心室

（晏　楠）

第4章
主动脉瓣疾病

主动脉瓣狭窄

一、病因、病理和病理生理

风湿性主动脉瓣病变是主动脉瓣狭窄的常见原因。瓣叶交界处粘连、融合，有不同程度的纤维化和钙化。瓣叶由于病变而僵硬、挛缩畸形、瓣口面积明显减小。单独狭窄者极少，多伴有主动脉瓣关闭不全和二尖瓣关闭不全。收缩期跨主动脉瓣口压差增加，升主动脉常出现狭窄后扩张。

其他的病因有先天性畸形、退行性老年钙化性主动脉瓣狭窄和感染性心内膜炎赘生物阻塞瓣口等。病理生理主要是左心室收缩压明显升高，导致左心室后负荷过重，心肌向心性肥厚，早期心室腔不扩大，晚期出现左心功能不全时，左心室腔扩大，左心房增大。当伴有主动脉瓣反流或左心衰时，左心室腔扩大，可出现心包积液。

本节主要介绍风湿性主动脉瓣狭窄。

二、切面及M型超声图像

在切面超声心动图上主动脉瓣狭窄主要表现为瓣叶的增厚、回声增强，常有明显的纤维化和钙化。瓣叶交界处粘连、融合。瓣叶活动弹性减低，僵硬感。收缩期开放明显受限，开口面积明显减小，瓣口面积的减小程度与主动脉瓣的狭窄程度成正比，严重的主动脉瓣狭窄常导致升主动脉窄后扩张，左心室肥厚，左心房增大。

当伴有主动脉瓣反流或左心衰时，左心室腔扩大，可出现心包积液。M型超声可显示主动脉瓣开放幅度减小。

探查切面有左心室长轴、主动脉根部短轴、胸骨上窝切面等，首选前两个切面，因为多数国人胸骨上窝切面图像不理想。

图4-1为风湿性主动脉瓣狭窄的切面及M型超声图像。在左心室长轴切面上（图4-1-A），主动脉无冠瓣明显增厚，呈较大的团块样，回声增强（箭头），虽然伴有轻度主动脉反流，但左心室、左心房内径均在正常范围。左心室短轴切面（图4-1-B）和左心室中部的M型超声图像（图4-1-C）均显示左心室壁心肌肥厚，运动正常。在左心室长轴取样的主动脉瓣M型超声图像上显示主动脉瓣增厚，开放幅度明显减低（图4-1-D，箭头）。主动脉根部短轴切面上显示主动脉瓣增厚，无和左冠瓣结合处粘连、融合，钙化较明显，左冠瓣局限钙化，开口面积明显减小（图4-1-E，箭头）。

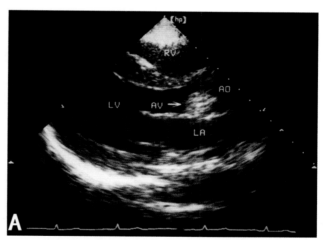

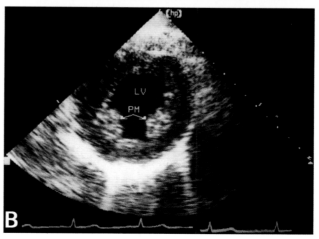

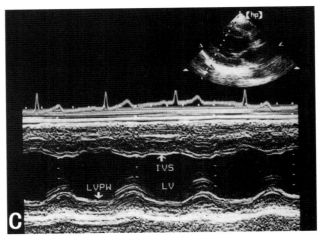

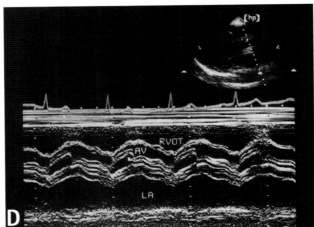

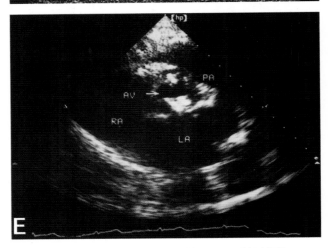

图4-1 风湿性主动脉瓣狭窄的切面及M型超声图像

AO：主动脉；AV：主动脉瓣；IVS：室间隔；LA：左心房；LV：
左心室；LVPW：左心室后壁；PA：肺动脉；PM：乳头肌；RA：
右心房；RV：右心室；RVOT：右心室流出道

图4-2为另一风湿性主动脉瓣狭窄、二尖瓣狭窄患者的切面图像。图4-2-A为左心室长轴切面，显示主动脉右、无冠瓣增厚，回声增强，收缩期开放幅度明显减小（左图，箭头）。在舒张期显示主

动脉瓣对合处团块样强回声，表明有瓣膜钙化（右图水平箭头）。同时可见二尖瓣后叶局限钙化（斜箭头）。左心房、左心室轻度增大，左心室壁厚度正常。图4-2-B为主动脉根部短轴切面显示收缩期由于瓣叶结合处的粘连，瓣叶的增厚，纤维化和钙化，使得主动脉瓣叶挛缩，开口面积明显减小（右图，箭头）。舒张期主动脉三个瓣叶对合良好，无明显的缝隙（左图，箭头）。但这并不能确定没有主动脉瓣反流，在图4-4，可见到该患者的主动脉瓣反流频谱。

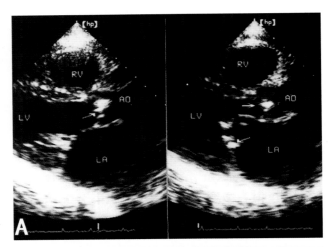

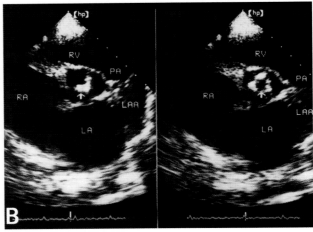

图4-2 主动脉瓣狭窄、二尖瓣狭窄患者的切面图像

AO：主动脉；LA：左心房；LAA：左心耳；LV：左心室；PA：肺动脉；RV：右心室

三、频谱多普勒超声图像

多在心尖五腔切面和胸骨上窝主动脉长轴切面上设置脉冲波多普勒取样容积或连续波多普勒取样线。脉冲波取样容积设置在主动脉瓣口上方。由于

主动脉瓣狭窄时，其血流速度较快，引起频谱混叠现象。所以多应用连续波多普勒方法，测量其峰速度。

取心尖五腔切面时，主动脉瓣狭窄的频谱图为负向的单峰，上升支、下降支基本对称，轻度狭窄时峰值略偏前，持续整个收缩期，基本为充填样，由于主动脉瓣血流位于声束的远场，频谱的灰度相对较浅。在探查时，主动脉瓣狭窄血流频谱的获得比其他瓣口相对较难，需要仔细地调整切面图像的质量，取样线的位置，适当增加多普勒的增益。呼气后短暂屏气有助于获得理想的主动脉瓣狭窄血流频谱。

主动脉瓣狭窄的峰速度一般在 2 m/s 以上，通过简化的 Bernoulli 方程可换算成最大瞬时压差。平均压差对评估主动脉瓣狭窄有实用价值，但其受心搏量和心律的影响。

图4-3与图4-1为同一患者主动脉瓣狭窄的连续波多普勒血流频谱图像。患者为窦性心律。在心尖五腔切面上设置取样线，使声束与主动脉瓣口血46s，峰压差为 36 mmHg，平均压差 28 mmHg。峰值略偏前，频谱充填样，灰度较浅，频谱上各波形较规整。

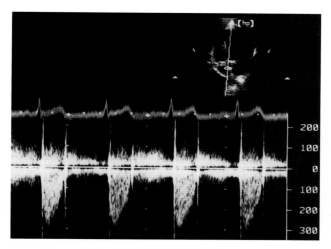

图4-3 主动脉瓣狭窄的连续波多普勒血流频谱图像

图4-4与图4-2为同一患者主动脉瓣狭窄的连续波多普勒血流频谱图像。患者为心房纤颤，在心尖五腔切面上设置连续波多普勒取样线。频谱图上各收缩期负向的波峰大小不一，最大的超过 3 m/s，最小的 2.5 m/s 左右。这主要是由于心房纤颤时

心搏量多少不一所致，与图4-3相比，峰值偏后，位于中央，上升支与下降支基本对称，同时可见舒张期正向的主动脉瓣反流频谱。

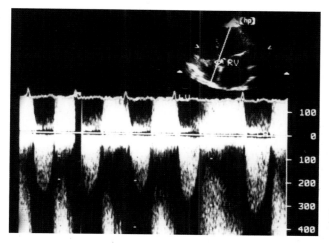

图4-4 主动脉瓣狭窄的连续波多普勒血流频谱图像

四、彩色多普勒血流图像

在心尖五腔切面和左心室长轴切面上均可显示主动脉瓣狭窄的彩色血流图像。由于主动脉瓣狭窄时的血流速度较快，常超过彩色多普勒的 Nyquist 极限，出现色彩混叠。图4-5为主动脉瓣狭窄的彩色血流图像。在心尖五腔切面上显示收缩期左心室的血经流出道通过狭窄的瓣口进入升主动脉，色彩由左心室内的暗蓝色逐渐演变为左心室流出道内的较亮的浅蓝色，跨主动脉瓣口的红、黄、蓝相间的混叠色彩，此时，彩色多普勒的 Nyquist 极限为 0.83 m/s。

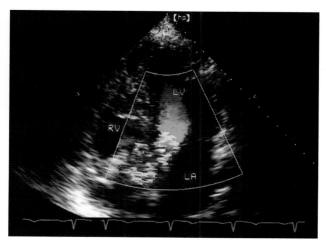

图4-5 主动脉瓣狭窄的彩色血流图像
LA：左心房；LV：左心室；RV：右心室

图4-6与图4-2、图4-4为同一患者的彩色血流图像。彩色多普勒Nyquist极限为0.71 m/s。在心尖五腔切面上显示收缩期主动脉瓣口以蓝色为主的混叠色彩（右图）。舒张期可见以红色为主的反流束（左图），同时可见主动脉瓣明显钙化（箭头）。

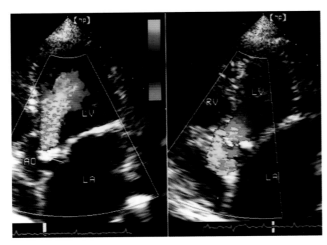

图4-6　主动脉瓣狭窄伴关闭不全的彩色血流图像
AO：主动脉；LA：左心房；LV：左心室；RV：右心室

五、诊断和鉴别诊断

风湿性主动脉瓣狭窄的诊断主要依据主动脉瓣增厚，回声增强，瓣叶交界处粘连、融合，瓣口收缩期开放面积明显减小，跨主动脉瓣压差的增加和主动脉瓣口血流色彩的混叠。主动脉瓣狭窄的定量评价标准见表4-1。

鉴别诊断主要有先天性主动脉瓣畸形引起主动脉瓣狭窄，如瓣下膜性狭窄、二叶主动脉瓣伴狭窄等。另外，还有肥厚型心肌病伴左心室流出道梗阻和主动脉瓣赘生物导致主动脉瓣口血流速度加快。

主动脉瓣关闭不全

一、病因、病理和病理生理

主动脉瓣关闭不全是由于主动脉瓣和（或）主动脉根部疾病所致。慢性病因主要包括风湿性主动

表4-1　主动脉瓣狭窄的定量评价标准

	主动脉瓣速度（m/s）	平均压差（mmHg）	瓣口面积（cm²）	峰值压差（mmHg）
轻度	2.6～3.0	< 20（< 30*）	> 1.5	< 50
中度	3.0～4.0	20～40（30～50*）	1.0～1.5	50～80
重度	>4.0	> 40（> 50*）	< 1.0	> 80

*欧洲心脏协会指南

脉瓣病变、先天性主动脉瓣畸形或主动脉根部扩张、感染性心内膜炎累及主动脉瓣、梅毒性主动脉炎引起的主动脉根部扩张、强直性脊柱炎引起的主动脉瓣及升主动脉弥漫性扩张等。急性病因包括感染性心内膜炎、创伤、主动脉夹层分离、人工瓣膜撕裂等。病理生理表现为急性或慢性的左心室容量负荷过重，左心增大，左心室呈离心性肥厚。左心室舒张末压升高，左心房压也随之升高。出现急性或慢性肺淤血、肺水肿。

二、切面及M型超声图像

选择胸骨旁左心室长轴切面、主动脉根部短轴、心尖五腔及剑下主动脉根部短轴切面进行探查，主动脉瓣表现为增厚、回声增强、挛缩变形、

畸形。瓣叶在舒张期可脱入左心室流出道，超过主动脉瓣环连线。在主动脉瓣的长轴及短轴切面图像上可以见到主动脉瓣关闭时瓣叶的对合不良，出现缝隙。部分人虽然可见不到明确的缝隙，但也不能轻易除外关闭不全。升主动脉扩张时，主动脉瓣环常明显扩张，导致主动脉瓣的对合不良。同时也可出现单叶或双叶的主动脉瓣脱垂。感染性心内膜炎时主动脉瓣上附着有赘生物。M型超声显示主动脉瓣舒张期关闭呈双线样改变，并可有瓣叶的细小扑动。

由于主动脉瓣反流导致左心室容量负荷过重，左心增大，主动脉瓣活动幅度增强，二尖瓣活动幅度可减低。其原因主要是主动脉瓣血流在舒张期冲击二尖瓣前叶，并沿二尖瓣前叶向左心室中部走

行，导致二尖瓣前叶开放受限。此时在二尖瓣前叶
设置M型取样线，可显示二尖瓣前叶舒张期有扑
动。另外，由于左心室舒张末压增高，也可减低二
尖瓣活动幅度，严重的主动脉瓣关闭不全使二尖瓣
环扩张，二尖瓣对合不良。

　　图4-7为风湿性主动脉瓣右冠瓣脱垂伴关闭不
全的切面及M型超声图像。在左心室长轴切面上
（图4-7-A）显示主动脉右冠瓣增厚，舒张期脱入
左心室流出道，超过主动脉瓣环连线（箭头）。左
心室、左心房明显增大。在心尖五腔切面上（图4-
7-B）显示主动脉右冠瓣增厚、回声增强，舒张期
脱入左心室流出道，与无冠瓣间形成明显的对合不
良间隙（箭头）。图4-7-C是其M型超声图像，可
见舒张期主动脉瓣关闭呈双线样改变，右冠瓣有细
小的扑动。

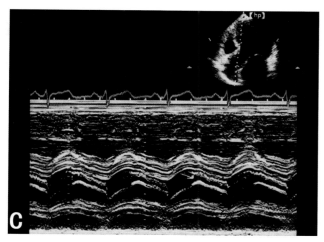

图4-7　主动脉瓣脱垂伴关闭不全的切面及M型超声图像
AO：主动脉；LA：左心房；LV：左心室；RV：右心室

三、频谱多普勒超声图像

　　主动脉瓣反流时频谱多普勒取样可在胸骨旁左
心室长轴及心尖五腔切面上完成。脉冲波多普勒主
要用于定位，取样容积设置在左心室流出道内、主
动脉瓣下。有时需要反复变换取样容积位置，才
能探测到较局限的主动脉瓣反流信号。主动脉瓣
的反流速度较高，超过脉冲波多普勒的Nyquist极
限，出现频谱混叠。此时转用连续波多普勒能探
测到完整的主动脉瓣反流频谱，主动脉瓣反流频
谱出现在整个舒张期，表现为较宽充填样，频谱
的方向取决于反流束与声束的方向。同样在胸骨
旁左心室长轴切面，如果反流束由后向前，指向
室间隔，则频谱为正向。如果反流束由前向后，
指向二尖瓣前叶，则频谱负向。心尖五腔切面取
样，反流信号均正向。频谱的灰度与反流量有
关，轻度的反流频谱灰度较浅。反流量大时，频
谱灰度较深。反流的速度与舒张期主动脉和左心
室之间压差的大小成正比。有心衰时左心室舒张
末压力升高，反流速度可相应减低。一般情况
下，心尖五腔切面检测的反流速度在4 m/s以上。

　　图4-8为脉冲多普勒检测主动脉瓣反流频谱图
像，在不同切面上设置取样容积得到不同方向的血
流频谱。左心室长轴切面上设置在主动脉瓣下，二
尖瓣前叶前方的左心室流出道内，主动脉瓣反流频
谱为舒张期负向，频谱形态不整是房颤所致，频谱
末端边界不清，呈毛刺样（图4-8-A）。在心尖五

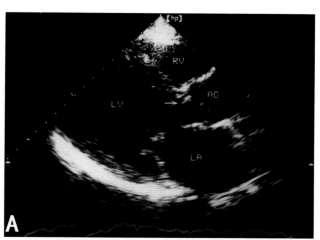

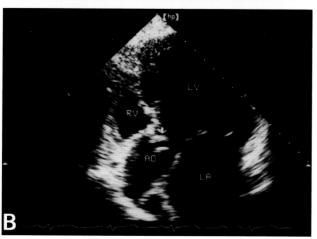

腔切面设置时，主动脉瓣反流频谱为正向，由于此时的血流方向与声束方向的夹角较小，检测到的反流速度较高（图4-8-B）。该患者的彩色血流图像示主动脉瓣反流由前上向后下，沿二尖瓣前叶走行。

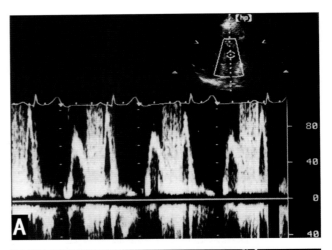

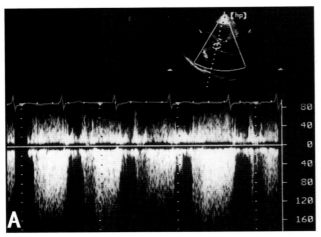

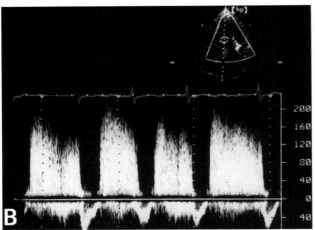

图4-8　脉冲波多普勒检测主动脉瓣反流频谱图像

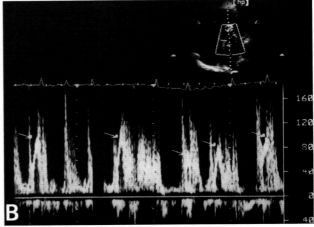

图4-9　主动脉瓣反流冲击二尖瓣口血流的脉冲波频谱图像

　　图4-9主动脉瓣反流冲击二尖瓣口血流的脉冲波频谱图像。图4-9-A为窦性心律，反流信号基本出现在二尖瓣E和A峰之间，较易识别。图4-9-B为心房纤颤，二尖瓣口血流基本被主动脉瓣反流信号所覆盖，二尖瓣口血流波形与主动脉瓣反流频谱相混，不易识别，箭头示二尖瓣口血流波形。

　　图4-10与图4-9-B为同一患者的连续波频谱图像。在心尖五腔切面上设置取样线。频谱为正向，波形不整，峰值速度超过4 m/s，频谱的轮廓清晰。

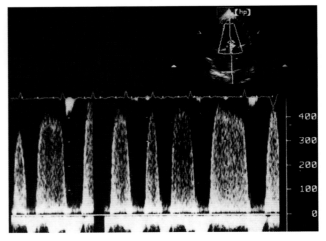

图4-10　主动脉瓣反流的连续波频谱图像

四、彩色多普勒血流图像

　　彩色多普勒血流图像是检测主动脉瓣反流的主要方法之一。能清晰地显示主动脉瓣反流束的起源、走行、范围和色彩变化。根据彩色反流束在左心室内占据的范围，可进行半定量的评估。方法有长度测量法、宽度测量法和面积测量法等。面积法更适于临床应用，尽管其结果与升主动脉造影分级法相关不十分理想。参见二尖瓣关闭不全章节。

图4-11为两个不同患者主动脉瓣反流的彩色血流图像。图4-11-A主动脉瓣狭窄伴反流，在左心室长轴切面上显示轻度主动脉瓣反流束起始于主动脉瓣的对合处，较窄，向前沿室间隔左心室面走行，以红黄色为主，局限在左心室流出道。图4-11-B为二尖瓣狭窄伴关闭不全，同时有主动脉瓣中度反流，反流束起始于主动脉瓣对合处，向后走行至左心室中部，冲击二尖瓣前叶，走行过程中反流束逐渐增宽，以蓝黄色为主。通过心底短轴切面可以显示反流束于闭合线上的起源。

束沿脱垂的右冠瓣先向右，再转向前，沿二尖瓣前叶走行。色彩演变为以蓝色为主的混叠色彩过渡到以红黄色为主。

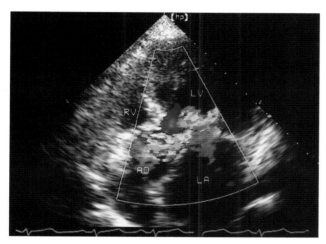

图4-12 主动脉瓣脱垂伴关闭不全的彩色血流图像
AO：主动脉；LA：左心房；LV：左心室；RV：右心室

图4-13主动脉瓣狭窄伴关闭不全的彩色血流图像。在心尖五腔切面上显示反流束以红黄色为主，起始于主动脉瓣对合处，较窄，向左心室中部走行，反流束宽度增加，反流束在走行过程中较直，居中央位。

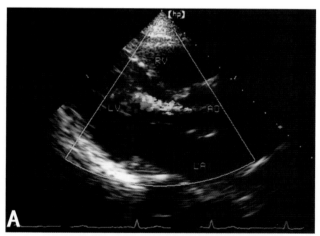

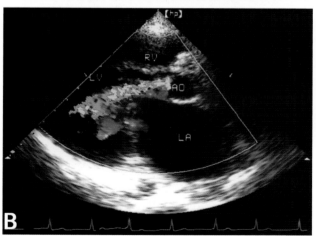

图4-11 主动脉瓣反流的彩色血流图像
AO：主动脉；LA：左心房；LV：左心室；RV：右心室

图4-12与图4-7为同一患者主动脉瓣脱垂伴关闭不全的彩色血流图像。在心尖五腔切面显示反流

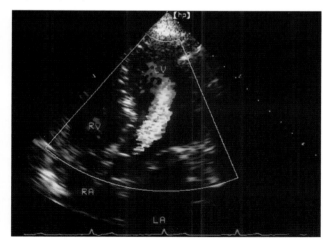

图4-13 主动脉瓣狭窄伴关闭不全的彩色血流图像
LA：左心房；LV：左心室；RA：右心房；RV：右心室

图4-14主动脉瓣狭窄伴重度反流的彩色血流图像。在左心室长轴切面上显示舒张期的反流束起始于主动脉瓣，较宽。反流束表现为严重的色彩混叠，在走行过程中面积逐渐扩大，充满左心室流出道和左心室腔大部。由于伴有主动脉瓣狭窄，升主动脉明显扩张，并可见心包腔内少量积液。

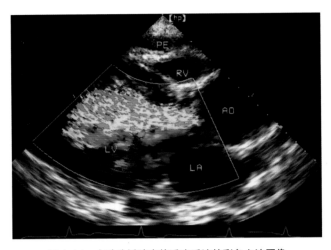

图4-14　主动脉瓣狭窄伴重度反流的彩色血流图像

AO：主动脉；LA：左心房；LV：左心室；PE：心包积液；RV：右心室

五、诊断和鉴别诊断

结合切面和M型超声，频谱多普勒及彩色普勒血流图像可定性和半定量诊断主动脉瓣关闭不全，通过观察主动脉瓣反流束长度、宽度、面积、比例等指标评价反流程度，如长度估计法。轻度反流指反流束呈细线状，常局限于主动脉瓣下。中度反流指反流束起始部较细，向左心室流出道内延伸变宽，长度可达二尖瓣前叶瓣尖水平。中度反流指反流束充满左心室流出道，长度可达心尖部。定量评价可参见表4-2。

表4-2　主动脉瓣反流评估的定量评价

	轻度	中度	中-重度	重度
宽度比（%）	< 25	25 ~ 46	47 ~ 64	> 65
面积比（%）	< 7		8 ~ 20	> 20
PHT（ms）	> 600		600 ~ 300	< 300
反流分数（%）	< 20	20 ~ 40	40 ~ 60	> 60

宽度比：反流束近端宽度与左心室流出道宽度比值
面积比：反流束面积与左心室面积比
PHT：压差减半时间
反流分数：（全部心搏量-有效心搏量）/全部心搏量

鉴别诊断主要是生理性主动脉瓣反流。生理性反流仅在极少数人中存在，反流比较局限，速度较低，无心脏结构的异常改变。

（杨　军，任卫东）

第5章
三尖瓣疾病

三尖瓣狭窄

一、病因、病理和病理生理

最常见病因为风湿性，其他少见的病因有先天性和类癌综合征等。三尖瓣狭窄极少单独存在，多与风湿性二尖瓣狭窄、主动脉瓣病变和某些先天畸形同时存在。风湿性三尖瓣狭窄的病理改变与二尖瓣狭窄者相似，但病变程度较轻。其病理生理改变主要是右心室舒张期充盈受阻，右心房至右心室间压差增大。右心房压力升高后导致体循环静脉系统压力升高，出现淤血现象。

二、切面超声图像

正常三尖瓣口面积为 $6 \sim 8$ cm²，轻度缩小不会引起明显的血流梗阻，通常瓣口面积小于 2 cm²时才能引起明显的血流动力学异常，其形态改变与二尖瓣狭窄相似，主要表现为瓣叶的增厚，回声增强，可有不同程度的钙化、纤维化、瓣尖粘连，开放受限，开口面积明显减小，与二尖瓣狭窄相比三尖瓣狭窄的程度较轻。右心房增大，右心室腔相对变小，下腔静脉增宽。选用胸骨旁四腔切面和三尖瓣短轴切面，也可用剑下四腔和心尖四腔切面。三尖瓣口短轴切面不易获得，需有一定的实践经验。

图5-1为二、三尖瓣狭窄患者的切面图像，图5-1-A为胸骨旁四腔切面。显示三尖瓣增厚、回声增强、开放时瓣尖粘连。右心房明显增大，右心室相对变小，同时见二尖瓣狭窄的改变。图5-1-B为三尖瓣口短轴切面，见三尖瓣前叶、隔叶和后叶粘连，瓣口面积明显减小，实测值1.56 cm²（箭头）。

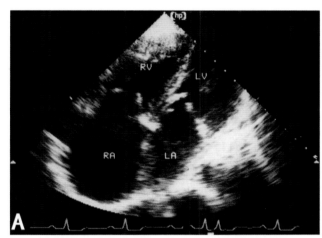
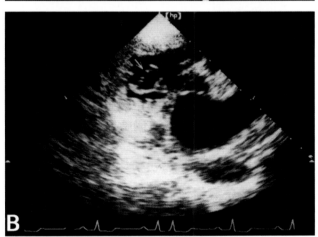

图5-1　二、三尖瓣狭窄的切面图像
LA：左心房；LV：左心室；RA：右心房；RV：右心室

图5-2与图3-6为同一患者的三尖瓣狭窄图像。在胸骨旁四腔切面上见三尖瓣增厚、粘连，前叶瓣尖有钙化（箭头示），开放幅度明显减小，右心房增大。同时可见巨大的左心房。

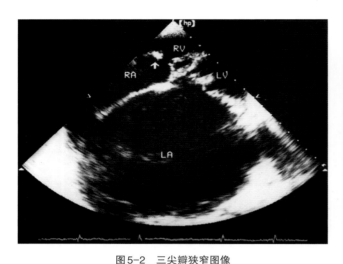

图5-2　三尖瓣狭窄图像

LA：左心房；LV：左心室；RA：右心房；RV：右心室

三、频谱多普勒超声图像

三尖瓣狭窄与二尖瓣狭窄的频谱多普勒图像相似，三尖瓣狭窄的血流频谱表现为速度加快，一般在1.0～1.2 m/s以上，比二尖瓣狭窄的速度低。双峰消失，脉冲波多普勒的频带呈增宽充填样。多合并有三尖瓣反流。

图5-3与图5-1为同一患者的三尖瓣口血流频谱。连续波取样设置在胸骨旁四腔切面上三尖瓣血流方向上，该患者的峰速达1.6 m/s，出现在舒张晚期。收缩期可见负向的三尖瓣反流信号，该患者为窦性心律，频谱波形规整。

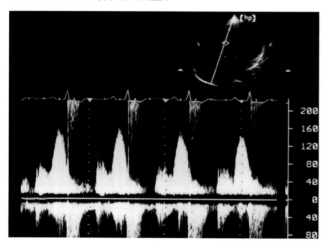

图5-3　三尖瓣狭窄连续波多普勒频谱图像

图5-4与图3-6为同一患者的三尖瓣狭窄血流频谱。胸骨旁四腔切面上脉冲波取样容积设置在三尖瓣口处，由于有心房纤颤，频谱波形不规整。峰

速度加快，约1.2 m/s，频带增宽，明显充填样。

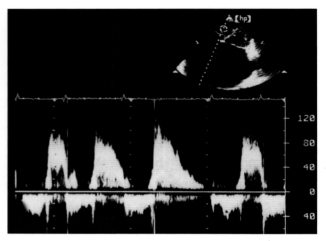

图5-4　三尖瓣狭窄脉冲波多普勒频谱图像

四、彩色多普勒血流图像

与二尖瓣狭窄相似。由于速度较低，色彩以红色为主。

五、诊断和鉴别诊断

三尖瓣狭窄的诊断依据瓣膜的增厚、瓣叶的粘连，三尖瓣口开放面积减小，血流速度加快和右心房增大。同时多合并二尖瓣狭窄，单独存在者极少。正常三尖瓣口血流速度为0.3～0.7 m/s，轻度狭窄时速度为1.0～1.2 m/s，中度狭窄时速度为1.3～1.7 m/s，重度狭窄时速度大于1.7 m/s。鉴别诊断主要是相对三尖瓣狭窄和先天性三尖瓣畸形伴狭窄，前者主要表现为右心容量负荷过重，三尖瓣口血流速度加快，但瓣叶无增厚、粘连，脉冲波多普勒表现为中空的射流频谱。后者多合并相应的三尖瓣畸形，如三尖瓣下移畸形。

三尖瓣关闭不全

一、病因、病理和病理生理

三尖瓣反流的病因有功能性和器质性两大类，前者常见，主要由于右心室扩大，右心房室环扩张引起的三尖瓣叶在收缩期对合不良，多见于伴有右心室收缩压或肺动脉压增高的心脏病，如风湿性心脏病、先天性心脏病和肺心病等。后者是由于三尖

瓣叶，腱索乳头肌结构异常导致的关闭不全，如风湿性、先天性心脏病、三尖瓣脱垂、感染性心内膜炎、右心房肿瘤等。三尖瓣关闭不全的病理生理改变为右心的容量负荷过重，严重时导致右心室心搏量减少，体循环静脉压力升高，晚期出现右心衰竭。

二、切面超声图像

探查切面范围较广，包括心尖四腔切面、胸骨旁右心长轴切面、剑下四腔切面、胸骨旁左心长轴切面、主动脉根部短轴切面。三尖瓣关闭不全的形态学改变与二尖瓣关闭不全相似，表现为对合不良、瓣叶脱垂或收缩期瓣叶翻入右心房等。同时也可见合并的其他异常改变，如赘生物、瓣叶畸形、右心房肿瘤等。当三尖瓣反流量小时，右心室、右心房增大不明显。反流量大时，右心室、右心房可明显扩大。

图5-5为感染性心内膜炎导致三尖瓣前叶腱索断裂的切面图像。胸骨旁右心长轴切面上显示三尖瓣前叶腱索和瓣叶增厚，回声增强，表面粗糙，系赘生物包裹所致。收缩期前叶腱索及部分瓣叶翻入右心房内，腱索在右心房内有不规则摆动，幅度较大（箭头），右心房、右心室增大。彩色血流图像参见图5-10。

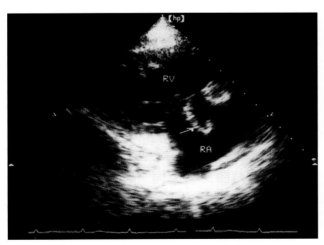

图5-5　感染性心内膜炎导致的三尖瓣前叶腱索断裂图像
RA：右心房；RV：右心室

图5-6为风心病二尖瓣狭窄关闭不全合并感染性心内膜炎，三尖瓣后叶赘生物附着的切面图像。在胸骨旁右心长轴切面上显示三尖瓣后叶右心房面附有回声较强的团块样赘生物回声，动态观察时有明显的活动度。右心房、右心室明显增大。彩色血流图像参见图5-11。

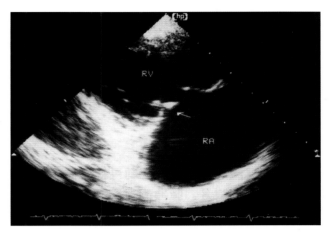

图5-6　感染性心内膜炎，三尖瓣后叶赘生物附着图像
RA：右心房；RV：右心室

图5-7为原因不明的三尖瓣后叶腱索断裂的切面图像，取胸骨旁右心长轴切面，收缩期可见三尖瓣后叶及腱索翻入右心房内（箭头），瓣叶及腱索的回声正常（图5-7-A）。舒张期三尖瓣后叶及腱索恢复到正常开放状态（图5-7-B），右心房、右心室增大。其彩色血流图像参见图5-12。

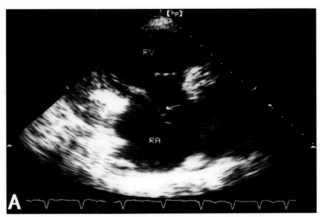

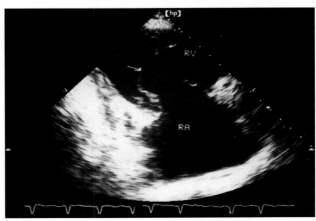

图5-7　三尖瓣后叶腱索断裂的切面图像
RA：右心房；RV：右心室

三、频谱多普勒超声图像

三尖瓣反流时，频谱多普勒可探测到自瓣口起源的右心房内反流信号。脉冲波多普勒用于定位，连续波多普勒用于探测反流峰速度。反流频谱多为全收缩期，背离三尖瓣口舒张期前向血流，形态与二尖瓣反流相似。峰速度取决于右心室至右心房的收缩期压差。严重的三尖瓣反流，影响腔静脉的血流波形，收缩期波峰明显减低或反向，舒张期波峰增大。也可出现三尖瓣舒张期前向血流速度增大。

三尖瓣反流时，连续波多普勒的另一个应用是估测右心室收缩压，进而间接评估肺动脉压力，右心室收缩压（RVSP）计算公式如下：

$$RVSP=\Delta P+SRAP$$

式中 ΔP 为收缩期右心室至右心房的压差，可通过测量三尖瓣反流峰速度，代入式 $\Delta P=4V^2$ 求得。SRAP 为收缩期右心房压，一般视为常数，设 5 mmHg，若三尖瓣明显反流，下腔静脉扩张，设 10 mmHg；重度肺动脉高压及右心衰竭时，设 15 mmHg。例如三尖瓣反流峰速度为 4 m/s，则右心室收缩压=64 mmHg+5 mmHg=69 mmHg。右心室收缩压在 50 mmHg 以下时，为轻度肺动脉高压，50～80 mmHg 为中度肺高压，大于 80 mmHg 为重度肺高压。这种评估虽不完全准确，却是一种临床工作中较为简便、实用的方法。

图5-8 为三尖瓣反流的脉冲波多普勒血流频谱图像。取样容积设置在三尖瓣口处，舒张期前向血流加快，近 1.2 m/s。收缩期血流频谱呈负向，频带增宽。

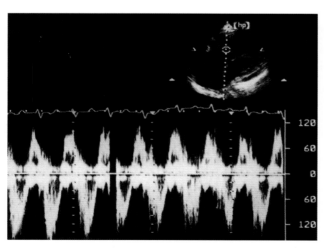

图5-8　三尖瓣反流的脉冲波多普勒血流频谱图像

图5-9 与图5-6 为同一患者，连续波多普勒探测的三尖瓣反流频谱。频谱呈负向，全收缩期，血流峰速超过 4.0 m/s。

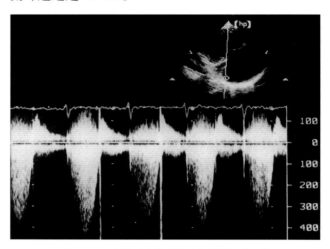

图5-9　三尖瓣反流的连续波多普勒频谱图像

四、彩色多普勒血流图像

彩色多普勒血流图像检测三尖瓣血流的作用及方式与其在二尖瓣血流时的应用相似，也是评价三尖瓣反流的主要方法之一。经胸检查时，三尖瓣反流显示为蓝色或以蓝色为主的混叠色彩。血流束的起源、走行、范围及色彩的变化随病变的性质、程度及探测的切面有较大的不同。

图5-10 与图5-5 为同一患者的三尖瓣前叶腱索断裂伴重度三尖瓣反流的彩色血流图像。在右心长轴切面上显示以蓝色为主反流束，较宽，指向后，反流面积较大。在右心房的前部可见红色为主的混叠色彩。

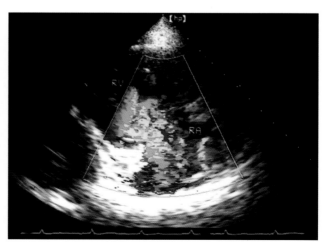

图5-10　三尖瓣前叶腱索断裂伴重度三尖瓣反流的彩色血流图像

RA：右心房；RV：右心室

图5-11与图5-6为同一患者的三尖瓣后叶赘生物伴重度三尖瓣反流的彩色血流图像。在右心长轴切面上显示反流束起始于三尖瓣对合处，以蓝色为主的混叠色彩指向右心房顶部，在走行过程中反流束面积逐渐扩大，占据右心房大部面积，呈放射状。

流束，在向后走行过程中速度逐渐减低，面积逐渐减小，其右侧可见到反流束到达右心房顶部后折返向前的暗红色血流。

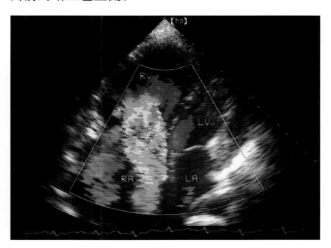

图5-13 右心房室环扩张，三尖瓣对合不良的彩色血流图像
LA：左心房；LV：左心室；RA：右心房；RV：右心室

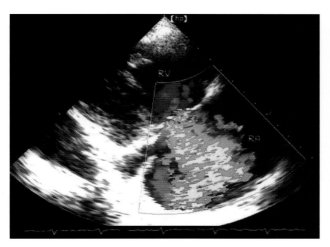

图5-11 三尖瓣后叶赘生物伴重度三尖瓣反流的彩色血流图像
RA：右心房；RV：右心室

图5-12与图5-7为同一患者的三尖瓣后叶腱索断裂伴三尖瓣反流的彩色血流图像。以蓝色为主的反流束起始于三尖瓣口的对合空隙处，沿三尖瓣后叶在右心房中央走向右心房顶部。反流走行较直，宽度增加不明显，到达右心室顶部后向前方折转为红色的前向血流，向后为暗蓝色的血流。

图5-14为一扩心患者相对三尖瓣关闭不全的彩色多普勒血流图像。心尖四腔切面见全心扩大，左、右心房室环扩张。三尖瓣口对合处蓝色为主的反流束、分叉状，分别沿房间隔的右心房面和右心房右侧壁走行，面积逐渐减小，速度逐渐减低。同时可见轻度的二尖瓣反流束沿左心房的左侧壁向后走行。

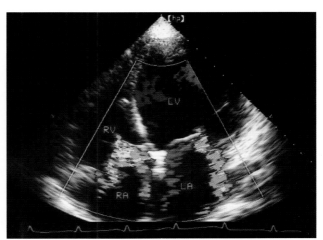

图5-14 扩心患者相对三尖瓣关闭不全的彩色多普勒血流图像
LA：左心房；LV：左心室；RA：右心房；RV：右心室

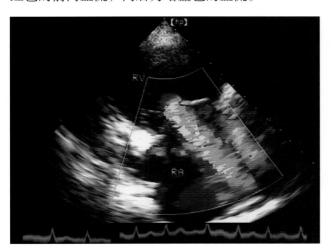

图5-12 三尖瓣后叶腱索断裂伴三尖瓣反流彩色血流图像
RA：右心房；RV：右心室

图5-13为原因不明的右心扩大患者由于右心房室环扩张，三尖瓣对合处有明显的空隙。心尖四腔切面上显示三尖瓣处较宽的以混叠色彩为主的反

五、诊断和鉴别诊断

三尖瓣关闭不全的诊断可结合切面图像、频谱多普勒和彩色多普勒血流图像。Omoto彩色多普勒三级半定量评估标准规定，Ⅰ级指反流束占据部分

右心房，Ⅱ级指反流束占据大部分右心房，Ⅲ级指反流束部分入下腔静脉。

鉴别诊断主要是生理性三尖瓣反流，生理性三尖瓣反流比较常见，一般在二维切面像上无心脏结构异常改变，仅在频谱多普勒和彩色血流图像中发现收缩早中期出现轻微反流信号，速度一般较低，局限在三尖瓣口附近。另外，少数室间隔缺损的患者的病变累及三尖瓣隔瓣时，可引起穿孔，导致少量左心室—右心房分流，也需仔细鉴别。

（唐　力，任卫东）

第6章
联合瓣膜病

风湿性心瓣膜病变可累及多个瓣膜，表现多种多样，本章只简要介绍二尖瓣和主动脉瓣同时受累的超声图像。

图6-1为风湿性重度二尖瓣关闭不全合并轻度二尖瓣狭窄、主动脉瓣狭窄和关闭不全患者的切面及M型超声图像。图6-1-A、B、C、D、E分别为左心室长轴切面舒张期、心尖四腔切面舒张期、左心室长轴切面收缩期、左心室短轴二尖瓣口水平收缩期和二尖瓣口M型超声图像。二尖瓣粘连，开放受限，但开口面积减少较轻，实测值为3.4 cm²（图6-1-A和B）。由于瓣叶挛缩和二尖瓣环扩张，收缩期二尖瓣明显对合不良，有较大裂隙（图6-1-C/D/E）。左心室扩大明显，室间隔偏向右心室侧。主动脉瓣虽有病变，但较轻。

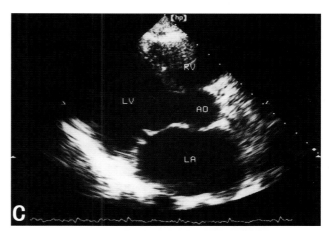

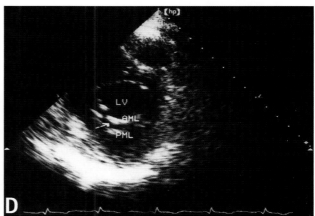

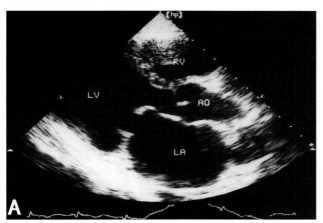

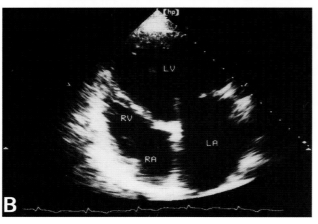

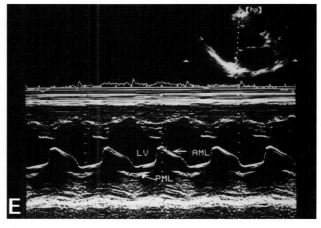

图6-1　风湿性重度二尖瓣关闭不全合并轻度二尖瓣狭窄、主动脉瓣狭窄和关闭不全的切面及M型超声图像

AO：主动脉；AML：二尖瓣前叶；LA：左心房；LV：左心室；PML：二尖瓣后叶；RA：右心房；RV：右心室

图6-2与图6-1为同一患者频谱多普勒超声图像。图6-2-A为脉冲波多普勒二尖瓣口的舒张期血流频谱。血流为高速射流，中空样，峰速高达3.0 m/s，为绝对狭窄和相对狭窄共同所致。图6-2-B为连续波多普勒二尖瓣舒张期和收缩期血流频谱。负向的血流速度达4.75 m/s，灰度较深。图6-2-C为主动脉瓣口连续波多普勒血流频谱。正向的主动脉瓣反流速度约4.0 m/s，由于反流较少，频谱的上部灰度较浅，频谱的下部包含二尖瓣口的前向血流成分，灰度较深。主动脉瓣口收缩期负向速度约1.70 m/s，表明狭窄较轻。

图6-3与图6-1为同一患者的二尖瓣口舒张期彩色血流图像。在心尖四腔切面上显示左心房内的血流速度加快，通过二尖瓣口的血流呈明显的色彩混叠。由于瓣口面积减小较轻，血流束较宽。

图6-4为二尖瓣狭窄伴主动脉瓣狭窄和关闭不全的切面图像。在左心室长轴切面上可分别见到舒张期狭窄的二尖瓣（左图，箭头）和收缩期狭窄的主动脉瓣（右图，箭头）。

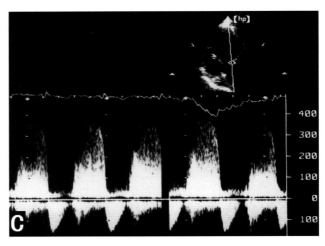

图6-2 重度二尖瓣关闭不全合并轻度二尖瓣狭窄、主动脉瓣狭窄和关闭不全的频谱多普勒超声图像

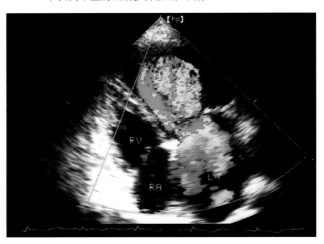

图6-3 重度二尖瓣关闭不全伴二尖瓣狭窄的二尖瓣口彩色血流图像
LA：左心房；RA：右心房；RV：右心室

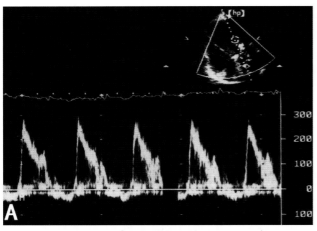

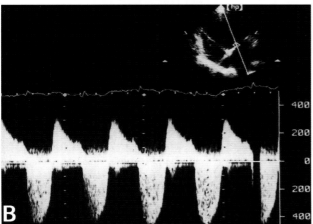

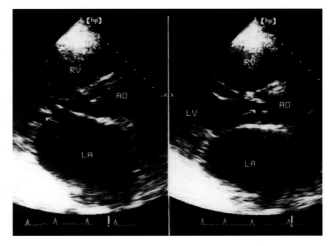

图6-4 二尖瓣狭窄伴主动脉瓣狭窄和关闭不全的切面图像
AO：主动脉；LA：左心房；LV：左心室；RV：右心室

图6-5与图6-4为同一患者的频谱多普勒超声

图像。图6-5-A为连续波多普勒二尖瓣口血流频谱，由于有心房纤颤，频谱波形不整。峰速约3.0 m/s，频谱灰度较深。图6-5-B为连续波多普勒主动脉瓣口血流频谱，频谱波形不整，负向为狭窄频谱，正向为反流频谱。

图6-6与图6-4为同一患者的主动脉狭窄的彩色多普勒血流图像。收缩期主动脉瓣口混叠色彩。

风心病时，常损害几个瓣膜。最常见的组合为二尖瓣狭窄伴主动脉瓣关闭不全。其他组合有二尖瓣狭窄伴主动脉瓣狭窄（和主动脉瓣关闭不全），主动脉瓣狭窄伴二尖瓣关闭不全，主动脉瓣关闭不全伴二尖瓣关闭不全，二尖瓣狭窄伴三尖瓣和（或）肺动脉瓣狭窄和（或）关闭不全。一般联合瓣膜病多以某一瓣膜受累为主，其他瓣膜病变次之。其血流动力学改变比较复杂，应系统、全面检测，并抓住主要病变。

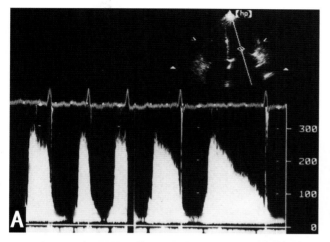

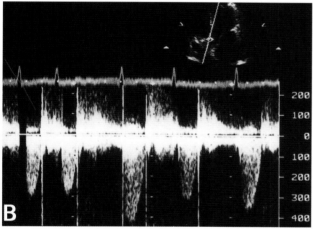

图6-5 二尖瓣狭窄伴主动脉瓣狭窄和关闭不全的频谱多普勒超声图像

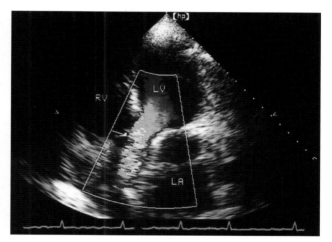

图6-6 主动脉狭窄的彩色多普勒血流图像
LA：左心房；LV：左心室；RV：右心室

（项　凡，任卫东）

第7章

人工瓣膜

世界上第一个心脏人工瓣膜应用于临床已有半个世纪余，1953年，Huffnagel首次将一球笼瓣置于患者的胸降主动脉治疗主动脉瓣反流。1956年，Murray用相似的方法移植了一同种主动脉瓣。随着体外循环的发展，心脏停搏下切开心脏置换瓣膜成为可能，1960年，Starr和Edwards成功使用球笼瓣实施第一例瓣膜置换术。

与正常自然瓣膜相比，所有的人工瓣膜在血流动力学方面都是异常的。理想的人工瓣膜具有以下6个特征：

① 具有良好的血流动力学，开放充分，无梗阻。

② 不引起血栓形成。

③ 不磨损，不变形。

④ 不引起明显的血液成分改变。

⑤ 易于植入。

⑥ 对患者不产生精神和心理上的影响。

目前，所有的人工瓣膜或多或少地未能满足上述6个条件。其中一些在经过一段临床应用后，由于效果不理想已被淘汰。

一、人工心脏瓣膜的种类和功能特点

目前应用的人工瓣膜有三大类，即机械瓣、生物瓣和介入瓣。

1. 机械人工瓣膜

机械瓣膜是由人工材料制成的可植入心脏内代替心脏瓣膜，使血液单向流动，并具有天然心脏瓣膜功能的人工器官。机械瓣由支架（坚硬材料）、阻塞体（弹性材料）和瓣环（织品类材料）三部分组成。

常用支架材料如钴铬镍合金、钛、Delrin、Teflon、超高密度聚乙烯和聚丙烯等。常用的阻塞体如硅橡胶（美国Dowcorning公司），1961年Starr-Edwards用它制成球形瓣膜。常用的瓣环材料

由涤纶长丝编织，用涤纶线牢固地扎在瓣架的凹槽内，不皱缩、不变形、尺寸稳定，被周围组织包埋后，更能使其牢固地固定。

机械瓣经历了球笼瓣和笼碟瓣、斜碟瓣、双叶瓣四代变革（图7-1）。

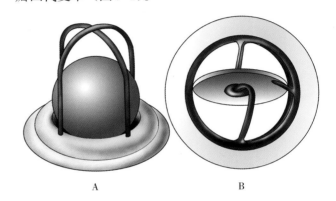

A   B

图7-1 常见机械瓣膜结构示意图
A. Starr-Edwards球瓣；B. Medtronic-Hall碟瓣

第一代球瓣（Ball-Cage valve），瓣架呈笼样，4根不锈钢瓣柱，球状阀体由硅橡胶、金属或热解炭制成。优点：构造简单，启闭稳定，耐久性好。缺点：①跨瓣压差高；②过瓣血流为侧流，形成涡流区，血栓栓塞率高；③溶血；④瓣架高，造成左心室流出道梗阻和室间隔刺激；⑤体积较大，一定程度上限制了其使用。Starr-Edwards球瓣诞生于1960年，目前偶有使用。

第二代笼碟瓣（Caged disc valve），活塞式中心碟片，其阀体为透镜状碟片，开放时过瓣血流通过其小的侧孔。优点：瓣架低，质量较轻，耐久性较好。缺点：①跨瓣压仍较大；②属周围血流型，血液动力学性能差；③碟片活动范围小，易导致机械失灵；④结构损坏发生率过高。

第三代斜碟瓣（Tilting disc valve），由单一的金属碟和支架构成。特点是半中心血流，血流动力学得到明显改善，降低血栓发生率，术后瓣膜相关并发症大幅降低。Medtronic-Hall瓣于1957年应用

在临床，至今仍有使用。

第四代两叶瓣（Bileaflet valve），瓣叶由两个对称的半圆形金属盘构成。瓣叶活动灵活，有效瓣口面积较大，为中心血流型，明显改善了血流动力学，跨瓣压差小，血栓栓塞率低。其中St.Jude瓣于1977年应用于临床，是目前应用最广泛的机械人工瓣膜。

机械瓣膜总体优点是寿命长、型号多，缺点是血栓形成和栓塞发病率较高，可引起溶血，抗凝易引起出血及瓣周漏。机械瓣膜多为年轻患者选择，要求无出血性病变，易于抗凝和随访观察。

2. 生物人工瓣膜

生物组织瓣分为同种生物瓣和异种生物瓣。按材料来源可分为：①同种同体组织：阔筋膜、肺动脉；②同种异体组织：动脉瓣、硬脑膜、阔筋膜；③异种异体组织：猪主动脉瓣、牛心包、牛主动脉瓣。

生物瓣中以猪主动脉瓣最为常见，目前常用的猪生物瓣膜有Carpentier-Edwards瓣和Hancock瓣。其次是牛心包瓣。

机械瓣及带瓣架的生物瓣都存在相对的狭窄，无瓣架的生物瓣能够提供更大的有效瓣口面积，Medtronic无瓣架异种生物瓣和St.Jude Medical Toronto无瓣架主动脉瓣是目前应用的两种无瓣架主动脉瓣。

生物瓣的优点：①血液相容性好，不易凝血，没有阻塞体，不易形成血栓，不破坏血液有形成分而溶血，术后短期抗凝治疗即可；②接近正常的血流动力学特征，即中心血流。缺点：瓣膜易老化，寿命相对短，不适合年轻患者。另外，小型号的生物瓣膜易发生梗阻现象。

3. 介入人工瓣膜

随着介入心脏病学的发展，2002年，Cribier等报道了世界上第一例经导管植入主动脉瓣膜。目前有两种介入瓣膜系统：球囊扩张的Edwards SAPIEN瓣膜和第3代18F的自扩张CoreValve瓣膜置换系统（CoreValve revalving system，CRS）。经导管瓣膜介入治疗方法的出现开创了经导管瓣膜置换的新时代。相对于外科手术，支架瓣膜介入治疗对人体的创伤微小、术后恢复快、不留瘢痕。

二、人工瓣膜的血流动力学特征

1. 机械人工瓣膜

每种机械人工瓣膜在收缩期和舒张期都有其特征的血流动力学形态。球形机械瓣膜，如Starr-Edwards瓣，它的结构是一个金属球和其外的金属罩，当瓣膜开放时，球从瓣环处向金属罩顶端运动，没有中心性血流，而是在球的周边产生明显的湍流（图7-2-A）。二尖瓣位的Starr-Edwards瓣，瓣环、瓣架顶部及球在超声上显示为强回声，收缩期左心房内有强烈的人工伪像。球笼瓣的瓣架、瓣尖及球的两边都能在超声上显示出来。

斜碟瓣对血流梗阻的程度明显要小于球瓣。比如，Medtronic-Hall瓣是由碟片、外壳、柱架和瓣环组成，碟片在S形柱架上上下移动（图7-2-B）。对于二尖瓣位，位于二尖瓣环内的环产生一个声影（附着在瓣环的回声增加），支点呈强回声，在左心室内的碟叶呈线状强回声，通常有三束反流，两束周边，一束中心性反流起源于碟瓣的中心孔与支点之间的小缝隙。正常的反流束细小，可起刷洗作用，减少瓣叶下方的血流淤滞。

St.Jude两叶瓣的跨瓣压差最小，梗阻最轻，但反流成分最大，主要是由于瓣叶的关闭不同步。从图7-2-D中可以看到，瓣口开放时，血流同时经过3个开口，瓣叶与血流方向平行，所以梗阻较小。所有的机械瓣膜都需要一定程度的反流使瓣叶关闭，称之为"生理性"或"动态-关闭性"反流。除Starr-Edwards等球瓣以外，所有的机械瓣膜都有其固有的反流，可持续整个瓣的关闭过程。然而，需要指出的是这些正常的"生理性"反流在常规多普勒心动图检查中较少能被检测到，因为它们的信噪比较差。有时一小部分主动脉瓣位或肺动脉瓣位的"生理性"反流在瓣下能在经胸超声心动图检查中发现。但在二尖瓣或三尖瓣位的"生理性"反流在常规心前区检测中是不易被发现的。因为它们位于金属瓣产生的声影之中。在应用经食管超声心动图时，这些"生理性"反流很容易被发现。反流束的多少取决于金属瓣的类型。如位于二尖瓣位的St.Jude瓣可有高达5个的"生理性"反流束，有相同的起源和血流特征。

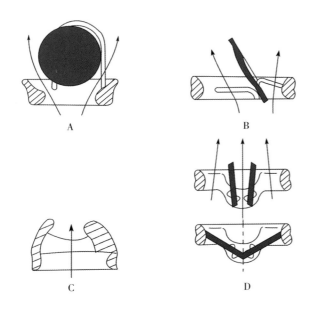

图7-2　常见人工瓣膜血流动力学模式图

A. 球瓣；B. 单叶斜碟瓣；C. 生物组织瓣膜；D. 两叶瓣，上为开放
状态，下为关闭状态

2. 生物人工瓣膜

生物人工瓣膜的形态与自然瓣膜相似，两叶或三叶，有一个中央性开口，所以其血流特征与正常自然瓣膜相似，见图7-2-C。生物瓣膜的跨瓣压差主要取决于其型号的大小。较小型号的生物瓣膜，如19号或21号瓣膜的跨瓣压差在19～20 mmHg，有较明显的梗阻现象。

三、超声心动图评价人工瓣膜

由于人工瓣膜的种类不同、型号各异，可安置在心脏的不同瓣位，不同类型的机械瓣膜有其固有的血流动力学特征，因而在评价人工瓣膜时应先了解患者所安置的人工瓣膜的种类、型号及安置的位置。这样就能有针对性地评价人工瓣膜的功能。如果患者对自己的人工瓣膜情况不了解，则应根据超声心动图的特征确定人工瓣膜的情况，比如是机械瓣膜，或是生物瓣膜，或是斜碟瓣，或是两叶瓣。一般情况下系统地评价应包括二维切面、M型、多普勒超声图像。有条件时还应选用经食管超声心动图或实时三维超声成像技术。

（一）切面及M型超声心动图

术后人工瓣膜的系统超声心动图评价是十分重要的。它是随访换瓣患者的基础。许多人工瓣膜的功能异常只有在对比基础的超声心动图检测之后才能得到正确判断。

人工瓣膜的形态学评价主要包括瓣环及瓣架的位置、瓣叶的活动情况，有无并发症的发生。常见的形态学异常有瓣环的撕裂、瓣叶运动异常、瓣叶及瓣架表面有血栓或赘生物附着、生物瓣膜的瓣叶粘连等。

为了评价任一种人工瓣膜，超声束必须在整个心动周期中穿过人工瓣膜的两边，整个瓣口及缝合环。在经胸超声心动图检测中，由于机械瓣膜由金属物质构成，因而在声束经过时强烈反射，在其远端形成声影，此处透过的超声能量几乎近零，例如用心尖四腔切面评价二尖瓣位的Starr-Edwards球瓣时，超声图像上瓣膜的左心房面模糊不清，很难做出正确评价。

对于不同的评价内容，选择合适的切面图像也是比较重要的，如评价二尖瓣位的Starr-Edwards球瓣时，观察其球的运动幅度是主要内容之一。由于该球基本是上、下方向运动的，所以探头应放置在心尖部指向左心房，心尖四腔、五腔、三腔心切面均可采用。在评价主动脉瓣位的Starr-Edwards球瓣时，球的运动方向也基本是上、下运动的。在以探测瓣的反流为主要内容时，则应将探头放置于心尖部，声束指向升主动脉。M型超声心动图能以运动曲线的方式显示人工瓣膜的回声及运动情况，但其作用不如切面超声心动图。

切面超声心动图是评价人工瓣膜形态、结构的主要方法之一。首先在切面超声心动图上能准确测量瓣环的大小，且不受瓣环位置和倾斜角度的影响。如生物瓣膜的瓣环在一定时间后，易发生形态学改变，瓣环可由圆形变为不规整形，其内径也可明显变小。

瓣环及瓣叶的厚度也是切面超声心动图主要的检测内容之一。在有血栓形成或赘生物附着的时候，瓣环及瓣叶表面和周围厚度明显增加，表面不光滑，表现为凸凹不平的回声反射。检测生物瓣膜时，可通过其瓣口短轴水平面观察瓣叶的开放，关闭情况，并测量其最大开放面积。

在切面超声心动图上能直接观察到瓣叶的活动情况。通常取与人工瓣相垂直的切面，使声束穿过瓣口的中央位置。各种不同的机械瓣膜在切面超声心动图上的运动特征不同。目前常见的St.Jude瓣有两个半圆的瓣叶，在开放时两个瓣叶相互平行，同时也与瓣环平行。在其开放时，短轴切面图上，能见到两条平行的线样强回声，并将瓣口分为3个部分。关闭时，可见到瓣环间的线样强回声。

生物瓣膜的运动状态近似自然瓣膜的运动。可通过常规的左心室长、短轴切面进行检测，定量评价生物瓣膜的开放幅度及开口面积。

人工瓣膜的形态学异常主要包括：

（1）机械瓣膜：①血栓形成或赘生物附着；②瓣环撕裂；③瓣叶开放不充分或开放过度。

（2）生物瓣膜：①瓣叶粘连，开放不充分；②瓣环撕裂、变形；③瓣叶撕裂，连枷现象；④瓣叶钙化，纤维化；⑤血栓形成或赘生物附着。

植入人工瓣膜后，最常见、最严重的并发症之一就是血栓形成，尤其是在机械人工瓣膜上。血栓形成的部位可在瓣叶、瓣环或瓣架的表面。如果血栓形成的范围较大，包绕了瓣叶或阻塞了瓣口，常常影响瓣膜功能。严重的血栓形成既能影响瓣叶的活动，又能明显地减小瓣口的有效开放面积。

血栓形成最直接的切面超声心动图特征就是在瓣叶或瓣环表面有团块样的附加回声。这种团块样回声可强可弱，也可有轻微的活动度。其回声强度取决于血栓形成的时间。如果血栓形成的时间较长，伴有不同程度的钙化及纤维化，其回声强度较高。事实上，在常规的切面超声心动图上检测较小的血栓形成是比较困难的。新鲜血栓回声较弱，不易显示；陈旧血栓回声较强，不易与强回声的瓣叶或瓣环相区别。尤其是二尖瓣位左心房面的血栓形成更不易显示。因此，术后的动态超声观察对正确诊断血栓形成是有意义的。通过前后的对比超声观察，可及时发现并诊断人工瓣膜的血栓形成，同时又能观察到血栓形成的进展及其对瓣膜功能的影响。

瓣环撕裂也是常见的并发症之一，常导致人工瓣膜位置的变化，瓣口血流方向的变化及瓣周反流。在切面超声心动图上瓣环撕裂的征象是瓣环与其附着处有间隙，瓣环位置变异，瓣环随心动周期有明显的摆动现象。

由于血栓形成，瓣叶的机械故障或生物瓣叶的粘连，瓣的开放幅度将明显减低。St.Jude瓣的瓣叶在开放时未能达到相互平行。生物瓣膜则表现为瓣口的开放面积明显减小。Starr-Edwards瓣表现为球形强回声光团的活动幅度减小。

人工瓣膜的赘生物形成是另一个主要并发症，它既可以发生在早期（术后60天之内），也可发生在晚期（术后60天之后）。由于透声条件及人工瓣膜回声的影响，经胸超声心动图的检测阳性率比较低，为20%～30%。许多研究表明，经食管超声心动图在评价人工瓣膜的赘生物形成方面明显优于经胸心前区超声检测，尤其是对二尖瓣位人工瓣膜的左心房侧赘生物。

事实上由于手术技术和水平的提高，有计划地实施抗凝和抗炎措施，人工瓣膜并发症的发生正逐渐减少。

图7-3分别为处理后牛心包制作二尖瓣生物瓣膜、单叶金属瓣和两叶金属瓣的M型超声图像。图7-3-A上显示生物二尖瓣M型运动曲线由4条较粗的强回声组成。最前和最后的两条曲线代表瓣环的运动，中间两条代表瓣叶的运动。图7-3-B上显示单叶金属二尖瓣M型运动曲线，表现为舒张期单一的线样强回声，箭头示。图7-3-C上显示两叶金属主动脉瓣的M型运动曲线，表现为收缩期平行开放的两条线样强回声，箭头示。

图7-4与图7-3-A为同一患者生物二尖瓣膜的切面超声图像。在心尖四腔切面上显示生物瓣为两叶，明显增厚，回声增强，开放时瓣叶粘连，开放幅度减小。

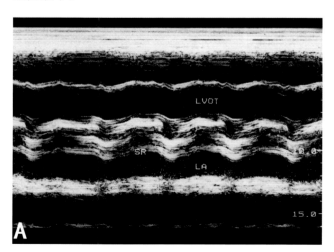

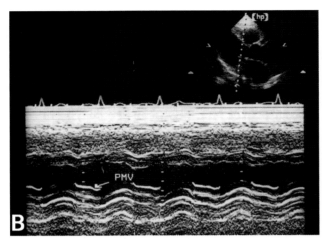

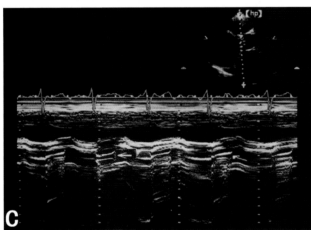

图7-3　人工瓣膜的M型超声图像

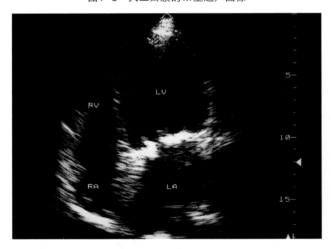

图7-4　生物二尖瓣膜的切面超声图像

LA：左心房；LV：左心室；RA：右心房；RV：右心室

图7-5为单叶金属二尖瓣膜的切面超声图像。在左心室长轴切面图像上显示单叶金属瓣膜于舒张末期呈开放状态，开放角度约70°（水平箭头示）。大口朝向左心室流出道（垂直箭头示）。在金属瓣

的后方有强回声声影。

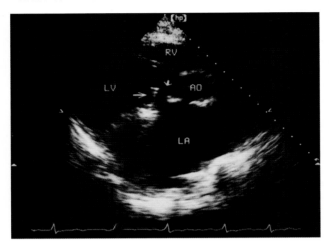

图7-5　单叶金属二尖瓣膜的切面超声图像

AO：主动脉；LA：左心房；LV：左心室；RV：右心室

图7-6为两叶金属主动脉瓣和二尖瓣的切面超声图像。图7-6-A主动脉瓣位金属两叶瓣的切面图像，左心室长轴切面上显示收缩期两叶瓣开放，与声束方向垂直，表现为平行的两条线样强回声，双箭头示，将瓣口分成三个无回声区。金属瓣后方见声影，单箭头示。图7-6-B为二尖瓣位金属两叶瓣的切面超声图像，二尖瓣口短轴切面显示圆形的金属环，垂直箭头示，其内可见舒张期开放的两叶金属瓣，与声束方向一致，相互平行，水平箭头示。这种方向的两叶瓣在左心室长轴切面上不易显示。

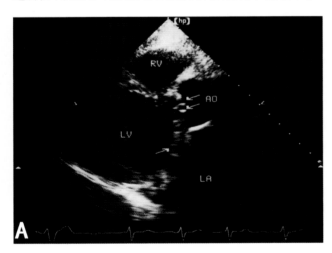

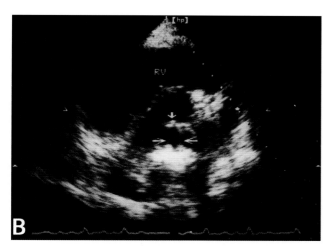

图 7-6　两叶金属主动脉瓣和二尖瓣的切面超声图像

AO：主动脉；LA：左心房；LV：左心室；RV：右心室

（二）频谱多普勒超声图像

尽管切面超声心动图在评价人工瓣膜的形态学改变方面有不可替代的作用，但其主要限制是不能判断正常或异常人工瓣膜的跨瓣及瓣周血流动力学状态。多普勒超声心动图的应用为临床评价人工瓣膜功能开辟了一个新的途径并成为目前最常用的方法。在此之前正确地评价人工瓣膜的血流动力学是一个困难的临床问题。尽管心导管检查作为"金标准"用来评价人工瓣膜的血流动力学，但其损伤性、危险性及不易重复等限制了它作为一种常用的检查方法。多普勒超声心动图在评价人工瓣膜时能提供许多血流动力学参数，如跨瓣峰值血流速度、平均血流速度、峰值压差、平均压差、瓣及瓣周反流等。目前应用的频谱多普勒超声心动图技术主要有脉冲波式，连续波式。

应用多普勒超声心动图评价人工瓣膜的时候，同样应了解瓣膜的位置、种类、型号及术后的基础超声心动图检测。不同部位的人工瓣膜的血流动力学差异较大。如左心室流出道与左心室流入道的血流动力学不同，主动脉位置的跨瓣血流速度与跨瓣压差均大于二尖瓣位置的跨瓣血流速度及压差。不同的机械瓣膜的血流动力学有很大不同。一般来说 St.Jude 二尖瓣的梗阻程度较轻，最接近自然瓣膜。而 Starr-Edwards 球瓣的梗阻程度较重。在其他条件相同的情况下，大型号瓣的梗阻较轻，小型号的梗阻较重。

频谱多普勒主要用于检测人工瓣膜的跨瓣血流速

度、压差、瓣及瓣周反流。在检测流速的压差时，一般选用连续波式多普勒技术，因为此时瓣口的血流速度一般较快，超出了常规脉冲式多普勒能检测的最大血流速度，而连续波式多普勒不受高速血流的影响。在用连续波式多普勒测得最大跨瓣血流速度以后，可根据简化的 Bernoulli 方程推算最大跨瓣压差即 $\Delta P = 4V^2$。例如，测量的二尖瓣口血流峰速 V_{max} 为 2 m/s，则最大跨瓣压差 ΔP_{max} 为 $4V_{max}^2$，即 16 mmHg。

频谱多普勒超声的另一个主要应用是检测人工瓣膜的瓣周反流。机械瓣膜大多存在有"生理性"瓣周反流。尽管经胸超声多普勒检测敏感性很差，但仍有一部分这种"生理性"反流能被检测到。比如，心前区的左心室长轴或心尖五腔切面图像，很多"生理性"的主动脉瓣反流能被检测到。这些反流的特点比较局限，频谱灰度较暗，速度较低。如有瓣膜功能异常，常常能在左心室中部或左心室心尖部检测到广泛的、灰度较高的主动脉瓣反流频谱。二尖瓣位置的瓣膜反流由于受金属瓣架、瓣叶及瓣环的强回声反射影响，常规的心前区多普勒检测比较困难。

图 7-7 与图 7-5 为同一患者生物二尖瓣膜的连续波多普勒血流频谱图像。患者窦性心律，频谱双峰，E 峰大于 A 峰，与自然瓣口相似。由于有瓣膜狭窄，血流峰速为 2.4 m/s。

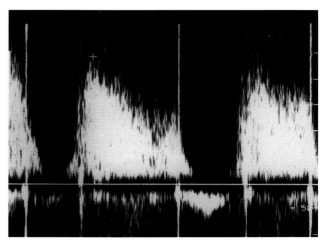

图 7-7　生物二尖瓣膜的连续波多普勒血流频谱图像

图 7-8 为两叶金属主动脉瓣和二尖瓣连续波多普勒血流频谱图像。图 7-8-A 为主动脉瓣位，心尖五腔心切面取样，频谱为负向单峰，在频谱的起始和终止处可见金属瓣叶开放和关闭的强回声信号。其两侧较

细的线样强回声为两叶二尖瓣开放与关闭的信号。图
7-8-B为二尖瓣位，心尖四腔切面取样，频谱为正向
双峰，E峰大于A峰。在频谱的起始与终止处可见金
属瓣叶开放和关闭的强回声信号。其两侧较细的线样
强回声为两叶主动脉瓣开放与关闭的信号。

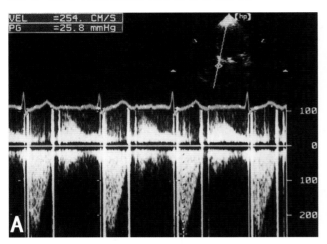

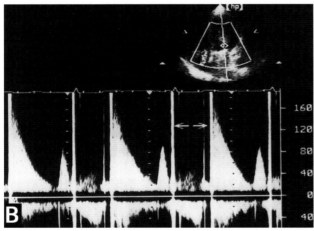

图 7-8　两叶金属主动脉瓣和二尖瓣连续波多普勒血流频谱图像

（三）彩色多普勒血流图像

与频谱多普勒技术相比，彩色多普勒血流图像
主要具有以下几个优点：①直观半定量评价瓣周反
流；②显示人工瓣膜的空间血流方向；③显示多个
起源的重叠血流；④显示多个瓣周反流。

Starr-Edwards球瓣的彩色血流特征是周边性、
高速湍流显示，没有中心性彩色血流。St. Jude两叶
瓣有3条平行的血流束。生物瓣膜血流为单束。

图7-9与图7-3-A同一患者的二尖瓣口彩色血
流图像。舒张期二尖瓣口血流呈单束，瓣口处血流
速度快，显示为中央性蓝色的混叠色彩，之后逐渐
演变成黄色和红色。

图7-10为单叶金属二尖瓣膜的彩色血流图
像。图7-10-A/B分别取左心室长轴切面和心尖四
腔切面，显示通过大孔和小孔的两束二尖瓣口血
流。通过大孔的彩色血流束宽（箭头B），小孔的血
流束窄（箭头A）。

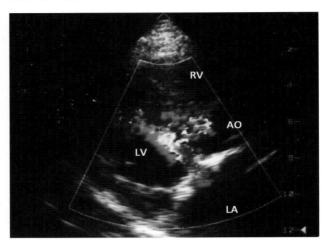

图 7-9　生物二尖瓣口彩色血流图像
AO：主动脉；LA：左心房；LV：左心室；RV：右心室

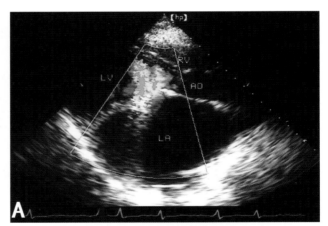

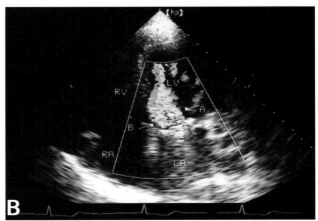

图 7-10　单叶金属二尖瓣膜的彩色血流图像
LA：左心房；LV：左心室；RA：右心房；RV：右心室

图 7-11 为两叶金属二尖瓣的彩色血流图像。在心尖四腔切面上显示舒张期三束相近的血流色彩，由于流速快，显示为蓝色为主的混叠色彩，向上 3 个小箭头示。左心房内有两条强回声声影，发自开放的两个金属瓣叶，水平大箭头示。

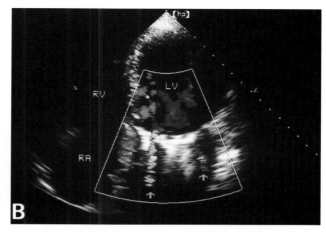

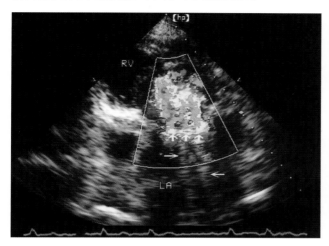

图 7-11　两叶金属二尖瓣的彩色血流图像

LA：左心房；RV：右心室

图 7-12 为机械人工瓣膜生理性血流的彩色血流图像。图 7-12-A 左心室长轴切面显示单叶金属二尖瓣生理性反流的彩色血流图像，右图箭头示。反流束限局，收缩期以蓝色为主的混叠色彩，垂直和水平箭头。左图为舒张期瓣口血流彩色图像，水平箭头示大孔血流，下斜箭头示小孔血流。图 7-12-B 心尖四腔切面显示单叶金属二尖瓣生理性血流的彩色血流图像。两束反流以蓝色为主的混叠色彩，较窄，箭头示。图 7-12-C 心尖五腔切面显示两叶金属主动脉瓣的生理性反流。在瓣和瓣下方显示 3 个舒张期红色血流束，限局，速度较低，箭头示。

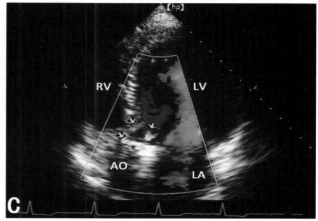

图 7-12　机械人工瓣膜生理性反流的彩色血流图像

AO：主动脉；LA：左心房；LV：左心室；RA：右心房；RV：右心室

图 7-13 为机械人工瓣膜病理性反流。图 7-13-A 与图 7-10-A 为同一患者，左心室长轴切面示收缩期蓝色轻度病理反流，起源显示不清。图 7-13-B/C 为两叶金属主动脉瓣舒张期彩色血流图像，左心室长轴和心尖五腔切面示中等程度的主动脉瓣反流，起源于瓣叶对合处，分别呈蓝色和红色为主的混叠色彩。

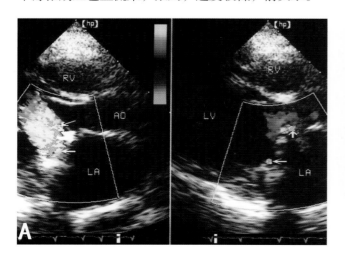

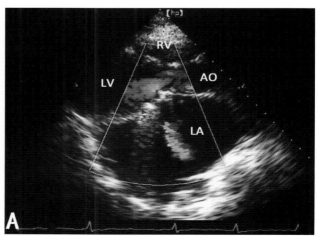

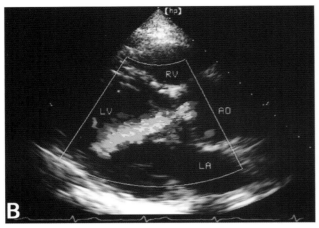

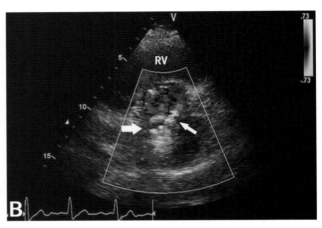

图7-14　机械人工二尖瓣瓣周漏彩色血流图像
LA：左心房；LV：左心室；RV：右心室

图7-15为金属主动脉瓣瓣周撕裂、瓣环下移，图7-15-A为心尖五腔心，舒张期可见金属主动脉瓣瓣环位置下移，低于二尖瓣瓣环。图7-15-B为彩色多普勒示金属主动脉瓣瓣周五彩镶嵌反流沿室间隔流入左心室，粗箭头示金属主动脉瓣。图7-15-C为大动脉短轴切面，舒张期可见金属主动脉瓣瓣周与主动脉壁有缝隙，细箭头示蓝色反流信号。

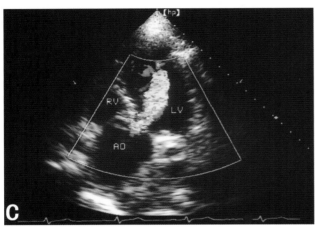

图7-13　机械人工瓣膜病理性反流的彩色血流图像
AO：主动脉；LA：左心房；LV：左心室；RV：右心室

图7-14为机械人工二尖瓣瓣周漏彩色血流图像，图7-14-A为心尖两腔心切面，收缩期可见人工二尖瓣瓣周蓝色反流信号，图7-14-B为心底短轴二尖瓣水平切面，可见舒张期蓝色反流信号起源于人工二尖瓣瓣周，细箭头为反流，粗箭头为人工二尖瓣。

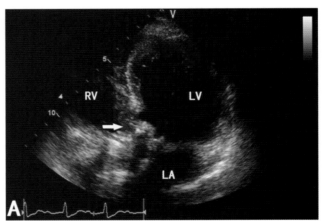

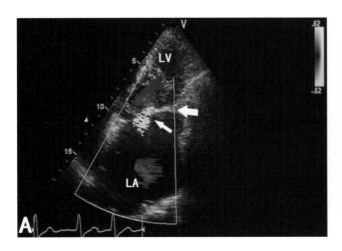

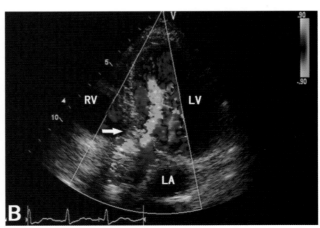

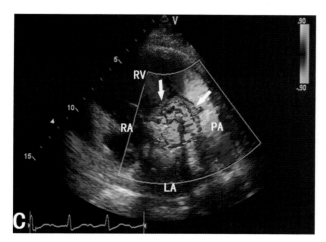

图7-15　金属主动脉瓣瓣周撕裂、瓣环下移图像

LA：左心房；LV：左心室；PA：肺动脉；RA：右心房；RV：右心室

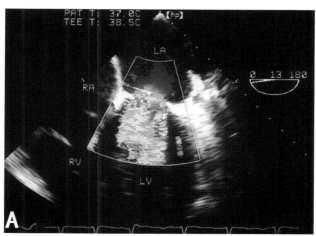

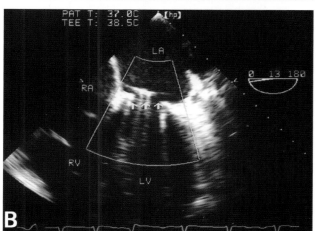

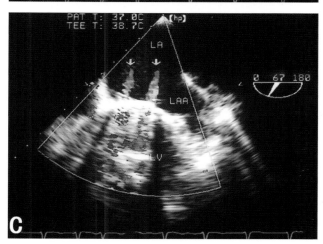

图7-16　两叶金属二尖瓣经食管超声彩色血流图像

LA：左心房；LAA：左心耳；LV：左心室；RA：右心房；RV：右心室

（四）经食管超声心动图

经食管超声心动图（TEE）是目前评价人工瓣膜的新方法。由于它使用的较高频率探头置于食管中，从心脏后方直接进行探测，不经过含气的肺组织及骨组织，图像非常清晰，并结合频谱及彩色多普勒技术。目前最新的实时三维经食管超声心动图（RT3D-TEE）技术能够清晰观察人工瓣膜的立体结构、开放的功能状况等，并且可以评价人工瓣膜与周围心脏结构的空间关系，且目前的RT3D-TEE技术允许在实时的三维图像上直接测量径限值和面积等数据。TEE已成为目前评价人工瓣膜，尤其是二尖瓣位置的人工瓣膜功能的主要方法。许多应用经胸超声心动图（TTE）和TEE对比评价人工瓣膜功能的研究表明，TEE在评价人工瓣膜的形态、结构、血流动力学及功能异常方面优于TTE检查。

图7-16为两叶金属二尖瓣经食管超声彩色血流图像。图7-16-A示舒张期二尖瓣口血流色彩，由于Nyquist极限较低，为0.5 m/s，瓣口血流色彩混叠严重，不易分清三束血流。图7-16-B为图7-16-A去除色彩的图像，可清晰显示舒张期两叶瓣开放时的三束血流通道，三个箭头示。图7-16-C显示收缩期两束红色的生理性反流，较窄，限局，速度较低。

图7-17为单叶金属二尖瓣病理性反流的经食管超声彩色血流图像。收缩期显示起源于瓣叶处以红色为主的二尖瓣反流束（箭头所示）。该反流束在长度、宽度及面积上均明显大于生理性反流束。

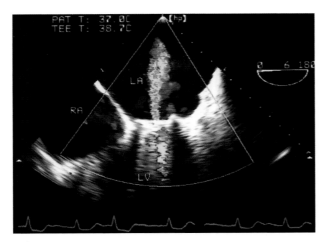

图7-17 单叶金属二尖瓣病理性反流的经食管超声彩色血流图像
LA：左心房；LAA：左心耳；LV：左心室

（孙菲菲，刘开薇，任卫东）

第8章
心肌疾病

心肌病是一大类病因复杂和临床表现多样的疾病，近年来其检出率、发病率和死亡率均有增高的趋势。由于病因和发病机制不明，因此多年来对于心肌病的定义和分型模糊不清。在过去的20年，随着超声心动图学、遗传学以及基因学的快速发展，人们发现心肌病的发生主要与多种基因的变异有关，这些基因主要编码肌小节蛋白、桥粒蛋白、膜蛋白、钙结合蛋白和与线粒体氧化磷酸化有关的蛋白等。2007年欧洲心脏病学会将心肌病分为五大类，包括：扩张型心肌病（dilated cardiomyopathy，DCM）、肥厚型心肌病（hypertrophic cardiomyopathy，HCM）、限制型心肌病（restrictive cardiomyopathy，RCM）、致心律失常型右心室心肌病（arrhythmogenic right ventricular cardiomyopathy，ARVC）及未定型心肌病〔包括心内膜弹力纤维增生症（endocardial fibroelastosis，EFE）、左心室心肌致密化不全（left ventricular noncompaction，LVNC）〕。在5种分型中结合疾病是否有遗传性/家族性这一特征再进行划分，分为家族性/遗传性心肌病和非家族性/非遗传性心肌病两大类。

扩张型心肌病

一、病因、病理和病理生理

病因不明。病毒性心肌炎被认为是最主要原因之一。病毒对心肌的直接损害或是体液、细胞免疫反应的存在致使心肌炎后发展为扩张型心肌病。其他原因还有代谢、遗传异常、中毒等因素。值得一提的是，近年来酒精中毒性心肌病的发病率有明显的上升趋势，病理改变以心腔扩大为主，室壁相对变薄，可见纤维化瘢痕及附壁血栓。组织学上以心肌细胞肥大、变性、纤维化等程度不同的病变混合出现。病理生理异常表现为心肌收缩功能减低，左心室、左心房压力升高，易出现肺淤血、水肿和肝大等充血性心力衰竭的表现。

二、切面及M型超声图像

选用胸骨旁左心室长轴切面、短轴切面及心尖四腔切面。扩张型心肌病的主要形态学改变是左心室腔扩大，常呈球形扩张。室间隔向右心室侧膨出。心室壁厚度正常或略薄，由于有明显的左心室腔扩张，左心室壁相对变薄。左心室壁普遍向心运动明显减弱，常伴有心肌收缩的时间上不协调。左心室心尖部常伴有血栓回声。二尖瓣环扩张，瓣叶位置偏后，运动幅度明显减低，但仍呈舒张期反向运动。左心房、右心室、右心房也可明显增大，下腔静脉扩张。

图8-1为原发性扩张型心肌病的切面图像。在左心室长轴切面上显示左心室呈球形扩张，实测值83 mm。室间隔向右心室侧膨出。二尖瓣活动幅度减低，瓣叶后移，远离室间隔。左心房、左心室增大（图8-1-A）。在心尖四腔切面上显示全心增大，以左心室为主。在左心室心尖部可见不规整团块回声，密度不均，运动状态下观察有较轻的自主活动度（图8-1-B箭头）。

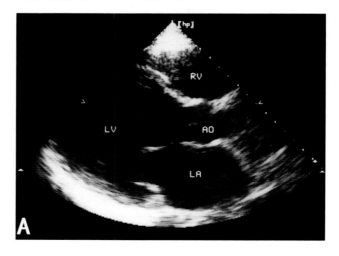

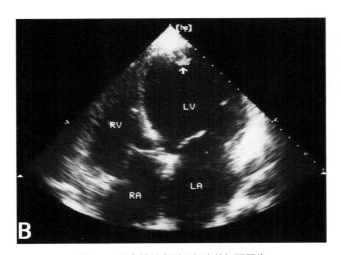

图 8-1　原发性扩张型心肌病的切面图像

AO：主动脉；LA：左心房；LV：左心室；RA：右心房；RV：右心室

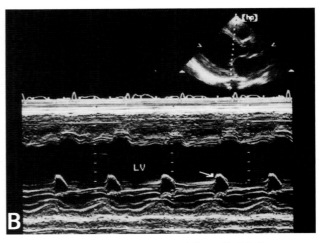

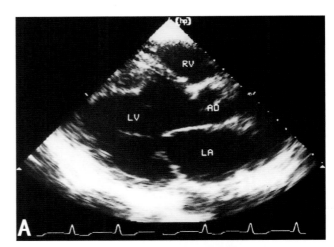

图 8-2 为原发性扩张型心肌病的 M 型超声图像。图 8-2-A 在左心室中部设置取样线，显示室间隔及左心室后壁收缩期向心运动幅度明显减低（箭头），室间隔和左心室后壁的收缩期增厚率实测值均低于 25%。图 8-2-B 在二尖瓣口处设置取样线，显示二尖瓣开放幅度明显减小，但前后叶仍呈反向运动（箭头）。二尖瓣位置近左心室后壁，远离室间隔。

图 8-3 原发性扩张型心肌病伴弥漫性左心室附壁血栓的切面超声图像。在左心室长轴切面上（图 8-3-A）显示左心室明显扩张，左心室壁相对变薄，图像的心尖侧有不规整的血栓回声，范围较广，从室间隔到左心室后壁。心尖四腔切面上（图 8-3-B）显示心尖处部分血栓回声的断面，回声不均匀，边界清晰。在左心室短轴乳头肌下方到心尖部的连续切面上（图 8-3-C/D/E）显示血栓附着在大部和全部左心室壁上，形态不规整，回声强弱不均，部分有明显的纤维化，在心尖部血栓充满左心室腔。

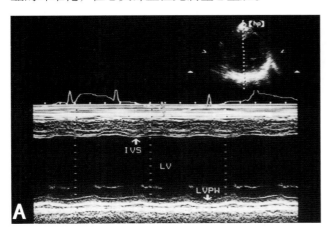

图 8-2　原发性扩张型心肌病的 M 型超声图像

IVS：室间隔；LV：左心室；LVPW：左心室后壁

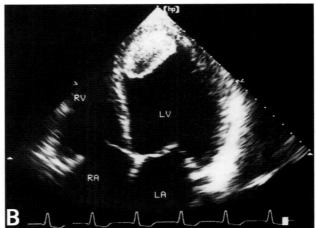

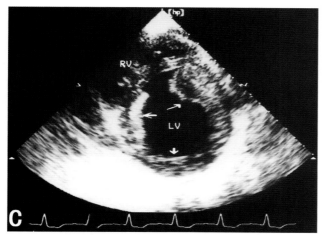

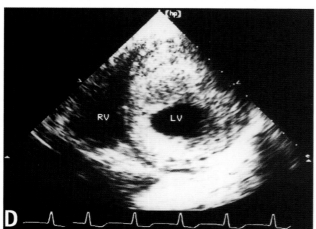

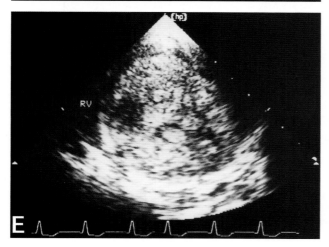

图8-3　原发性扩张型心肌病伴弥漫性左心室附壁血栓的切面超声图像
AO：主动脉；LA：左心房；LV：左心室；RA：右心房；RV：右心室

三、频谱多普勒超声图像

扩张型心肌病的频谱多普勒异常主要表现为各瓣口及各心腔内的血流速度明显减低。主动脉瓣口的血流速度减低更明显，一般在 1.0 m/s 以下。由于

左心室收缩功能明显减低，左心室收缩压上升速率减低，表现为主动脉瓣的血流频谱上升支缓慢，下降支与上升支基本对称，近似正常的肺动脉瓣口血流波形，但其射血时间明显缩短。而肺动脉瓣口的血流波形与之正相反，加速时间短，上升较陡，下降较缓，形成近三角形形态，同样射血时间缩短。二尖瓣口血流多呈单峰，上升支与下降支对称，较陡。速度受心率影响较大，多数在 1.0 m/s 以下。伴有室上性心动过速时，其速度可超过正常高值，由于充盈时间短，表现为高耸的尖峰样改变。

图8-4为原发性扩张型心肌病的各瓣口脉冲波多普勒血流频谱图像。图8-4-A/B/C/D分别为主动脉、肺动脉、二尖瓣、三尖瓣口脉冲波多普勒血流频谱图像。各瓣口血流速度明显减低，主动脉瓣口血流波形近似正常肺动脉瓣口血流波形，而肺动脉瓣口血流波形呈近直角三角形改变。二尖瓣口血流以 E 峰为主，A 峰极低，各瓣口的射血或充盈时间均明显缩短。

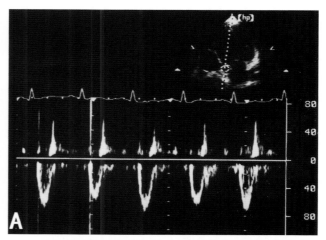

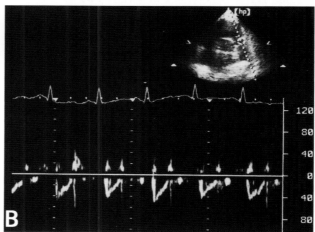

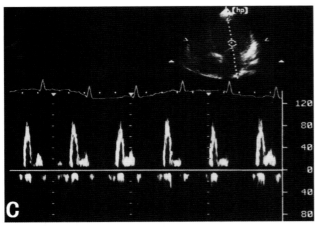

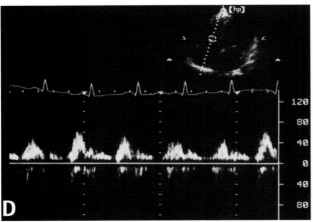

图8-4　原发性扩张型心肌病各瓣口脉冲波多普勒频谱图像

由于房室环扩张，多伴有轻或中度的二尖瓣、三尖瓣反流。肺动脉瓣也可有反流。主动脉瓣反流极少见。

图8-5为扩张型心肌病伴室上性心动过速患者二尖瓣口的脉冲波多普勒血流图像，频谱为单峰，上升支与下降支陡直，对称，充盈时间极短，峰速度可达1.6 m/s。

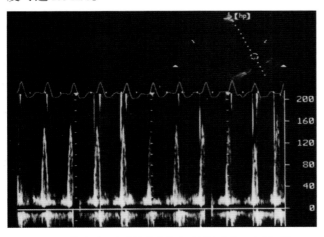

图8-5　扩张型心肌病伴室上性心动过速患者二尖瓣口的脉冲波多普勒血流图像

四、彩色多普勒血流图像

扩张型心肌病各心腔及瓣口的血流速度较低，彩色多普勒血流图像表现为较暗的蓝色或红色血流，很少出现色彩混叠，同时显示相应瓣口的反流束。

图8-6为扩张型心肌病的彩色多普勒血流图像。在心尖四腔切面上显示收缩期二尖瓣口相对关闭不全的反流束，以蓝色为主，只有轻微的色彩混叠。左心室中部及左心室流出道的血流速度较低，显示为极暗的蓝色。

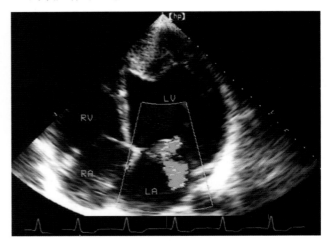

图8-6　扩张型心肌病的彩色多普勒血流图像
LA：左心房；LV：左心室；RA：右心房；RV：右心室

五、诊断和鉴别诊断

左心室呈球形扩张，伴其他心腔的增大，左心室壁心肌收缩普遍减弱，心内血流速度明显减低是扩张型心肌病的主要表现，探寻病因是诊断该病的一个重要环节。鉴别诊断主要包括其他各种心脏病引起的心力衰竭，如冠心病、高血压病、先心病、瓣膜病等。

肥厚型心肌病

一、病因、病理和病理生理

病因不明。常有明显的家族史，被认为是常染色体显性遗传疾病。病理改变以心肌的非对称性肥厚、心室腔变小为特征。以往该病还有其他名称，如梗阻型心肌病、特发性肥厚性主动脉瓣下狭窄和非对称性室间隔肥厚等。肥厚型心肌病的病理改变为左心室心肌的不均匀性肥厚，最常累及室间隔，其次为心尖、左心室游离壁。心室腔常变小，几何形态改变。组织学检查有心肌纤维增粗和排列紊乱，伴纤维组织增生。病理生理改变有左心室舒张功能减低，充盈减少，如伴有左心室流出道狭窄，则收缩期左心室射血减少，压差增大。

主要有两种常用分型，一是以有无左心室流出道梗阻分为梗阻型肥厚型心肌病和非梗阻型肥厚型心肌病。二是根据肥厚的解剖部位分为室间隔型、心尖型、游离壁型、均匀型和混合型，其中室间隔型最常见，心尖型最易被漏诊，均匀型诊断最困难。

二、切面及M型超声图像

肥厚型心肌病的形态学改变主要是左心室心肌的不均匀性肥厚。最常见的部位是室间隔，其次是心尖部、左心室游离壁。

室间隔肥厚多呈梭形，室间隔下部、上部的厚度明显小于室间隔中部，由于左心室后壁心肌较少受累，室间隔与左心室后壁厚度之比常大于1.3～1.5。如果室间隔上部心肌肥厚明显，并突入到左心室流出道内，常引起左心室流出道梗阻，此时在二尖瓣口设置M型取样线能显示二尖瓣运动曲线上的CD段的前叶与后叶分离，向前运动，可达室间隔左心室面，称之为收缩期二尖瓣前叶前向运动，简称SAM征。它是早期M型超声心动图诊断肥厚型心肌病的一个重要指标，尽管它不是肥厚型心肌病所独有。肥厚的心肌内回声多不均匀，常出现散在的点或片状强回声，肥厚心肌的收缩速度和幅度可减低，轻者也可正常。

心尖部心肌肥厚也不少见，常累及左心室下1/3心肌，表现为心尖部左心室前壁、间壁、侧壁及下壁的心肌明显肥厚，超过左心室中部各壁心肌的厚度。该部位的心肌肥厚不在常规左心室长轴切面上显示，应选择左心室短轴心尖水平切面或心尖四腔切面。

游离壁心肌肥厚表现为左心室前壁和侧壁的心肌肥厚，常在左心室短轴乳头肌水平和二尖瓣口水平切面上显示。

有时这些部位的心肌肥厚同时存在，常以某一部位为主，较少见的是对称性心肌肥厚，表现为整个左心室壁心肌普遍肥厚。

左心室腔常由于肥厚的心肌向心腔内突入而出现几何形态改变。室间隔肥厚，左心室游离壁肥厚主要影响左心室中部、上部心腔形态。心尖肥厚主要使心尖部心腔明显变小，在心尖四腔切面上，显示近三角形。左心室收缩功能多正常，舒张功能减低为主，左心房内径可增大，也可在正常范围。

图8-7为室间隔肥厚型心肌切面超声图像。在左心室长轴切面上显示室间隔中部明显增厚，分别突向左心室腔和右心室腔。最厚处实测值为2.93 cm。左心室流出道无异常改变。左心房内径增大。

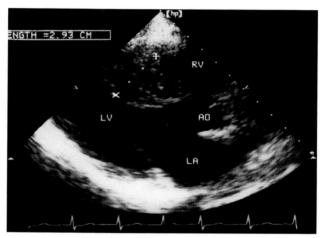

图8-7 室间隔肥厚型心肌病切面超声图像
AO：主动脉；LA：左心房；LV：左心室；RV：右心室

图8-8为心尖肥厚型心肌病切面超声图像。在左心室短轴心尖水平切面上显示心尖部左心室心肌明显肥厚，以前壁、侧壁、间壁为主。心腔明显缩小，呈小孔状，箭头示。

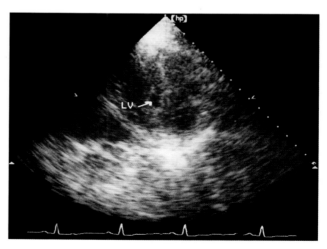

图8-8 心尖肥厚型心肌病切面超声图像
LV：左心室

图8-9为混合型肥厚心肌病一组切面超声图像，在左心室长轴切面上显示室间隔明显肥厚，突向右心室腔和左心室腔，左心室流出道和左心房腔正常（图8-9-A）。在心尖四腔切面上显示室间隔中部肥厚（图8-9-B），在左心室短轴二尖瓣口水平切面显示左心室前壁心肌明显肥厚，箭头示，并突向右心室腔内。室间隔前部厚度正常，后部增厚（图8-9-C）。在左心室短轴乳头肌水平切面显示室间隔（向下箭头）和左心室前壁（向上箭头）均明显肥厚。左心室的下后、侧壁心肌厚度正常（图8-9-D）。

图8-10为室间隔肥厚型心肌病伴左心室流出道狭窄的M型超声图像。在左心室长轴切面将M型取样线设置在左心室流出道和二尖瓣口。在二尖瓣运动曲线的CD段上前叶收缩期向前运动，与后叶分离，突向左心室流出道内，但未到达室间隔左心室面，箭头示。其彩色血流图像参见图8-13。

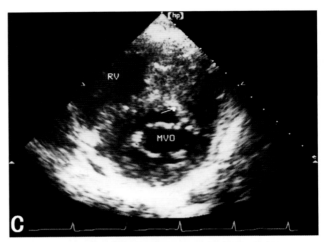

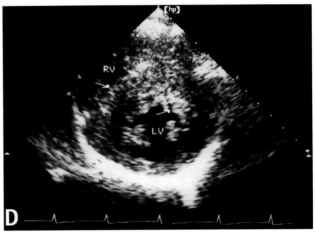

图8-9 混合型肥厚心肌病切面超声图像

AO：主动脉；LA：左心房；LV：左心室；MVO：二尖瓣口；RA：右心房；RV：右心室

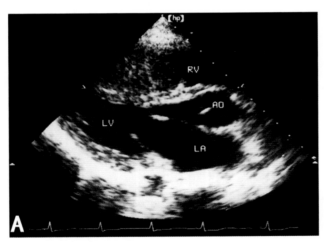

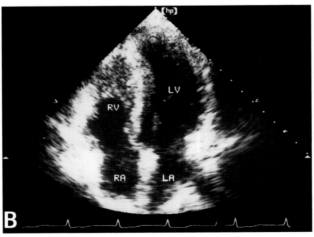

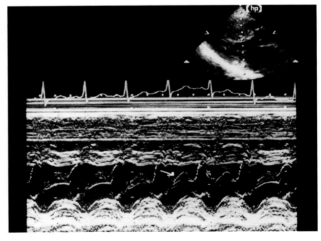

图8-10 室间隔肥厚型心肌病伴左心室流出道狭窄的M型超声图像

三、频谱多普勒超声图像

当肥厚型心肌病伴有左心室流出道狭窄时，左心室流出道内的血流速度加快，峰值后移，但仍为窄带的射流。左心室流出道射流的速度取决于梗阻的程度。一般在2 m/s以上，重度者可达4 m/s。部分患者有左心室舒张功能的改变，表现为二尖瓣口血流频谱形态改变，A峰速度加快，E峰速度减低。但这种改变是非特异性的。

图8-11为肥厚型心肌病伴左心室流出道狭窄的脉冲波多普勒图像。在心尖五腔切面上取样容积于左心室流出道内，显示收缩期负向，单峰的射流。峰速实测值为2.4 m/s。

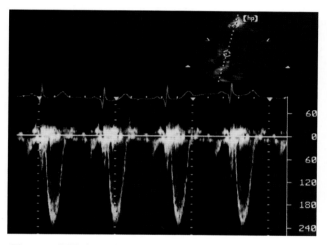

图8-11　肥厚型心肌病伴左心室流出道狭窄的脉冲波多普勒图像

图8-12为肥厚型心肌病伴左心室流出道狭窄的连续波多普勒图像。左心室流出道血流速度加快，峰值明显后移。实测峰速度为3.6 m/s，峰压差为52 mmHg，平均压差为23 mmHg。

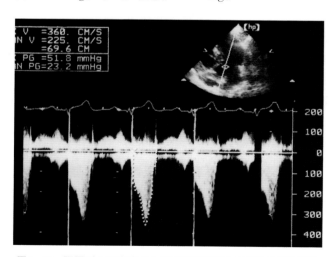

图8-12　肥厚型心肌病伴左心室流出道狭窄的连续波多普勒图像

四、彩色多普勒血流图像

在心尖五腔切面上能显示左心室流出道内的异常高速血流，表现为以蓝色为主的混叠色彩。射流束较宽，沿左心室流出道走行。

图8-13与图8-10为同一患者左心室流出道狭窄的彩色血流图像。以蓝色为主的彩色血流束起源于二尖瓣下方，沿左心室流出道走行，其与室间隔的夹角明显增大。同时可显示少量二尖瓣反流。

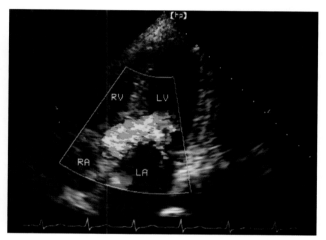

图8-13　肥厚型心肌病伴左心室流出道狭窄的彩色血流图像
LA：左心房；LV：左心室；RA：右心房；RV：右心室

五、诊断和鉴别诊断

切面超声心动图是诊断肥厚型心肌病的主要方法。表现为左心室心肌的不均匀性肥厚。以往简单地将其分为梗阻型和非梗阻型。现在多按心肌肥厚部位进行分型。基本可分为5型：①室间隔肥厚型，多见，肥厚局限在室间隔，以中部肥厚为主。常伴有左心室流出道的狭窄；②心尖肥厚型，局限在左心室心尖部，一般无左心室流出道狭窄；③游离壁肥厚型，多累及左心室前壁、侧壁，无左心室流出道狭窄；④均匀肥厚型，少见，表现为左心室心肌的普遍肥厚；⑤前3型中任2型以上同时共存者，称混合型，可伴有左心室流出道狭窄。M型图像上可有SAM征。频谱多普勒和彩色血流图像有助于评价左心室流出道狭窄程度。

鉴别诊断主要有高血压性左心室心肌肥厚，主动脉瓣、瓣上或瓣下狭窄引起的左心室心肌肥厚和左心室流出道内异常血流。

限制型心肌病

限制型心肌病（RCM）是以心内膜及心内膜下心肌纤维化，引起舒张期难于舒展及充盈受限，心脏舒张功能严重受损，而收缩功能保持正常或仅轻度受损的心肌病，临床相对少见。其发病往往隐匿，主要表现为静脉回流障碍和心排血量减少。

一、病理和病理生理

病理改变为心室内膜被一层较厚的纤维组织所覆盖，并深入心内膜下的浅层心肌。纤维化的内膜使心室流入道及心尖部心室腔变小，甚至闭锁，而流出道一般不受累。心室腔内可有附壁血栓。病变也可累及腱索、乳头肌和房室瓣，导致二尖瓣、三尖瓣关闭不全。病变可局限于左心室或累及两侧心室。其病理生理改变为左心室舒张功能受限，舒张末压明显增高，导致左心房压及肺静脉压的升高。相对而言，左心室收缩功能正常。

二、切面超声图像

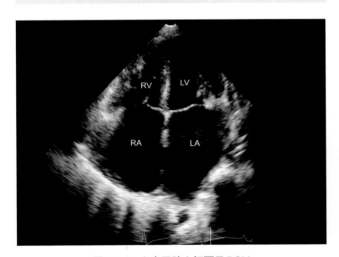

图 8-14　心尖四腔心切面示 RCM
LA：左心房；LV：左心室；RA：右心房；RV：右心室

限制型心肌病的切面超声改变有心室内膜及其下方的部分心肌组织明显增厚，回声增强，心内膜厚度可大于 2～3 mm。动态观察时，收缩期各室壁向心运动尚好，舒张期左心室扩张的程度明显减小，有僵硬感或顿挫感。心室腔一般明显减小，尤其是心尖部心腔呈闭塞状态。心尖四腔切面上显示

心室的长径缩短，横径正常。心房一般明显增大（图 8-14），可伴有附壁血栓。

三、频谱多普勒超声图像

限制型心肌病的左心室舒张功能明显受限，表现为二尖瓣口的血流波形发生变化。当心率较慢时，二尖瓣口的血流频谱为双峰，A 峰多大于 E 峰，峰速度一般比正常人快。如心率较快，二尖瓣上血流频谱为高尖的单峰，其上升支与下降支均较陡直，峰速度加快，充盈时间明显缩短（图 8-15）。

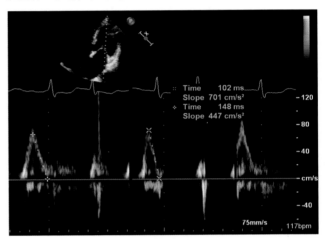

图 8-15　脉冲多普勒频谱示 RCM 左心室舒张功能受限

四、彩色多普勒血流图像

当累及房室瓣或腱索、乳头肌时，可探测和显示二尖瓣、三尖瓣反流（图 8-16）。

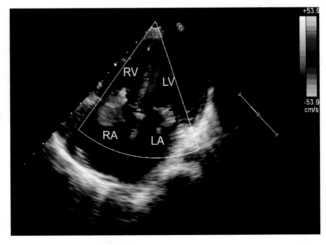

图 8-16　心尖四腔心切面彩色多普勒示 RCM 伴二尖瓣、三尖瓣反流
LA：左心房；LV：左心室；RA：右心房；RV：右心室

五、诊断和鉴别诊断

临床上主要与缩窄性心包炎难以鉴别。两者在二维超声心动图上均可表现为双房明显增大，心室相对小，可伴有心包积液、腔静脉增宽等改变。多普勒均呈限制性充盈障碍。鉴别要点：①心包增厚、心包积液明显有助于缩窄性心包炎的诊断，心内膜增厚有助于 RCM 的诊断，但在一些不典型病例，上述改变不明显。②二尖瓣、三尖瓣血流频谱不随呼吸变化或变化不明显是 RCM 区别于缩窄性心包炎的特征性改变。后者吸气时二尖瓣 E 峰较呼气时减小幅度 ≥ 25%，三尖瓣 E 峰较呼气时减小幅度 ≥ 40%。③两者静脉回流各具特点，缩窄性心包炎的肺静脉血流 D、S 波明显降低，且随呼吸改变明显。④DTI 技术对两者鉴别有重要价值。⑤由于缩窄性心包炎病变位于心包及心外膜，左心室侧壁受缩窄心包的禁锢作用使其在心动周期的变形能力降低，而室间隔心肌的收缩和舒张功能没有明显异常，故左心室侧壁的应变值明显低于室间隔的应变值，室间隔与左心室侧壁的应变差绝对值及比值明显增高，而 RCM 没有此特征。

心内膜弹力纤维增生症

一、病因、病理和病理生理

心内膜弹力纤维增生症（endocardial fibroelastosis，EFE）或心内膜纤维弹性组织增生症系一种罕见的病因未明的心脏疾病，婴幼儿多见。多为左心室或双心室病变，但也可为单纯右心室心内膜弹力纤维增生。以心内膜胶原纤维和弹力纤维增生为主要改变，表现为心内膜增厚、心腔扩大、心肌收缩和舒张功能受累等特征。

EFE 的确切病因不明，可能与下列因素有关：①感染，主要是病毒感染，尤其是腮腺炎病毒、柯萨奇和埃可病毒；②先天发育畸形，主要伴随左心系统发育不良的病变；③胶原纤维或结缔组织发育障碍；④自身免疫性疾病；⑤染色体异常及基因突变；⑥心肌缺血、低氧；⑦机械或血流动力学的改变可引起心室壁压力增加，使心腔内膜承受压力增加，刺激心内膜增厚。

EFE 的基本病理改变为心内膜弹力纤维和胶原纤维增生。大体形态表现为整个心脏呈球形扩大、增重，心尖圆钝、心壁增厚，心腔扩张，心室呈球形，以左心室更加明显。其次为左心房、右心房或右心室；心内膜均呈弥漫性珠白色增厚，厚度可达数毫米，表面较光滑，均匀富有光泽，有时也可粗糙，尤以左心内膜受累更加严重，同时亦可累及腱索、乳头肌和邻近瓣膜。光镜下，病变主要限于心内膜，心肌及心外膜多无改变，极度增厚的心内膜主要由致密的弹力纤维和胶原纤维平行排列构成，是正常的 15~30 倍，其中可见少许平滑肌细胞，血管稀少，无明显炎性细胞浸润。弹力纤维染色呈阳性。心内膜与肌层分界清楚，少数病例可见弹力纤维向下深入肌层。心内膜、心肌及心外膜通常无坏死、钙化、脂肪变性、瘢痕组织形成或炎性细胞浸润等变化。

二、切面超声图像

主要应用切面有胸骨旁左心室长轴、短轴切面，包括瓣口水平、乳头肌水平和心尖水平，心尖四腔、三腔和两腔切面等。

主要表现有：①心内膜明显增厚，回声增强，是 EFE 的特征性改变，厚度多大于 2~3 mm，与心肌界限明显，多位于左心室的下壁、后壁和后室间隔部位，范围一般较广，从心底到心尖部，短轴显示大于 1/3 或 1/2 圆周径（图8-17）。②左心室左心房扩大，左心室呈球形扩大，室间隔明显呈弧形膨向右心室侧（图8-18），可伴有不同程度的左心室壁向心运动减弱和（或）心肌运动不协调。少数病例可出现左心室腔内附壁血栓，多位于心尖部，可单发或多发，大小不等，形状不规则，可伴有活动度。左心房增大程度一般不如左心室明显。③二尖瓣改变，二尖瓣前后叶可轻度增厚，回声增强，前叶活动幅度明显减小，由于左心房左心室扩大，二尖瓣环扩张，二尖瓣前后叶对合不良，可导致二尖瓣反流（图8-19）。④左心室收缩和舒张功能减低，心脏收缩功能的明显减低常常伴随 EFE，EF 值多在 45% 以下，减低的程度与病变的程度密切相关。心脏的舒张功能也同时受累，表现为不同程度的减低，严重者可表现为限制型。

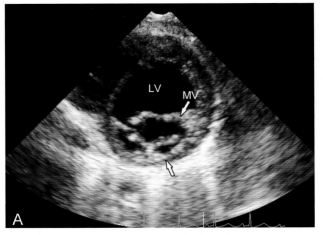

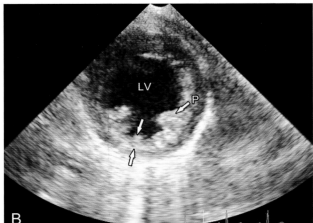

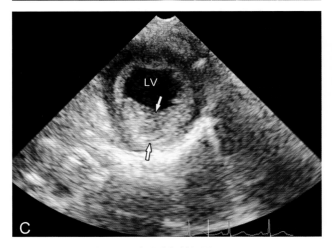

图 8-17　左心室短轴切面示 EFE

LV：左心室；MV：二尖瓣；P：乳头肌

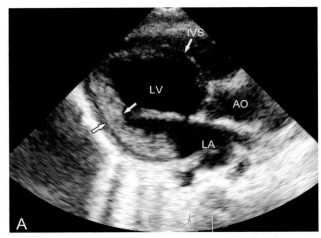

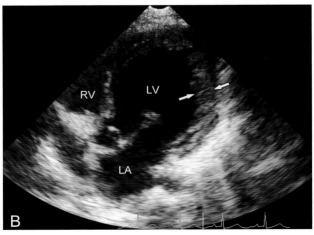

图 8-18　呈球形扩大的左心室

AO：主动脉；IVS：室间隔；LA：左心房；LV：左心室；RV：右心室

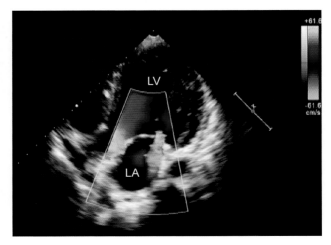

图 8-19　彩色多普勒示 EFE 患者伴二尖瓣反流

LA：左心房；LV：左心室

三、频谱多普勒超声图像

频谱多普勒示二尖瓣口血流频谱为限制性充盈

形态，表现为频谱形态高尖，减速时间缩短，小于130 ms，充盈时间也明显缩短（图8-20）。主动脉瓣口血流速度减低（图8-21），常伴随明显的左心室收缩功能减低，如有三尖瓣反流或肺动脉瓣反流，可间接估测肺动脉压力。

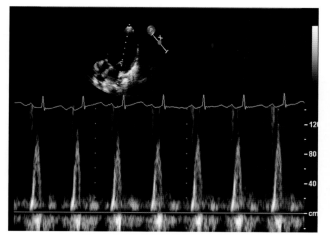

图8-20　脉冲多普勒示EFE患者伴限制型舒张功能障碍

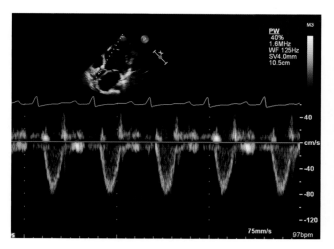

图8-21　脉冲多普勒示EFE患者主动脉瓣口血流速度

四、彩色多普勒血流图像

彩色多普勒血流图像可显示轻至中度的二尖瓣反流，左心室腔内血流缓慢，尤其是心尖部。

五、诊断和鉴别诊断

EFE的诊断要点包括：①心内膜明显增厚，回声增强，室壁活动明显减低；②限制性充盈障碍；③二尖瓣及三尖瓣关闭不全。

值得一提的是，在临床工作中常有患儿因左心

室球形扩张前来就诊，于胸骨旁左心室短轴切面乳头肌水平显示心内膜增厚，回声增强，考虑EFE；而当探头向下扫查时，于左心室短轴心尖水平可观察到心尖部多发肌小梁结构，且面积> 50%，不能除外左心室心肌致密化不全的诊断（图8-22）。两者均可导致患儿左心室球形扩张，左心室壁运动减弱伴不协调，收缩和（或）舒张功能下降，常常很难辨别，故此类患儿建议定期复查，以观察病情变化。

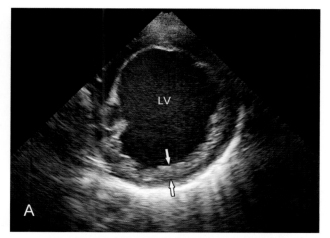

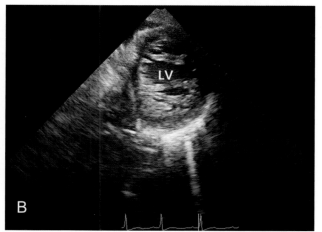

图8-22　EFE患儿合并左心室心肌致密化不全

LV：左心室

左心室心肌致密化不全

一、病因、病理和病理生理

左心室心肌致密化不全（LVNC）系因心肌胚胎发育期致密化过程提早终止，导致以心室内异常粗大的肌小梁和交错的深陷隐窝为特征的一种心肌

病，主要累及左心室，累及右心室或者双室者少见。该病可单独存在，也可与其他先天性心脏病（CHD）并存。可散发或家族性发生，其中家族遗传病例占18%~25%，具有复杂的遗传多样性。

遗传性LVNC主要为常染色体显性遗传或X连锁隐性遗传，两者所占比例分别是70%和30%，此外极少数也可为常染色体隐性遗传或线粒体遗传。LVNC可单独存在，或与某些遗传性综合征同时存在，如Barth综合征和Roifaman综合征等。此外，有约14%患者合并CHD，来自不同家庭的患者因为基因异质性可合并不同的CHD，而此时的LVNC为常染色体显性遗传。可合并的CHD主要有房间隔缺损、室间隔缺损、左心室发育不良综合征及右心梗阻性疾病包括肺动脉狭窄和三尖瓣下移畸形（Ebstein畸形）。本病合并神经肌肉疾患也相当常见，其中以代谢性肌病多见。

二、切面超声图像

心腔内多发、过度隆突的肌小梁和深陷其间的隐窝形成网状结构，此即所谓"非致密化心肌"。病变以心室中段至心尖段最为明显，心室中部以侧壁、下壁、前壁、后壁等游离壁最为常见（图8-23）。同一室壁部位儿童非致密化心肌与致密化心肌厚度之比值>1.4，成人其比值>2.0。

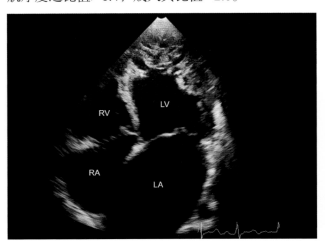

图8-23　心尖四腔心切面示LVNC心尖部非致密化心肌
LA：左心房；LV：左心室；RA：右心房；RV：右心室

病变区域室壁外层的致密心肌明显变薄，呈中低回声；而内层的非致密化心肌疏松增厚呈强回声，肌小梁结构增多（图8-24）。病变区域心腔内

可有附壁血栓。受累部位常伴有局限性室壁运动异常，晚期可致心腔扩大。

LVNC可伴有其他疾病，如室间隔缺损、房间隔缺损、主动脉瓣二叶瓣、左心室流出道梗阻、右心室流出道梗阻、冠状动脉异常和肺静脉异位引流等。

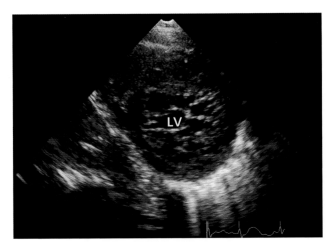

图8-24　左心室短轴切面心尖水平示LVNC非致密化心肌
LV：左心室

三、频谱多普勒超声图像

频谱多普勒显示二尖瓣频谱A峰>E峰，舒张功能减低。

四、彩色多普勒血流图像

彩色多普勒可探及隐窝之间有低速血流与心腔相通，肌小梁间隙可见血流充盈并与心室腔相通（图8-25）。

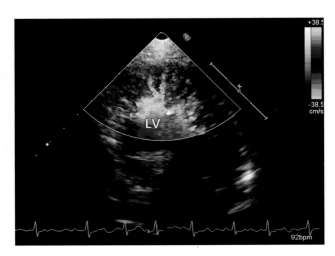

图8-25　彩色多普勒示LVNC心尖部心腔

五、诊断和鉴别诊断

LVNC诊断包括3个标准：①左心室心腔内多发、过度隆突的肌小梁和深陷其间的隐窝，形成网状结构，称作"非致密化心肌"。②彩色多普勒可探及隐窝之间有低速血流与心腔相通，病变以心室中段至心尖段最为明显，心室中部以侧壁、下壁、前壁、后壁等游离壁最为常见。③同一室壁部位儿童非致密化心肌与致密化心肌厚度之比值>1.4，成人其比值>2.0。LVNC应与DCM、HCM及左心室心尖部血栓形成相鉴别。DCM有时心尖部也可见轻度增厚的肌小梁，数量上与LVNC相差甚远，同时其室壁厚度均匀变薄不同于LVNC的室壁厚度不均；HCM可有粗大的肌小梁，但其缺乏深陷的隐窝；左心室心尖部血栓往往表现为邻近不运动区域的团块状回声，且回声强度不均。

致心律失常型右心室心肌病

一、病因、病理和病理生理

致心律失常型右心室心肌病ARVC是一种主要累及右心室的遗传性心肌病，在人群中患病率为1/1000～1/5000，男性好发（男女比例为2：1～3：1）。1977年由Fontaine等首先报道，其病因尚未十分清楚，过去的研究报道认为是感染、中毒或自身免疫疾病引起慢性心肌炎，在慢性炎症修复过程中心肌细胞被纤维脂肪组织所取代。也有报道认为是异常细胞凋亡导致心肌细胞逐渐缺失进而被纤维脂肪组织所替代。近年来，人们通过对ARVC的分子遗传学进行了大量研究，普遍认为ARVC是一种桥粒蛋白编码基因突变导致的遗传性疾病（占50%～70%）。

ARVC的病理特征为进行性右心室心肌萎缩，纤维脂肪组织逐步积累，由心外膜进展到心内膜，导致右心室游离壁变薄、扩张并形成室壁瘤，最终心肌细胞坏死，心脏结构发生改变。大多数ARVC患者疾病早期可无心脏结构改变或仅累及右心室部分结构，最常见的受累部位为右心室流出道、三尖瓣环游离壁和右心室心尖部，即所谓的"发育不良

三角"；随着疾病的进展晚期右心室受累范围扩大并可能累及左心室（主要以左心室后壁心肌为主），同时伴有心室收缩功能障碍及预后不良。少数患者早期便可累及左心室。

二、切面超声图像

ARVC的二维超声心动图表现为：①右心室明显扩大；②右心室壁局限或广泛变薄，受累右心室壁表现为运动幅度减低、无运动、反常运动；③局限性右心室扩张或右心室瘤样扩张；④孤立性右心室流出道扩张；⑤右心室肌小梁排列紊乱。

三、频谱多普勒超声图像

三尖瓣口、右心室流入道及右心室流出道血流及三尖瓣口反流频谱测值均显示血流速度明显减低。

四、彩色多普勒血流图像

右心各瓣口血流速度明显减低，彩色多普勒显示血流色彩暗淡。三尖瓣可见轻度反流，但肺动脉内径一般正常。

五、诊断和鉴别诊断

ARVC的超声诊断主要通过二维超声心动图发现右心室明显扩大、右心室室壁局限或广泛变薄以及受累室壁运动幅度减低等特点来进行诊断。但是ARVC的超声特征特异性不强，应与先天性心脏病所致的右心扩大如房间隔缺损、部分或完全性肺静脉异位引流等以及获得性右心室扩大疾病如风湿性心脏病二尖瓣病变、冠心病右心室梗死等相鉴别。

特异性心肌病

特异性心肌病指伴发于特殊的心脏病或全身性疾病时的心肌疾病，如缺血性心肌病瓣膜性心肌病、高血压性心肌病、炎症性心肌病、代谢性心肌病（包括与糖尿病和内分泌疾病：如甲状腺功能亢进，甲状腺功能减退等有关的心肌病）、全身系统疾病（包括结缔组织病等）、神经肌肉疾病、过敏和中毒反应、酒精性心肌病、围产期心肌病。多数

特异性心肌疾病有心室扩张和因心肌病变所产生的各种心律失常或传导障碍，其临床表现类似扩张型心肌病，除此之外，因病因不同，特异性心肌病又有各自的特征，如不了解这些特征，常常导致临床工作的失误。我们主要针对以下几种特异性心肌病进行介绍。

酒精性心肌病（Alcoholic cardiomyopathy，AHCM）：一种长期且每天大量饮酒，出现酒精依赖症者，可呈现酷似扩张型心肌病表现的一种特异性心肌病。以慢性心力衰竭和各种心律失常甚至猝死为主要临床表现。近年来，随着人民生活水平提高，社交活动的增加，饮酒已成为生活中的普遍现象，AHCM患病率有上升趋势。

酒精性心肌病诊断方法及标准：（1）有长期大量饮酒史反复大量酗酒史（一般指纯酒精 125 mL/d，即白酒约 150 g/d 或啤酒约 4 瓶/日以上，持续 6～10 年以上），出现心脏扩大和心力衰竭的临床表现，辅助检查示心室扩大、心功能减低、肺淤血征。（2）除外扩张型心肌病、高血压性心脏病、冠心病、瓣膜性心脏病、先天性心脏病、心肌炎等即考虑酒精性心肌病。（3）酒精性心肌病的早期患者戒酒后（6个月），心肌病的临床表现可以逆转，有助于与其他心脏病相鉴别。

酒精性心肌病与长期大量的酒精摄入有密切关系，具有典型的扩张型心肌病的血流动力学变化、临床表现及影像学改变，戒酒后病情可自行缓解或痊愈。

1972 年 Rubler 等首先发现 4 名糖尿病患者在无明显的冠状动脉及心脏瓣膜病变、先天性心脏病、高血压及酗酒的情况下发生心力衰竭，认为可能存在一种特异性心肌病。之后 Hamby 等通过进一步研究首次提出糖尿病心肌病的概念，指由糖尿病引起心脏微血管病变、心肌代谢紊乱和心肌间质纤维化等所致的心肌广泛的结构异常，从而引起左心室肥厚、舒张期和（或）收缩期功能障碍的一种疾病状态。

常规超声心动图成像：由于心肌缺血、心肌纤维组织增生，超声心动图检查可于糖尿病心肌病中晚期发现心肌回声增强，局限性或广泛性室壁运动降低。有研究表明，糖尿病患者左心室室壁厚度、左心室舒张末期内径、左心室质量较正常组增加，女性较男性更为显著，糖耐量异常患者也存在于糖尿病患者相同的心脏改变。通过 M 型超声、二尖瓣口前向血流频谱可大致反映左心室的整体收缩舒张功能状态，但由于上述方法检测结果受心脏前负荷、心率等因素的影响较大，可出现假性正常化。因此，仅依据结构和二尖瓣口血流频谱改变难以对糖尿病心肌病做出准确、有效和早期诊断。

围产期心肌病（PPCM）是指既往无心脏病的女性妊娠末期或产后（通常 2～20 周）出现呼吸困难、血痰、肝大、水肿等心力衰竭症状，类似扩张型心肌病，属于特异性心肌病。但也有人认为妊娠使原有隐匿性心肌疾病呈现出临床症状，故也有将之归入原发性心肌病的范畴。其发生率占 1/3000～1/6000。可有心室扩大、附壁血栓。部分患者出现栓塞或猝死。死亡率可高达 18%～56%。

超声心动图主要表现为左心室心腔明显扩张，左心室射血分数显著降低。

（任卫东，胡金玲）

第 9 章

冠心病

冠心病是指冠状动脉粥样硬化使血管腔阻塞导致心肌缺氧而引起的心脏病，其中也包括冠状动脉痉挛。

一、冠状动脉解剖及心肌的供血

心脏由发自主动脉根部的左、右冠状动脉供血。左冠状动脉起始于主动脉的左冠窦，开口处内径为0.2~0.75cm。在肺动脉起始部与左心耳之间，沿冠状沟走向前外方，立即分出两主支，一支沿前室间沟下行走向心尖，与右冠状动脉的后降支在心尖处吻合，称之为前降支，实际上是左冠状动脉主干的延续；另一支稍小，发出后沿冠状沟向左、后走行，经过左心耳的下方，抵达左心室后面，与右冠状动脉分支相吻合，称为左旋支。右冠状动脉始于主动脉的右冠窦，开口处内径为0.2~0.7 cm，在肺动脉起始部与右心耳之处，沿冠状沟走行，至心脏后面，作为后降支沿后室间沟下行至心尖。这些冠状动脉主支走行过程中不断发出许多细小分支，分布在心脏的多个部位。

一般来说，左冠状动脉主要供应心脏的左半，右冠状动脉主要供应心脏的右半。但可有个体差异。

前降支供应左心室前壁中下部，室间隔的前2/3，二尖瓣前外乳头肌和左心房。左旋支供应左心房、左心室前壁上部、左心室外侧壁、心脏膈面的左半部或全部及二尖瓣后内乳头肌。右冠状动脉供应右心室、室间隔后1/3及心脏膈面的右侧或全部。

二、正常冠状动脉图像

冠状动脉的检查需要有一定实践经验。以胸骨旁主动脉根部短轴切面为主，极少数人可在不标准左心室长轴切面上显示右冠状动脉的起始部。在胸骨旁主动脉根部短轴切面上有时可同时显示两冠状动脉起始部，主动脉短轴切面的后外侧壁4~5点之间发出左冠状动脉，其开口内径为0.2~0.75 cm。略调节声束

可显示左冠状动脉主干的长轴切面，表现为两条平行的线样回声，向左近水平走行。再调节声束，有时可见到分叉处，继续向前外走行的是左前降支，向后走行的是左旋支。胸前检查一般只能显示两支的起始端，其延续很难显示。右冠状动脉起始于主动脉短轴切面的前内侧壁10点左右的方位，其开口端不如左冠状动脉清楚，内径与左冠状动脉内径相近。略调节声束可显示近端右冠状动脉长轴切面，两条平行的线样回声，显示长度大于左冠状动脉主干。其外包绕有弱回声反射，随心动周期摆动较大。如果受检者的透声条件较好，可清楚显示动脉内膜及无回声区的管腔。正常时管腔内膜光滑，管腔内无附加回声。

频谱多普勒检测比较困难，主要原因是在心动周期过程中，冠状动脉随心脏有移位，难以设置取样容积，只能记录到部分冠状动脉的血流频谱。血流以舒张期为主，速度较低。

有时彩色血流图像有助于观察冠状动脉内血流情况。由于冠状动脉血流速度较低，检查时应减少最大显示速度，并适当减少切面图像的增益。正常时在管腔内显示比较均匀的低速，以舒张期为主的血流色彩。

图9-1为正常冠状动脉的切面超声图像。在胸骨旁主动脉根部短轴切面上显示左冠状动脉（LCA）起始于升主动脉短轴圆形的4点位，向左，略偏前近水平走行，箭头示，管壁呈平行的线样结构，管腔内为无回声区，图9-1-A。右冠状动脉（RCA）起始于10~11点位置，向右水平走行，箭头示，图9-1-B。

图9-2为主动脉根部短轴切面显示左冠状动脉主干及左前降支和左旋支的彩色图像。患者为分流量较大的成人动脉导管未闭。在舒张期左冠状动脉主干向左后走行，显示为蓝色，然后分出两个支干，即前降支和左旋支，前降支沿主动脉后侧壁向

前走行，显示为红色。左旋支沿左心房壁向后走行，显为蓝色。

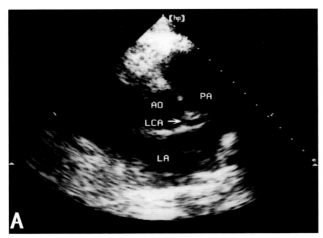

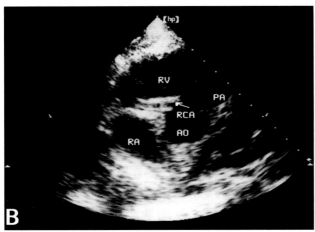

图9-1　正常冠状动脉的切面超声图像

AO：主动脉；LA：左心房；LCA：左冠状动脉；PA：肺动脉；RA：右心房；RCA：右冠状动脉；RV：右心室

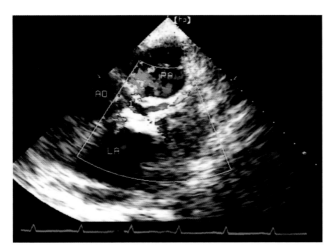

图9-2　主动脉根部短轴切面显示左冠状动脉主干及左前降支和左旋支的彩色图像

AO：主动脉；LA：左心房；PA：肺动脉

三、左心室壁节段划分

伴随冠状动脉缺血的心肌缺血常导致左心室壁某个部位发生局限性的运动异常，称之为左心室壁节段运动异常，它是切面超声心动图诊断冠心病的较特异性指标。

左心室壁的节段划分有许多种类型16分法、17分法、18分法等，分别将左心室分为相应的节段。

17节段分法是美国超声心动图学会推荐心室节段分析法，左心室的3个长轴切面及3个短轴切面分为16节段，在此基础上加上心尖帽，共17节段，见图9-3。3个短轴切面分别为左心室短轴二尖瓣口水平、乳头肌水平及心尖水平。3个长轴切面为心尖三腔切面、心尖四腔切面和心尖两腔切面。

图9-3-A显示基底下室间隔、中下室间隔、心尖室间隔、基底前侧壁、中前侧壁、心尖侧壁及心尖帽7个节段；图9-3-B显示基底下壁、中下壁、心尖下壁、基底前壁、中前壁、心尖前壁及心尖帽7个节段；图9-3-C显示基底下侧壁、中下侧壁、心尖侧壁、基底前室间隔、中前室间隔、心尖前壁及心尖帽7个节段；图9-3-D显示前室间隔、前壁、前侧壁、下侧壁、下壁及下室间隔6个节段；图9-3-E显示前室间隔、前壁、前侧壁、下侧壁、下壁及下室间隔中段6个节段；图9-3-F显示室间隔、前壁、侧壁、下壁心尖4个节段。

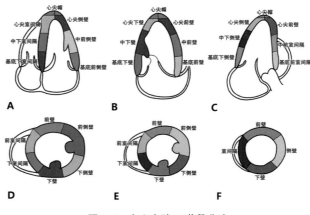

图9-3　左心室壁17节段分法

四、检查缺血心肌

超声心动图判定左心室壁节段性运动异常是诊断冠心病最主要的内容，它反映缺血心肌的部位、范围、程度。

目前判定左心室壁节段运动异常方法较多，并且有许多新技术正在临床应用和开发之中，但较为简便、实用的方法有：①收缩期室壁增厚异常，即收缩期局部心肌心内膜与心外膜的间距；②收缩期室壁向心运动异常，即局部心肌的心内膜向心运动幅度。

（一）收缩期室壁增厚异常

收缩期室壁增厚率的变化是反映心肌缺血比较特异的指标。通常室壁增厚率在M型超声心动图上完成。收缩期室间隔的厚度减去舒张期室间隔厚度，再除以舒张期厚度，乘以100%，即为室间隔的收缩期增厚率，用ΔT表示，这样$\Delta T=[(IVSTs-IVSTd)/IVSTd]\times100\%$。同样，左心室后壁的增厚率$\Delta T=[(PWs-PWd)/PWd]\times100\%$。正常室间隔和左心室后壁收缩期增厚率均>30%。

心肌缺血时其收缩期增厚率明显减低。在心肌梗死时，心肌在收缩期不但增厚率减低，而且有时出现收缩期变薄，局部左心室壁的厚度在舒张期明显大于收缩期厚度。

图9-4为心绞痛发作时左心室间壁，前壁心肌向心运动减弱的M型超声图像。在左心室短轴乳头肌水平切面设置取样线，M型曲线显示左心室前壁心肌收缩期向心运动幅度和增厚率明显减低，垂直向上箭头示。同时出现明显的收缩期峰值后移，出现在T波之后，斜箭头示。左心室后壁心肌收缩期向心运动幅度和增厚率正常。

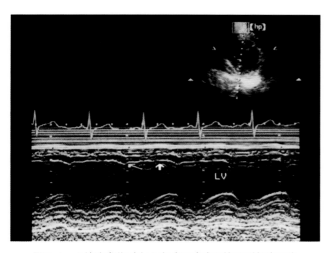

图9-4　心绞痛发作时左心室壁运动减弱的M型超声图像

LV：左心室

（二）收缩期室壁向心运动异常

临床上判断收缩期室壁向心运动异常多以目测与幅度测量相结合，进行定性及半定量诊断。

1. 目测定性分析

（1）运动正常：收缩期心内膜向心运动幅度>5 mm，室壁增厚率>30%。

（2）运动减弱：收缩期心内膜向心运动幅度为2~4 mm，或较正常室壁减弱50%~70%，多见于不同程度心肌缺血。

（3）运动消失：收缩期心内膜向心运动幅度<2 mm。多见于急性心肌梗死区及陈旧心肌梗死瘢痕区。

（4）矛盾运动或反常运动：收缩期室壁向外运动，见于急性梗死坏死处及室壁瘤膨出区。

（5）运动增强：比正常节段运动增强，见于急性心肌梗死时的未受累心肌。

其他运动异常还包括运动不协调以及运动延迟等。

2. 目测半定量分析

采用室壁运动计分法，根据不同的室壁运动状态分别用数字表示：

（1）0分——室壁运动正常。

（2）1分——室壁运动减弱（小于正常的50%~75%），收缩期室壁增厚率小于20%。

（3）2分——室壁运动消失，该室壁节段运动幅度为0~2 mm或收缩期无增厚。

（4）3分——室壁矛盾运动，在收缩期室壁节段向外运动或收缩期变薄。

（5）-1分——运动增强，与正常节段比较，该室壁节段运动增强。

左心室壁运动指数：全部节段的计分之和/节段数。室壁运动指数0为正常，大于0为异常。室壁运动指数越高，病情越严重、并发症越多。

尽管临床实践已证实了室壁运动计分法的准确性及敏感性，得到了广泛应用，单纯用这种方法作为判断缺血心肌的标准会有一定的限制性。因为任一节段的运动都受到其邻近节段运动的影响。例如，室壁某节段出现矛盾运动，其邻近节段的心肌由于受其影响，尽管本身的心肌组织正常，也会出现运动减弱。反过来也一样。运动增强节段的心肌可牵拉缺血心肌一起运动，掩盖了该处的心肌缺血。总的来说，单独用室壁运动异常的判定方法常引起高估或低估。

在判定左心室壁运动异常时，一个重要的技术问题就是要在M型或切面图像上清楚地显示心内膜和心外膜，否则的话就无法进行室壁运动异常的判定。

3.其他的定量分析方法

如何准确定量分析，心肌缺血的程度仍是一个主要研究内容。

组织多普勒成像（DTI）：可以测量室壁一定部位的运动速度等，以检测局部室壁的舒缩能力，心尖切面上检测室间隔、左心室各壁、二尖瓣和三尖瓣环的收缩期（S峰）、舒张早期运动速度（Ea峰）及晚期运动速度（Aa峰）。

随着超声技术的不断提升，速度向量成像（VVI）、应变率成像技术（SRI）、实时三维成像技术（RT-3DE）、二维及三维斑点追踪成像技术（2D、3D-STI），相继被应用于科研及临床应用。

（三）检查可逆性心肌缺血

众所周知，在安静状态下，冠心病患者的左心室功能可能正常。假如没有持续的心肌损害，或在检查时左心室无缺血，常规的超声心动图检查将不能反映出潜在的冠心病。因此，许多年来人们探索着在给予心肌一定程度的负荷足以引起心肌缺血的同时，用超声心动图来显示、分析和诊断潜在的心肌缺血。这种方法称之为负荷超声心动图。

目前负荷超声心动图中应用的诱发心肌缺血的负荷种类较多，如运动负荷、药物负荷、起搏负荷、冷加压负荷等。运动负荷采用平板踏车、立位踏车和平卧位踏车。药物负荷选用多巴酚丁胺和双嘧达莫。起搏负荷的位置可选在食管、心房或心室。

五、心肌梗死

（一）检查和评价心肌梗死

超声心动图的一个突出应用就是能连续观察急性心肌梗死患者和进行长期随访观察。在急性心肌梗死过渡到陈旧心肌梗死的过程中，心脏的结构、血流动力学及心脏功能都将发生明显变化。运动减弱或消失的心肌随时间可能得以改善，也可能变得更严重，出现矛盾运动或局部形成室壁瘤。

一般说来，梗死区大小对预后影响较大。大面积的心肌梗死恢复较差，心功能改变明显，易产生并发症。小面积的心肌梗死恢复较快，可不影响心功能。

另一个应用是在评价梗死区心肌的同时评价非梗死区的正常心肌。通过观察非梗死区心肌的运动状态可以判断是单支或多支冠状动脉阻塞。因而具有重要的预后价值。正常时，由于代偿作用，远端非梗死区的心肌运动增强，条件是该处的心肌供血正常。如果远端非梗死区的心肌运动增强不出现，则应考虑是否存在多支冠状动脉阻塞。

（二）心肌梗死的并发症

1.梗死区伸展和扩张：从定义上讲梗死区伸展是指梗死区以外的缺血心肌受累，结果使室壁运动指数上升。梗死区扩张是指梗死区局部变薄，向外膨出，出现功能异常。梗死区扩张增加了梗死节段的长度，是室壁瘤形成的基础条件之一，常表明室壁心肌坏死的数量较多。

2.心肌运动的改变：参见缺血心肌中收缩期室壁向心运动异常。

3.室壁瘤形成：超声心动图已成为诊断心肌梗死后室壁瘤形成的主要方法之一。在诊断室壁瘤方面，超声心动图与心脏造影方法相关性好。室壁瘤又分为真性室壁瘤和假性室壁瘤。

（1）真性室壁瘤：其形成多发生在大面积梗死基础之上，由于心肌坏死数量较多，室壁变薄明显，易形成梗死区扩张。局部变薄心肌的矛盾运动是室壁瘤形成的一个基础条件。此种情况下，变薄的心肌收缩期明显向外突出，舒张期略呈向心运动，一般幅度较小。心尖部是最易发生室壁瘤的部位，其他部位也可发生，如左心室中前壁、下壁、后壁等，但较少见。心尖部的室壁瘤可位于间隔侧并突向右心室侧，也可位于前侧壁，突向左前侧。除了能确定室壁瘤的存在、位置、大小以外，还能观察到室壁瘤内的自主回声和低速旋转的血流，这两者构成了室壁瘤内血栓形成的基础。频谱多普勒和彩色血流图像均有助于检测左心室内的血流动力学异常。

图9-5A和B为心尖室壁瘤收缩期及舒张期超

声表现，室壁瘤于收缩期离心运动，于舒张期向心运动即矛盾运动，箭头为瘤颈。

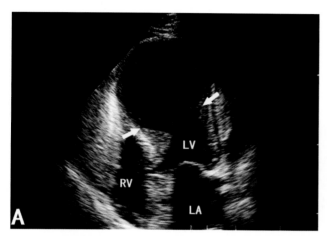

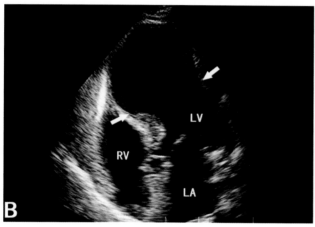

图9-5　心尖室壁瘤矛盾运动
LA：左心房；LV：左心室；RV：右心室

（2）假性室壁瘤：急性心肌梗死时，如坏死心肌的数量较多，可引起左心室游离壁的破裂，血液将流入心包腔内。局限在心包腔内的血液形成了假性室壁瘤。其外壁由心包膜和血栓组成，而不是室壁瘤时的肌肉组织。在切面超声心动图上，假性室壁瘤有其特点。瘤体一般颈小、体大，在其颈部可见确切的心肌断端。在收缩期左心室腔缩小的时候，假性室壁瘤常膨大，见图9-6A。频谱多普勒和彩色血流图像有助于鉴别真、假室壁瘤。频谱多普勒能探及收缩期进入，舒张期流出假性室壁瘤的双向低速血流，见图9-6B。彩色血流图像能直观地显示进出假性室壁瘤的血流。

4. 左心室附壁血栓：左心室附壁血栓形成是心肌梗死后最常见的并发症之一。切面超声心动图是

检测左心室附壁血栓的理想方法。血栓通常附着在变薄、呈瘤样扩张、有矛盾运动的梗死心肌上。大多数的血栓出现在面积较广的前壁心肌梗死患者，常位于心尖部或位于室壁瘤内。血栓多呈不规则形态，基底较宽，一端游离在左心室腔内，有一定的活动度。位于室壁瘤内的血栓活动度较低。其回声强度与心肌组织相似，或略强于心肌回声。

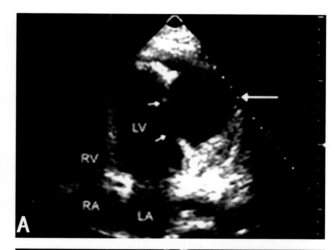

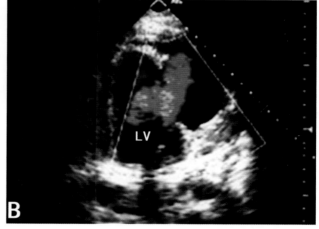

图9-6　左心室侧壁假性室壁瘤
LA：左心房；LV：左心室；RA：右心房；RV：右心室

通常选用心尖四腔切面，或心尖部短轴切面显示心尖部的附壁血栓。室间隔或前侧壁的附壁血栓可用左心室长轴切面或左心室中部短轴切面显示。尽管切面超声心动图是目前诊断左心室附壁血栓的"金标准"，但也应注意到这种方法的某些限制。有的心尖部血栓是比较模糊的，由于回声较弱易与心尖部的非血栓性回声相混淆。一般情况下，假性回声多由于近场增益较大引起，比较固定，不随切面图像的变化而改变位置。真性血栓回声在多切面图

像上均位于相应位置。

图9-7为前间壁心梗伴左心室心尖部附壁血栓形成的切面超声图像。在放大的心尖四腔切面上显示左心室心尖部心内膜附着有较大的团块样附加回声，形态不整，基底较宽，大部游离于左心室腔内，箭头示，图9-7-A。在左心室短轴心尖水平切面显示心尖部左心室腔内充满不规整的附加回声，与左心室壁广泛连接，其中有网孔状的无回声区，箭头示，图9-7-B。动态观察时，该团块样回声无自主活动度。

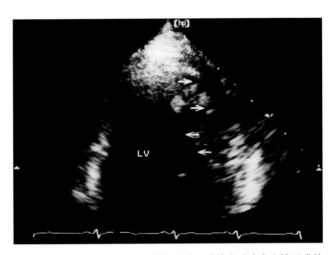

图9-8　前间壁心肌梗死心尖部室壁瘤形成伴室壁瘤内血栓形成的切面超声图像

LV：左心室

5. 穿孔：当梗死的室间隔破裂时，产生继发性室间隔缺损；当梗死的游离壁破裂时，大量液体涌入心包内，产生心包填塞和假性室壁瘤。这种并发症需紧急外科治疗，因而快速明确诊断是十分重要的。超声心动图是诊断穿孔的理想方法。

图9-9为心梗患者室间隔穿孔超声心动图，图9-9-A显示下室间隔回声中断。频谱多普勒能探及室间隔右心室侧高速，湍流性质的室水平左向右分流。彩色血流图像则直观地显示通过室间隔缺损的混叠色彩血流束，见图9-9-B。

6. 乳头肌功能异常及腱索断裂：心肌梗死累及腱索乳头肌功能异常导致二尖瓣关闭不全或二尖瓣脱垂，从而出现二尖瓣反流。完全腱索断裂者可见瓣叶及断裂的腱索在收缩期完全进入左心房内。频谱多普勒和彩色血流图像可用于定性、定位、半定量评价二尖瓣反流。

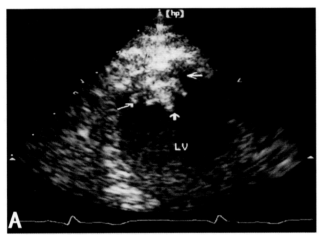

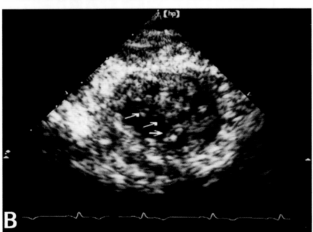

图9-7　前间壁心梗伴左心室心尖部附壁血栓形成的切面超声图像

LV：左心室

图9-8为前间壁心肌梗死心尖部室壁瘤形成伴室壁瘤内血栓形成的切面超声图像，在放大的心尖四腔切面上显示左心室心尖侧壁室壁瘤形成，收缩期侧壁中段向心运动，向左箭头示；侧壁心尖部向外运动，向右箭头示，表明有矛盾运动，并形成局限室壁瘤。其内可见有附加血栓样回声，呈柱样，基底较宽，大部位于室壁瘤内（两向右箭头之间）。

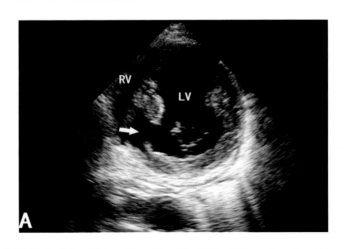

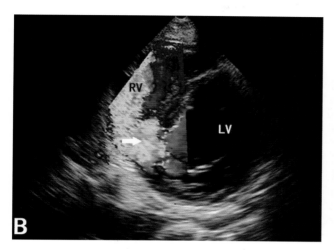

图9-9　心梗患者室间隔穿孔超声心动图

LV：左心室；RV：右心室

图9-10为前外乳头肌断裂二维超声图像，二尖瓣腱索随心动周期在左心室和左心房内来回摆动。

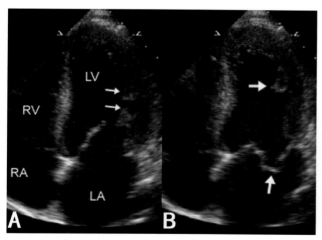

图9-10　乳头肌断裂二维超声表现

LA：左心房；RA：右心房；LV：左心室；RV：右心室

图9-11为前侧壁心梗后伴二尖瓣前乳头肌功能不全，二尖瓣前叶轻度脱垂伴反流的彩色血流图像。在心尖四腔切面上显示收缩期反流束起始于脱垂的二尖瓣前叶与后叶之间缝隙，沿左心房侧壁走行至心房顶部，显示为以蓝色为主的混叠色彩。

7.心梗后综合征：又称Dressler综合征，可于急性心肌梗死后数日至数周出现，主要以心包炎、胸膜炎、肺炎等非特异性炎症为特征的一种综合征，并有反复发生的倾向。

其他还可出现心律失常、心包积液等。

8.纤维化：陈旧性心梗患者心肌长时间缺血，

心肌逐渐纤维化，心肌回声增强，这类患者，不易出现室壁破裂穿孔。

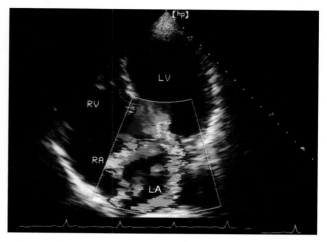

图9-11　前侧壁心梗后伴二尖瓣前乳头肌功能不全的彩色血流图像

LA：左心房；LV：左心室；RA：右心房；RV：右心室

图9-12为间壁心梗后伴左心室前壁心肌纤维化切面超声图像。该患者心梗后3年余。在左心室短轴乳头肌水平切面显示左心室中部前间壁，心肌明显变薄，前壁心肌回声明显增强，运动消失，箭头示，表明该处心肌有明显的纤维化。

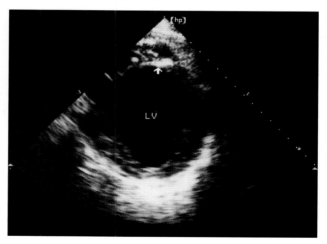

图9-12　间壁心梗后伴左心室前壁心肌纤维化切面超声图像

LV：左心室

9.左心室形态改变：心梗患者随着血流动力学改变，长时间可出现左心室形态学的改变，失去正常性椭圆形态，可表现为"8"形和不规则形，也称之为左心室几何形变，可明显地影响左心室功能。

六、诊断

超声诊断冠心病一般针对冠心病的某一类型。隐匿型冠心病时，常规心脏超声检查无左心室壁节段运动异常改变，此时应用负荷超声可检出左心室壁节段运动异常，进而明显提高冠心病的早期诊断率。心绞痛发作时床边超声可检出左心室壁节段运动异常。心肌梗死时床边超声可检出左心室壁的节段运动及其范围，同时也可评估左心室收缩和舒张功能。心脏超声诊断心肌梗死后并发症及左心室重构的形式和程度具有很高的特异性，已成为临床上首选的诊断方法。心肌梗死后的心脏超声随访能系统、全面地评估心脏的形态、结构、血流、功能的动态变化，对预后和程度的判定有十分重要的临床价值。

近年来，超声检测新技术如斑点追踪技术可用于定量评估左心室局部心肌的功能和分层评估左心室壁的心肌功能。

（陆恩祥，任卫东）

第10章
心包疾病

心包由外层和内层组成，前者为坚韧的纤维组织。内层为浆膜，是一个浆液性滑囊，使心脏在腔内自由活动而不摩擦。心包膜可限制心脏过度扩张，防止心脏移位、扭转，并保护心脏。心包疾病包括急性心包炎、慢性缩窄性心包炎、心包肿瘤和先天心包疾病，如心包缺如等。

急性心包炎

一、病因、病理和病理生理

急性心包炎几乎都是继发性的，有些病因不清。常见的病因有结核性、化脓性、风湿性和非特异性。病理变化有渗出性（湿性）和纤维蛋白性（干性）两种，急性发作时，在心包的壁层和脏层之间，心包浆膜充血水肿，有大量白细胞、内皮细胞和纤维蛋白组成的渗出物。渗出物中液体量增加，转为浆液纤维蛋白渗出，量100～300 mL。渗液多在2～3周内吸收。心包积液随病情不同可局限或呈整个心包腔内弥漫存在。严重的心力衰竭、甲状腺功能减退等也可导致心包内积液，多为漏出液，量一般较炎性病变少。急性心包炎如果治疗不当，心包内肉芽机化，为结缔组织代替或形成瘢痕，束缚心脏，演变为缩窄性心包炎。心包渗液使心包腔内压力上升，当达到一定程度后限制心脏的扩张，心室充盈量减少，心搏量减少。当升高静脉压已不能代偿增加心室充盈、心搏量时，导致心包填塞。

二、切面及M型超声图像

检查时患者可卧位、半卧位或坐位，需要观察心包内积液的部位及暗区变化情况时，可多部位、多切面系统检查，也可根据心包穿刺的特殊需要，沿拟穿刺的部位及进针方向进行定位检查。

急性心包炎的超声改变主要表现为心包腔内出现液性暗区。不同患者心包暗区的部位差异较大，一般位于检查时心脏的低位，如左心室后壁后方。右侧心旁疾病常导致以右侧心包腔内的液性暗区为主。当心包腔内液体量达到中等程度以上时，液性暗区可弥漫性分布于左心室后壁后方、右心室前壁前方、右心室下壁下方及心尖部。大量心包积液时，整个心脏可位于暗区之内，有明显的摆动，并受压变小。同时在大动脉根部出现液性暗区，如主动脉和肺动脉之间的部位，主动脉后壁与左心房前壁之间等。右心室壁较薄，且右心室、右心房内压力较低，常出现右心室、右心房壁随心动周期明显的波动。如右心室前壁收缩期向后运动，收缩末达到最大幅度，舒张期向前运动，舒张末达到最大幅度，在切面及M型超声图像上有特征性改变。当在心尖部设置M型取样时，可出现心尖间断撞击取样线的荡击波形。

当渗出液中纤维蛋白成分较多、时间较长时，可在液性暗区内看到纤维条索样回声，附着在心包的脏层或壁层，另一端游离在心包积液内，有明显的摆动。也可能两端分别附着于脏层、壁层，将心包积液分成若干个小区域。心包脏、壁层浆膜可增厚，回声增强。

图10-1为大量心包积液时的M型超声图像。图10-1-A在左心室中部短轴切面设置M型取样线，显示右心室前壁前方及左心室后壁后方出现液性暗区，实测值舒张期右心室前壁前方暗区约17 mm，左心室后壁后方暗区约18 mm。右心室前壁脏层心包膜未见增厚，呈线样回声，有较轻的波动。图10-1-B在左心室长轴切面主动脉根部取样，可见右心室前壁随心动周期有明显的波动，箭头示收缩末达到最大向后运动。

图10-2为大量心包积液时的切面超声图像。在左心室长轴切面上显示左心室后壁后方宽大的液性暗区，实测值为53 mm，并延伸至左心房室环及

部分左心房后壁，左心室腔相对变小，右心室前壁前方暗区较窄，图10-2-A。在左心室短轴乳头肌水平切面上显示液性暗区包绕整个左、右心室，左心室后壁后方暗区最宽，图10-2-B。

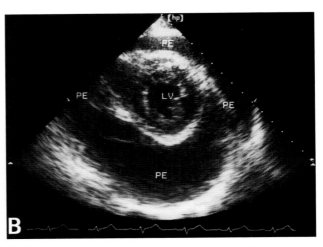

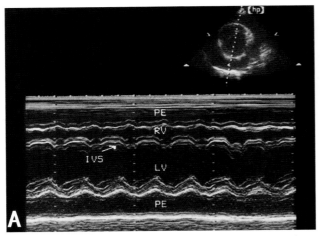

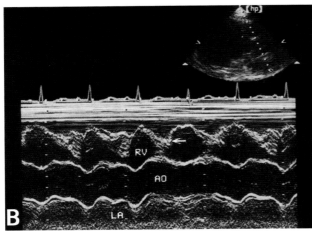

图10-1　大量心包积液时的M型超声图像

AO：主动脉；IVS：室间隔；LA：左心房；LV：左心室；PE：心包积液；RV：右心室

图10-2　大量心包积液时的切面超声图像

AO：主动脉；LA：左心房；LV：左心室；PE：心包积液

图10-3为中等量心包积液时的切面超声图像。患者为肾病伴主动脉瓣钙化和狭窄，左心室心肌肥厚。左心室长轴切面显示收缩期左心室后壁后方液性暗区为主，右心室前壁前方暗区较窄。舒张期实测值分别为8~12 mm和2~3 mm。

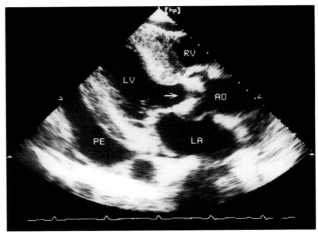

图10-3　中等量心包积液时的切面超声图像

AO：主动脉；LA：左心房；LV：左心室；PE：心包积液；RV：右心室

图10-4为急性心包炎演变为慢性心包炎伴心包浆膜增厚和少量积液的切面超声图像。图10-4-A/B/C分别为左心室长轴切面、左心室短轴乳头肌水平切面和剑下四腔心切面图像，显示脏层、壁层的心包浆膜明显增厚、回声增强，并有少量的液性暗区，主要位于左心室后壁后方和右心室下壁下方，箭头示心包浆膜增厚、回声增强。

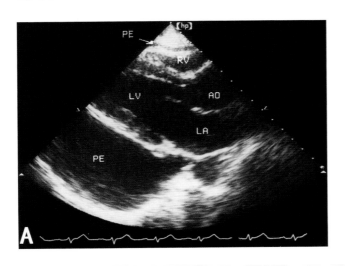

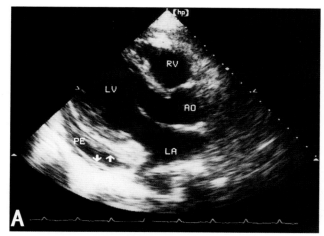

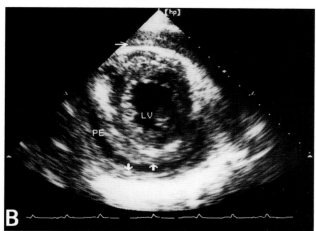

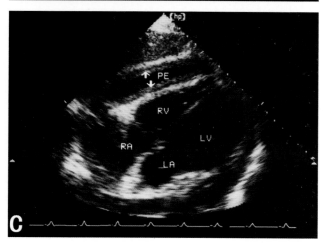

图10-4　慢性心包炎伴心包浆膜增厚和少量积液的切面超声图像
AO：主动脉；LA：左心房；LV：左心室；PE：心包积液；RA：右心房；RV：右心室

图10-5为经食管超声检查右心房前壁前方心包积液的切面超声图像。心底部腔静脉长轴切面显示右心房前壁及右心耳前方液性暗区。

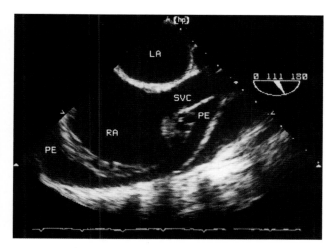

图10-5　经食管超声检查右心房前壁前方心包积液的切面超声图像
LA：左心房；PE：心包积液；RA：右心房；SVC：上腔静脉

三、诊断和鉴别诊断

正常心包腔内有少量起润滑作用的液体，一般不超过50 mL，绝大多数人检查时显示不出来，少数可局限在左心房室环处，较窄，舒张期暗区的宽度为2~3 mm。疾病状态下的心包积液量较多，定量诊断时采取粗略的判定方法。把心包积液分为微量、少量、中等量及大量。

（1）微量：左心室长轴切面，显示左心室后壁心包腔内液性暗区宽度<5 mm，最常见于房室沟附近，收缩期出现，舒张期消失。

（2）少量：左心室长轴切面，显示左心室后壁心包腔内液性暗区宽度<10 mm，右心室前壁心包腔内多无液性暗区出现，胸骨旁左心室短轴切面心包腔内出现弧形液性暗区。

（3）中等量：整个心包腔内出现弥漫分布的液性暗区，于左心室长轴、短轴、心尖四腔切面均可见包绕左右心室周围及心尖部的液性暗区，宽度<20 mm。

（4）大量：心包腔内弥漫大量液性暗区，多大于20 mm，心脏舒张受限，心腔内径缩小，腱索相对过长可出现二尖瓣假性脱垂，心脏在液体内有明显的摆动，M型超声检查有右心室前壁波动和心尖荡击波出现，可合并心包填塞的临床表现。

鉴别诊断主要包括心包脂肪和胸腔积液。心包脂肪是常见的超声现象，多位于右心室前壁前方的心包膜内外，厚度因人而异，多在3~8 mm。回声一般较弱，极少数表现为液性暗区。动态观察时其厚度变化不大，多次随访检查其厚度也变化不大。另外，临床表现也具有参考价值。

胸腔积液较多时，也可在心脏的后侧方出现液性暗区，一般较宽，在心包膜之外，将探头沿液性暗区走行至左腋中线时，可显示其与胸腔液体相连续。右心室前壁及其他心脏部位无相应的液性暗区。心脏结构及血流也不受影响。

缩窄性心包炎

一、病因、病理和病理生理

缩窄性心包炎的病理改变主要为心包脏、壁层广泛粘连、增厚及钙化，心包膜厚度多在 3~5 mm，少数可达 10 mm 以上，也有 20% 的患者心包厚度基本正常。由于心包腔闭塞，心脏表面形成一个纤维瘢痕外壳，包绕和压迫整个或局部心脏结构，如房室壁或大血管根部，导致心脏及大血管受压，心室舒张受限，心搏量减少，静脉回流受阻，静脉压升高。呼吸所产生胸腔压力的周期性变化不能通过心包传导到各个心腔，从而产生左侧充盈压力梯度（肺静脉和左心房间压差）的呼吸性变化减小；导致胸腔压力与心腔压力的脱节。由于心包内心腔的总容积相对固定，使左、右心室舒张期充盈相互依赖，左心室充盈减少时右心室充盈增加。

急性心包炎中，7%~10%存在一过性缩窄，除放射治疗外，所有引起慢性缩窄性心包炎的原因均可引起一过性缩窄性心包炎。一过性缩窄可持续 2~3 个月，可自行或抗感染治疗后逐渐缓解，增厚的心包可恢复至正常厚度，血流动力学变化可以缓解。抗感染治疗对新近出现的缩窄非常有意义。

二、切面及频谱多普勒超声图像

缩窄性心包炎的超声所见包括心包膜明显增厚、回声增强，心包膜僵硬，不随心脏一起运动。当伴有包裹性心包积液时，心包膜与心脏分离，呈蛋壳样改变。少部分患者可没有明显的心包膜增厚样改变。心脏的局部或整体活动受限，尤其是舒张期充盈受限，动态观察表现为左心室壁舒张期的"顿抑"现象和室间隔的异常运动，表现为扭动或抖动。当左、右心房

室环受累挛缩时，左、右心室的充盈受阻，二尖瓣、三尖瓣的血流速度加快，上升支与下降支陡峭，充盈时间明显缩短。左心室壁受累时表现为左心室壁的舒张期抑顿样改变，室壁的运动减弱。心室腔形态随心脏受压的部位和程度不同而改变。

图 10-6 为缩窄性心包炎伴左心房室环受压的切面超声图像。在左心室长轴切面上显示左心室后壁心包膜明显增厚，回声增强，实测其厚度为 8~15 mm，运动消失。向前压迫左心室后壁，使其及左心房室环前突，造成左心室流入道梗阻，左心室腔变形，左心室上部内径变小。左心房向后扩大，近球形，图 10-6-A，箭头示左心房室环前突。左心室中部短轴切面显示左心室的侧、后壁心包膜明显增厚，回声增强，垂直和斜箭头示，图 10-6-B。

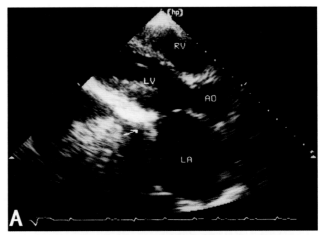
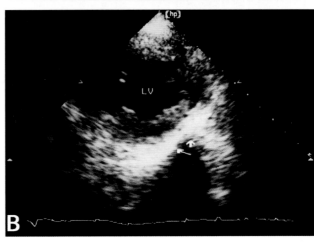

图 10-6 缩窄性心包炎伴左心房室环受压的切面超声图像
AO：主动脉；LA：左心房；LV：左心室；RV：右心室

图 10-7 为缩窄性心包炎伴右心房室环受压的切面超声图像和三尖瓣口血流频谱。心尖四腔切面

上显示三尖瓣环根部及相邻的右心室侧壁心包膜明显增厚，回声增强，呈不规则的团块，压迫右心室侧壁上部，右心室流入道狭窄，箭头示，图10-7-A。剑下下腔静脉长轴显示下腔静脉入右心房口扩张，右心房明显增大，图10-7-B。三尖瓣口血流速度明显加快，频谱上显示波形受呼吸影响较大，为1.15～1.40 m/s。舒张早期单峰为主，A峰极小，充盈时间明显缩短。波形的上升支和下降支陡峭，加速度增快，表明右心房、右心室间的压差变化加大，加快，图10-7-C。

图10-8为缩窄性心包炎伴蛋壳样心包膜的切面超声图像。心尖长轴切面上显示心包膜心尖部明显增厚，回声增强，位于心包积液和胸腔积液之间，同时脏层心包膜也明显增厚，回声增强，动态观察时心尖部的蛋壳样心包膜不随心动周期运动。左心室心尖前方的心包膜局限性突向胸腔内（箭头示），是心包膜钙化过程中左心室心尖长期撞击所致。该患者结核性心包炎持续长达5年之久。

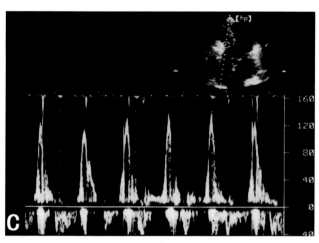

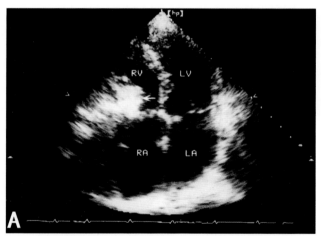

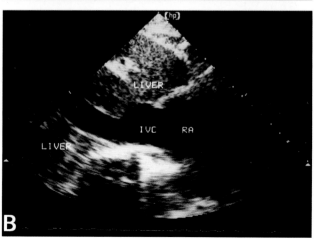

图10-7 缩窄性心包炎伴右心房室环受压的切面及频谱多普勒图像

LA：左心房；IVC：下腔静脉；LIVER：肝；LV：左心室；RA：右心房；RV：右心室

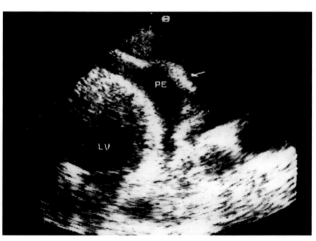

图10-8 缩窄性心包炎伴蛋壳样心包膜的切面超声图像

LV：左心室；PE：心包积液

三、诊断和鉴别诊断

诊断时结合患者的超声图像及病因和病史。主要与原发性限制型心肌病鉴别。后者的临床表现及血流改变相似，但无心包膜增厚、回声增强、运动消失及心包积液等超声所见（表10-1）。

表10-1 缩窄性心包炎与限制型心肌病鉴别要点

	限制型心肌病	缩窄性心包炎
间隔运动	正常	随呼吸移位
二尖瓣E/A	> 1.5	> 1.5
二尖瓣DT（ms）	< 160	< 160

续表

	限制型心肌病	缩窄性心包炎
呼吸对二尖瓣、三尖瓣血流影响	无/不明显	明显 吸气时二尖瓣E峰较 呼气时减小幅度≥25% 吸气时三尖瓣E峰较 呼气时增加幅度≥40%
肝静脉血流	吸气时舒张期反向	呼气时舒张期反向
二尖瓣环（间隔）e'	通常<7 cm/s	通常>7 cm/s
二尖瓣环（侧壁）e'	>间隔处e'	<间隔处e'
间隔应变	减低	正常

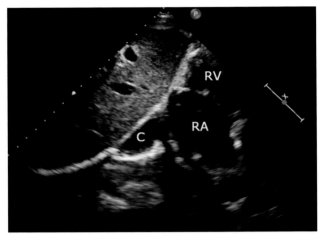

图10-9　剑突下切面示右心房旁心包囊肿

C：囊肿；RA：右心房；RV：右心室

心包囊肿

一、病因、病理和病理生理

心包囊肿是一种少见的心包良性病变，发病率约为0.001%，占纵隔占位病变的6%～7%。除极少数继发于寄生虫感染等后天性病变外，多数心包囊肿属于先天发育不良。心包囊肿常发现于青壮年，多为行胸片、CT或超声心动图检查时偶然检出。病变位置约70%位于右心膈角处，约20%位于左心膈角处，少数位于上纵隔或心脏膈面。病理解剖上表现为心包外周充满液体的囊腔，其囊壁内侧为单层间皮细胞，外侧为胶原及弹性纤维组织。囊壁较薄，边界光滑，囊腔为闭合腔，与心包腔无沟通。

二、切面及频谱多普勒超声图像

心包囊肿在超声心动图上表现为心脏外周与心包外侧紧邻的囊状无回声区，病变大小自2～3 cm至20～30 cm不等，可为圆形、卵圆形或不规则形。

病变位置最常见于右心房旁（图10-9），也可发生于左心室旁（图10-10）、右心室旁及心尖下方（图10-11）等区域。囊肿较大时可压迫邻近的房室壁或大血管，导致心血管形态或血流动力学改变（图10-12）。彩色多普勒和脉冲多普勒示该无回声区内无血流信号，经静脉超声造影其内无造影气泡显现。

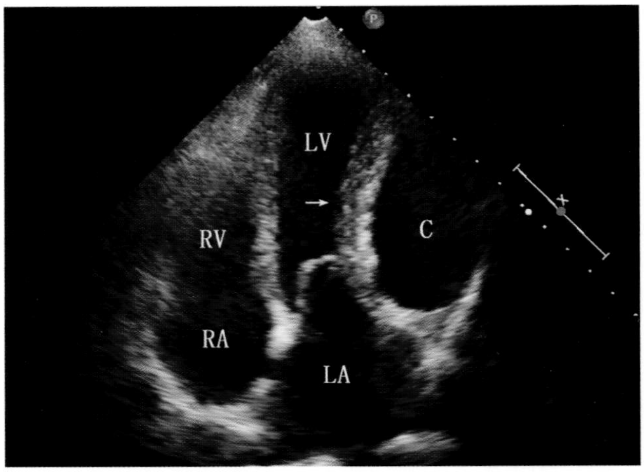

图10-10　心尖四腔切面示左心室侧方心包囊肿

C：囊肿；LA：左心房；LV：左心室；RA：右心房；RV：右心室

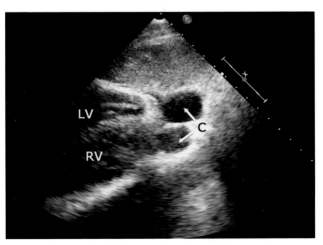

图10-11　剑突下切面示心尖下方心包囊肿

C：囊肿；LV：左心室；RV：右心室

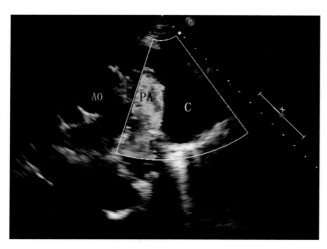

图10-12 大动脉短轴切面示大血管旁心包囊肿

AO：主动脉；C：囊肿；PA：肺动脉

三、诊断和鉴别诊断

心包囊肿需与心包憩室鉴别。心包憩室较心包囊肿更为罕见，两者均可表现为心脏外周囊状无回声区，但心包憩室与心包腔存在沟通，且其大小形状可随呼吸运动或体位改变而改变。其他需要与心包囊肿鉴别的疾病包括局限性心包积液、心包血肿、心包畸胎瘤、冠状动脉瘤等，结合患者外伤手术史及多种影像学检查结果可鉴别。

（王　欣，任卫东）

第11章
感染性心内膜炎

一、病因和病理

感染性心内膜炎是指心内膜或瓣膜发生了炎性改变，并伴有赘生物形成。一般分为急性和亚急性两种。急性心内膜炎常累及正常自然瓣膜，亚急性心内膜炎多发生在异常的瓣膜或有先天畸形的心脏。

感染性心内膜炎时，细菌入血繁殖，在瓣膜或心内膜上侵蚀并生长。细菌、血细胞、血小板、纤维蛋白等物质在其上沉着，形成赘生物。瓣膜由于溃疡导致穿孔，引起瓣膜反流。腱索受累断裂导致瓣膜脱垂，也可引起瓣膜反流。另外，在瓣周可有脓肿形成。赘生物碎片脱落导致周围动脉栓塞。

二、切面超声心动图检查

超声心动图是非损伤性诊断感染性心内膜炎赘生物形成的唯一方法，同时还能诊断感染性心内膜炎过程中的并发症，如瓣周脓肿、人工瓣膜的瓣周漏、瓣叶穿孔和心脏内瘘道。

（一）瓣膜赘生物

瓣膜赘生物形成是感染性心内膜炎最突出的特征之一，能被超声心动图准确显示出来。赘生物可累及任一瓣膜，也可同时累及两个或多个瓣膜。人工瓣膜、心脏起搏器的导线都易有赘生物形成。在非先天性心脏病（先心病）的自然瓣膜中，左心系统的主动脉瓣和二尖瓣比右心系统的肺动脉瓣和三尖瓣更易有赘生物形成。而在先心患者，其肺动脉瓣和三尖瓣的赘生物形成的概率远大于主动脉瓣和二尖瓣。静脉内滥用药者的三尖瓣和肺动脉瓣更易受累。

由于赘生物可累及任一个或几个瓣膜，在检查时应系统多切面探查，从不同角度的切面探查每一个瓣膜及心内膜。常选用的切面包括胸骨旁左心室长轴切面、左心室短轴切面、心尖四腔和两腔切面、心底短轴切面及胸骨旁四腔切面等。

赘生物的形态变化极大，呈团块样、条索状、

不规则状等。感染性心内膜炎早期出现的赘生物回声较弱，比较均匀；陈旧的或有钙化的赘生物回声较强。赘生物的形态在不同的切面或不同的时期差异较大。赘生物附着在瓣膜或心内膜表面，可单发或多发，有蒂或无蒂。一般与瓣膜部分相连，大部分游离于心腔之内，有明显的自主活动度，随心动周期漂浮于心腔之内。某些赘生物可包绕在瓣叶或腱索上，使其回声明显增粗。极少数的赘生物由于纤维化或钙化活动度明显低，甚至消失。

赘生物的大小差异较大，小的仅有1~2 mm，大的可达10 mm以上。同一个赘生物可在不同的切面或不同的时期表现不同的大小，在动态观察，进行前、后比较时应注意这一点。

经食管超声心动图的应用提高了超声诊断赘生物的准确性及敏感性。由于探头频率高，心脏距探头近，图像清晰，能显示出小于1 mm的赘生物。同时，比胸前超声心动图的赘生物检出率有显著提高。尤其是在人工瓣膜的赘生物检测时，由于不受金属回声的影响，很容易显示二尖瓣左心房侧的赘生物。

胸前M型与切面超声心动图的赘生物检出率各家报道差异较大，从15%至90%。大多数的报道率为50%~60%。经食管超声心动图的检出率明显高于胸前超声心动图检查。一般在80%以上，甚至可达到100%。

（二）感染性心内膜炎的并发症

感染性心内膜炎的并发症包括瓣周腔（如脓肿）、瓣叶穿孔、心腔内瘘、腱索断裂和人工瓣膜撕脱。识别这些并发症不仅有助于明确那些无可见赘生物的感染性心内膜炎，而且有助于决定何时采取何种治疗方法。

1. 瓣周腔：大多数的瓣周腔发生在主动脉瓣受累的感染性心内膜炎。位于前间隔、环绕主动脉根部。通常选择胸骨旁主动脉根部短轴切面，在主动脉根部与右心室流出道，左心房前壁、肺动脉之间有液性暗

区样回声，形成单个或多个腔，这些腔内多数是脓肿。

2. 瓣膜及瓣周反流：感染性心内膜炎时，由于有病原菌的侵蚀和生长，可导致瓣叶穿孔、腱索断裂或人工瓣膜撕脱，引起瓣膜或瓣周反流。自然瓣膜受累时，反流起源于穿孔的部位，频谱多普勒及彩色血流图像均能准确显示反流的部位及反流的程度。这样易于鉴别中心性反流与瓣叶穿孔引起的反流。

3. 心脏内瘘：当病原体侵蚀严重时，可在心脏内形成通道，如形成左心室流出道右心房通道。频谱多普勒及彩色血流图像用于检测心腔内瘘的异常血流。

图11-1为二尖瓣后叶赘生物的超声图像。在非标准心尖四腔切面上显示二尖瓣后叶瓣体处附着有一小的团块样强回声，收缩期位于二尖瓣后叶的左心房面，箭头示，图11-1-A。舒张期随二尖瓣后叶移至左心室流入道，自主活动度不大，箭头示，图11-1-B。连续波多普勒探及收缩期二尖瓣反流频谱，由于反流遇到赘生物后改变方向，形成正负双向的形态，图11-1-C。

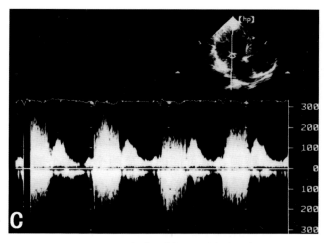

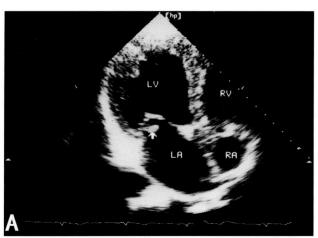

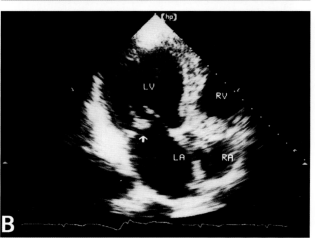

图11-1　二尖瓣后叶赘生物的超声图像
LA：左心房；LV：左心室；RA：右心房；RV：右心室

图11-2为动脉导管未闭患者的二尖瓣后叶赘生物切面超声图像。图11-2-A、B分别为相邻的左心室长轴切面图像。赘生物位于二尖瓣后叶根部左心房面，呈不规则团块样，回声较强，无蒂。随瓣叶的开放和关闭有轻度的位置移动。相邻的两个切面图像上显示赘生物形态有变化，尤以收缩期明显，图11-2-A右图和图11-2-B左图。由于导管分流量较大，左心室、左心房明显扩张。术后证实该患者为二尖瓣后叶多发赘生物。

图11-3为三尖瓣前叶赘生物的切面超声图像。心尖四腔切面上显示收缩期三尖瓣右心房面有一较大的椭圆形团块回声，强弱不等，舒张期不易显示赘生物的附着处，图11-3-A。右心室长轴切面上显示赘生物附着在三尖瓣前叶的瓣尖及瓣体，形态不规整，基底较宽，前叶的右心室面及右心房面均有赘生物回声，箭头示，图11-3-B。

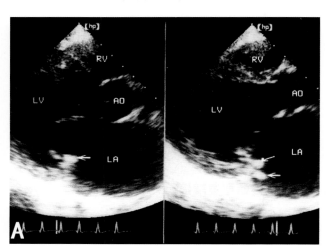

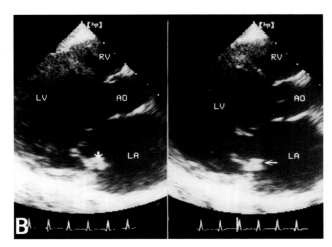

图11-2　动脉导管未闭合并二尖瓣后叶赘生物切面图像

AO：主动脉；LA：左心房；LV：左心室；RV：右心室

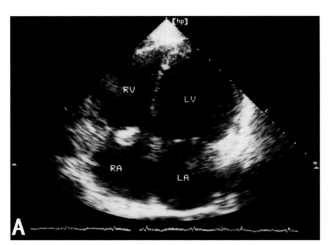

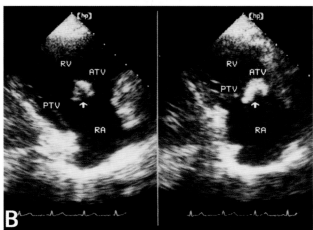

图11-3　三尖瓣前叶赘生物的切面超声图像

AO：主动脉；ATV：三尖瓣前叶；LA：左心房；LV：左心室；PTV：三尖瓣后叶；RA：右心房；RV：右心室

图11-4为室间隔缺损患者合并三尖瓣腱索赘生物的切面超声图像。主动脉根部短轴切面上

显示三尖瓣隔叶腱索上附着较强小团块回声，箭头示。系膜部室缺分流长期冲击所致，术后得到证实。

图11-5为主动脉瓣多发较小赘生物的经食管超声切面图像。心底主动脉根部水平切面显示主动脉无冠瓣和右冠瓣上附着有较小的不规则弱回声，图11-5-A、B，向上箭头示无冠瓣赘生物，略大；向下箭头系右冠瓣赘生物，略小。该赘生物经胸前超声检查未能明确。

图11-6为肺动脉瓣赘生物切面图像。心底主动脉根部水平切面显示肺动脉瓣附着赘生物，图11-6A、B，可见不同时期赘生物随肺动脉瓣运动，收缩早期进入主肺动脉内，收缩晚期近瓣环水平，箭头示赘生物。

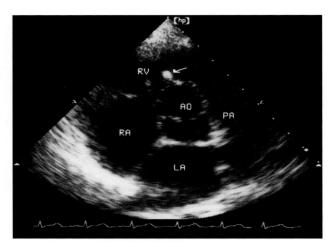

图11-4　室间隔缺损并三尖瓣隔叶腱索赘生物的切面超声图像

AO：主动脉；LA：左心房；PA：肺动脉；RA：右心房；RV：右心室

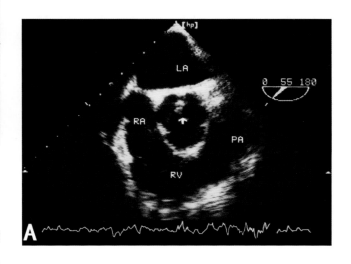

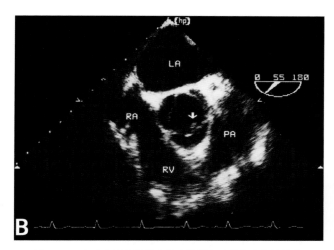

图11-5 主动脉瓣多发较小赘生物的经食管超声切面图像

LA：左心房；RA：右心房；PA：肺动脉；RV：右心室

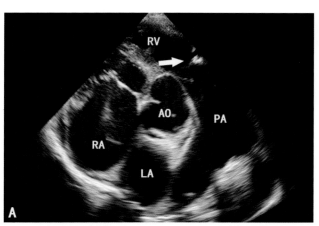

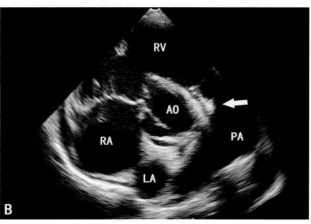

图11-6 肺动脉瓣赘生物切面图像

AO：主动脉；LA：左心房；RA：右心房；PA：肺动脉；RV：右心室

图11-7为室间隔膜部缺损伴三尖瓣隔瓣腱索赘生物的彩色血流图像。主动脉根部短轴切面上显示收缩期通过室间隔膜部缺损的分流束冲击三尖瓣隔瓣腱索，箭头示，左图。舒张期显示三尖瓣隔瓣腱索根部附着有较小的团块样强回声，箭头示，右图。该赘生物的形成系室间隔膜部缺损的分流束长期冲击三尖瓣腱索使之损伤，并发感染后所致。

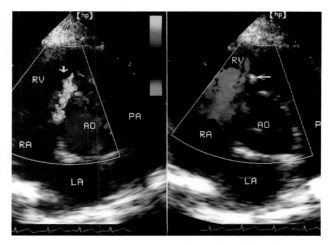

图11-7 室间隔膜部缺损伴三尖瓣隔瓣腱索赘生物的彩色血流图像

AO：主动脉；LA：左心房；RA：右心房；PA：肺动脉；RV：右心室

三、诊断和鉴别诊断

感染性心内膜炎的超声诊断主要依据瓣或心内膜有赘生物附着。赘生物一般较小，可单发或多发，形态不规整。回声强度依据赘生物形成的时间和是否有纤维化或钙化。新鲜的赘生物回声较弱，易漏诊，陈旧的赘生物回声较强。动态观察时赘生物的大小及形态易变，可有较小的自由活动度。瓣膜赘生物常造成瓣叶穿孔，引起反流。主要与较小的黏液瘤和血栓进行鉴别，鉴别时病史及原发心脏疾病的种类有较大的参考价值。此外，诊断时还应注意其他并发症的存在，比如，室间隔缺损、动脉导管未闭和主动脉瓣畸形等各种先天性心脏病。

（肖杨杰，任卫东）

第 12 章
高血压病

一、病理和病理生理

高血压是常见的心血管疾病，可引起严重的心脏形态和功能的改变。多种机制均可导致全身细小动脉痉挛，动脉壁缺氧，透明样变性。动脉内膜纤维组织和弹力纤维增生，导致管腔变窄，进一步加重缺血。长期持续的动脉血压增高可引起心、脑、肾等重要器官的继发性改变。左心室呈向心性肥厚，晚期导致心室功能减低，心腔扩大，出现心力衰竭，严重者出现心包积液。高血压患者的主动脉瓣易较早发生退行性改变，出现轻度狭窄和关闭不全。

二、超声图像

高血压患者的主要超声改变为左心室肥厚（left ventricular hypertrophy，简称 LVH）。LVH 表现为左心室壁的肥厚和左心室心肌重量的增加。根据舒张末左心室壁相对厚度（relative wall thickness，RWT）和左心室心肌重量指数（left ventricular mass inde，LVMI），可将高血压患者的左心室状态分成 4 型，见图 12-1。

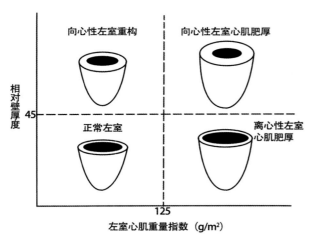

图12-1 高血压患者左心室形态分型

Ⅰ 型：左心室正常，RWT<0.45，LVMI<125 g/m²，

一般出现在早期或轻度高血压患者。

Ⅱ 型：左心室向心性重构，RWT>0.45，LVMI<125 g/m²，多见于长期中度高血压患者。

Ⅲ 型：向心性左心室心肌肥厚，RWT>0.45，LVMI>125 g/m²，多见于重度高血压或急进性高血压患者。

Ⅳ 型：离心性左心室心肌肥厚，RWT<0.45，LVMI>125 g/m²，多见于老龄患者或伴心衰者。

$$RWT = \frac{IVS + LVPW}{LVDd}，正常 0.33 \pm 0.06。$$

$$LVMI = \frac{1.04\left[(IVSd + LVDd + LVPWd)^3 - LVDd^3\right]}{BSA}$$

增加 RWT 有助于在动脉压升高的情况下保持正常的左心室收缩功能。同时，它也是向心性左心室心肌肥厚的一个重要标志。

动态观察时，不伴有明显心肌缺血时左心室壁向心运动增强，对称。伴有明显心肌缺血时左心室壁节段性运动减弱。当有心力衰竭时，左心室、左心房增大，左心室壁向心运动普遍减弱。少数心衰患者伴有少量心包积液。

左心室心肌肥厚先累及左心室舒张功能，频谱多普勒表现为二尖瓣口舒张早期 E 峰血流速度减低，A 峰血流速度加快，E/A<1。当左心室收缩功能受累后，左心室舒张晚期功能受累明显，表现为二尖瓣口舒张早期 E 峰血流速度加快，加速度和减速度均明显增加，E 峰射血时间缩短。同时，A 峰速度明显低，E/A>1，A 峰充盈分数明显减低。

图 12-2 为高血压伴左心室向心性心肌肥厚患者的超声图像。图 12-1-A 和图 12-1-B 分别为左心室短轴乳头肌水平切面和心尖四腔切面，显示左心室壁普遍对称性向心性肥厚，二尖瓣前、后乳头肌也明显肥厚。其 RWT<0.45，LVMI>125 g/m² 时，属向心性左心室心肌肥厚。

二尖瓣后叶腱索断裂是高血压病的一个严重并

发症，多发生在中晚期，会导致病情迅速恶化。二尖瓣后叶腱索断裂可表现为部分断裂或完全断裂，导致不同程度的二尖瓣后叶脱垂和二尖瓣反流。

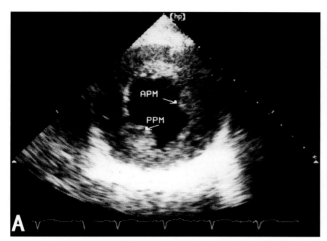

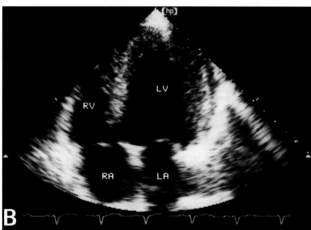

图12-2　高血压伴左心室向心性心肌肥厚患者的超声图像

APM：前乳头肌；LA：左心房；LV：左心室；PPM：后乳头肌；
RA：右心房；RV：右心室

图12-3为高血压患者二尖瓣后叶部分腱索断裂后叶脱垂伪彩图。图12-3-A为非标准心尖三腔心切面，二尖瓣后叶脱向左心房面，其对合间隙约6mm。图12-3-B为心尖四腔心彩色图，可见血流从对合间隙沿左心房内侧壁流向房顶为蓝色血流，再沿左心房外侧壁流向二尖瓣为红色血流。

图12-4为二尖瓣口脉冲波多普勒血流频谱图像。E峰速度与A峰速度之比小于1。舒张早期充盈分数减低，舒张晚期充盈分数增加。

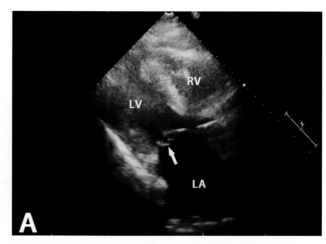

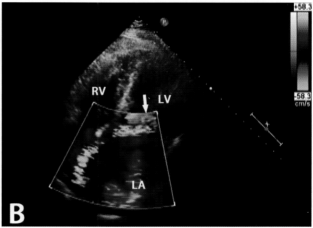

图12-3　高血压患者二尖瓣后叶部分腱索断裂后叶脱垂伪彩图

LA：左心房；LV：左心室；RA：右心房；RV：右心室

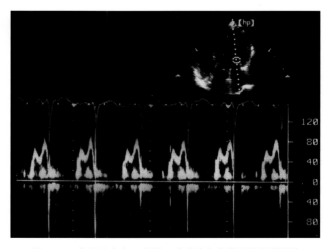

图12-4　高血压患者二尖瓣口脉冲波多普勒血流频谱图像

三、诊断和鉴别诊断

高血压病主要引起左心室心肌肥厚，其特点为均匀性、对称性。动态超声检查有助于评价左心室心肌肥厚的发展或逆转，也可评价左心室心肌肥厚对左心室收缩、舒张功能的影响。鉴别诊断包括肥厚型心肌病和左心室流出梗阻引起的左心室心肌肥厚。

（乔　伟，任卫东）

第13章
主动脉夹层动脉瘤

一、病因、病理解剖和病理生理

主动脉夹层动脉瘤是主动脉瘤的一种，是动脉壁内膜或中层撕裂后被血流冲击使中层逐渐分离形成积血和膨出。常见的病因有动脉硬化、创伤性、感染性、先天性，如Marfan综合征、梅毒性等。病变可从主动脉内皮组织开始，逐渐向中层延伸，也可先从动脉中层出现坏死，平滑肌和弹力组织碎裂，形成纤维化和透明样变。动脉内膜破裂后，血液从裂口中（又称入口）冲入中层间隙，使之分离，形成血肿，并向周径和其远段、近段扩展，主要向远段，这与血流的方向有关。有时其远段穿破内膜（又称出口），使血液回流入血管腔，形成交通血运。主动脉断面呈双腔状，动脉内膜将主动脉分为真腔和假腔，后者系脉中层的血肿腔。在病变过程中患者的血压对动脉分离的程度有直接影响，临床上主动脉夹层动脉瘤多发生在高血压患者。

1955年DeBakey根据内膜撕裂部位及夹层累及范围，可将主动脉夹层分为以下3型（图13-1）：

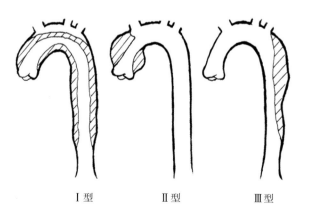

Ⅰ型　　Ⅱ型　　Ⅲ型

图13-1　主动脉夹层动脉瘤DeBakey分型示意图

DeBakey Ⅰ型：破口位于升主动脉或主动脉弓部，内膜撕裂累及升主动脉、主动脉弓和降主动脉全程，部分患者可延至髂动脉或颈动脉等远位。

DeBakey Ⅱ型：破口位于升主动脉，但局限于升主动脉，少数累及部分主动脉弓。

DeBakey Ⅲ型：破口位于左锁骨下动脉远端，累及胸主动脉（DeBakey Ⅲa型）或腹主动脉（De-Bakey Ⅲb型）。

另外一种常用的分型方法是Stanford分型，内膜撕裂累及升主动脉，无论范围如何，统称为Stanford A型；内膜撕裂仅累及降主动脉，称为Stanford B型。

二、切面超声图像

由于主动脉夹层动脉瘤的病理解剖特性，切面超声心动图检查时有别于常规心脏超声检查。DeBakey Ⅰ型和Ⅱ型患者需重点检查升主动脉及主动脉弓。可选用左心室长轴切面、胸骨上窝主动脉弓长轴和短轴切面及胸骨旁升主动脉短轴切面。DeBakey Ⅲ型及Ⅰ型降主动脉的检查主要依赖经食管超声方法。经胸检查患者透声条件较好时，降主动脉末端和腹主动脉上端的短轴切面有助于提示主动脉夹层动脉瘤的存在。病变扩展到腹主动脉时可选择经腹主动脉长轴和短轴切面进行探查。

主动脉夹层动脉瘤的切面超声表现为动脉扩张，管腔被剥脱的动脉内膜分隔成双腔，即真腔和假腔。在动脉短轴切面上显示剥脱的动脉内膜呈S形或C形，随心脏的收缩，舒张摆动明显，一般收缩期时真腔扩大，剥脱的动脉内膜向假腔运动。舒张期真腔变小，内膜向真腔运动。多数患者的假腔比真腔大，假腔内为血肿成分，多伴有血流淤滞或血栓形成。仔细检查时可发现升主动脉或主动脉峡部的内膜撕裂处，即入口，表现为局部剥脱的动脉内膜回声失落。伴有高血压的患者动脉内膜增厚明显，而先天性病变，如Marfan综合征患者的内膜增厚不明显。

图13-2为DeBakey Ⅲ型主动脉夹层动脉瘤的切

面超声图像。患者患有严重的高血压，持续性胸痛来诊。图13-2-A胸骨上窝主动脉弓短轴切面，未见有动脉内膜撕裂，但下壁附着有血栓样弱回声。图13-2-B/C为经食管超声图像。图13-2-B食管探头位于主动脉峡部，距门齿约25 cm，短轴切面上

显示剥脱的动脉内膜将管腔分为真假两腔，真腔呈椭圆形，假腔呈半月形。两腔之间动脉内膜增厚，中后部回声失落，为动脉内膜撕裂处，即入口，它构成了真假腔之间的交通，箭头示。撕裂的动脉内膜于收缩期在假腔内向前打折。其彩色血流图像参见图13-8。图13-2-C为降主动脉远端扩展的图像，剥脱的动脉内膜厚度超过3 mm。真腔位前，较小；假腔位后，较大。未见远端出口。假腔内血流缓慢，但未见血栓形成。

图13-3为DeBakey Ⅲ型主动脉夹层动脉瘤合并假腔内血栓形成的经食管切面超声图像。图13-3-A食管探头距门齿约25 cm，降主动脉短轴切面显示假腔内有新鲜和陈旧两种血栓样回声，陈旧的血栓附着于后壁，回声较强；新鲜的血栓回声较弱，位于陈旧血栓之上。频谱多普勒图像见图13-6。

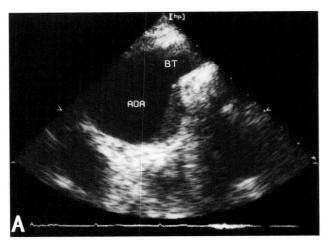

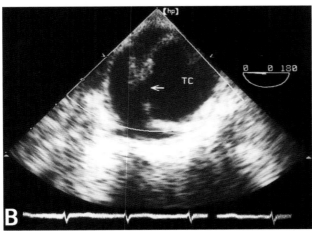

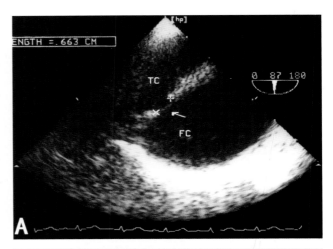

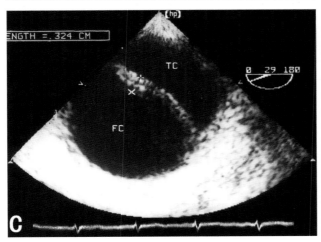

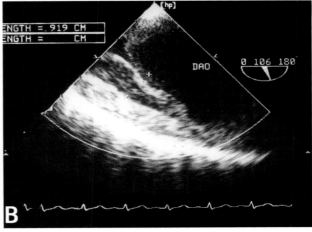

图13-2　DeBakey Ⅲ型主动脉夹层动脉瘤的切面超声图像

AOA：升主动脉；FC：假腔；BT：头臂干动脉；TC：真腔

图13-3　DeBakey Ⅲ型主动脉夹层动脉瘤合并假腔内血栓形成的经食管切面超声图像

DAO：降主动脉；FC：假腔；TC：真腔

图 13-4 为 Marfan 综合征合并 DeBakey Ⅱ 型主动脉夹层动脉瘤的经食管切面超声图像。经胸探查发现患者升主动脉呈球形扩张，其内似有动脉内膜剥脱。经食管超声检查诊断为 Marfan 综合征合并 Ⅱ型主动脉夹层动脉瘤和二叶主动脉瓣畸形。图 13-4-A 为升主动脉短轴切面图像，显示升主动脉呈球形扩张，动脉内膜剥脱，呈 S 形，较薄，将管腔分为真假两腔，真腔较大，假腔较小。反复检查未发现动脉内膜破口，并得到术后证实。图 13-4-B 为主动脉瓣短轴切面图像，主动脉瓣发育畸形，两叶主动脉瓣，斜裂式，箭头分别示右前瓣和左后瓣。

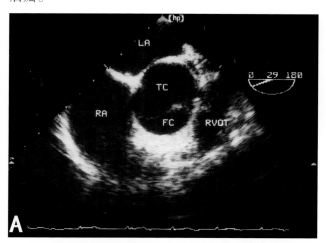

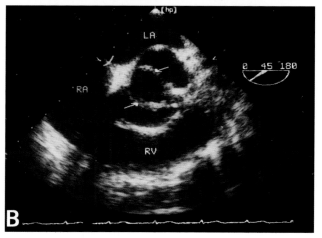

图 13-4　Marfan 综合征合并 DeBakey Ⅱ 型主动脉夹层动脉瘤的经食管切面超声图像

FC：假腔；LA：左心房；RA：右心房；RV：右心室；RVOT：右心室流出道；TC：真腔

图 13-5 为升主动脉夹层动脉瘤破入左心室流出道的经食管超声切面图像。该病经胸检查发现主动脉前瓣环处有明显的缝隙，血流经该处往返于左

心室流出道和升主动脉之间。经食管超声主动脉长轴切面显示主动脉前瓣环处主动脉内膜剥脱、撕裂，形成假腔，但较局限。该假腔有两个裂口分别与左心室流出道相通（箭头示）和升主动脉真腔相通。动态观察，剥离的主动脉内膜有明显的活动度。该诊断得到手术证实。其频谱多普勒和彩色血流图像参见图 13-7 和图 13-9。

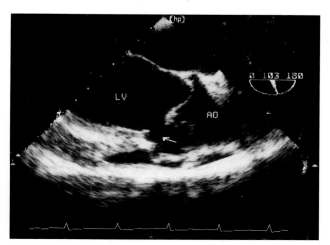

图 13-5　升主动脉夹层动脉瘤破入左心室流出道的经食管超声切面图像，可见主动脉前瓣环处有明显的缝隙

AO：主动脉；LV：左心室

三、频谱多普勒超声图像

频谱多普勒主要用于检测真假腔内的血流速度和动脉内膜撕裂处的血流方向及速度，有助于识别真腔和假腔。真腔内为主动脉血流，一般速度较快；假腔内为血肿，速度较慢。当多普勒取样设置在内膜撕裂处时，可获得双向的血流频谱，即收缩期血流从主动脉真腔通过该破口进入假腔，舒张期假腔的血流再通过该破口返回到主动脉真腔。从真腔进入假腔的血流速度较快，而从假腔返回真腔的血流速度较慢。

图 13-6 与图 13-3 为同一患者，经食管超声连续波取样设置在动脉内膜破口处，频谱图显示收缩期由真腔进入假腔的负向血流频谱，峰速度 1.8 m/s。舒张期血流从假腔进入真腔的正向血流频谱，呈双峰，速度较低，峰速约 1.2 m/s。

图 13-7 为升主动脉夹层动脉瘤破入左心室流出道的脉冲波多普勒频谱图像。在左心室长轴上设置取样容积，当取样容积位于主动脉前瓣环左心室流出道侧，探测到舒张期负向的反流频谱，图 13-7-A。当

取样容积设置在主动脉前瓣环上方夹层动脉瘤破口处时，可探测到收缩期从左心室流出道进入夹层内，经动脉内膜破口处进入升主动脉的负向血流频谱，舒张期沿反方向进入左心室流出道的正向血流频谱，图13-7-B。

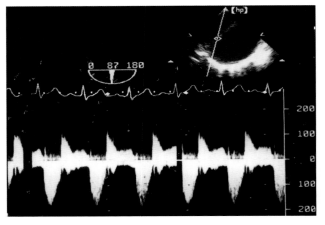

图13-6　DeBakey Ⅲ型主动脉夹层动脉瘤内膜破口处的连续多普勒血流频谱图像

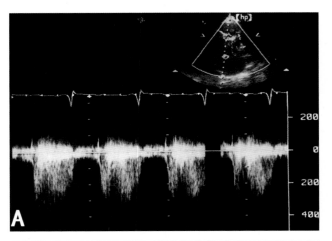

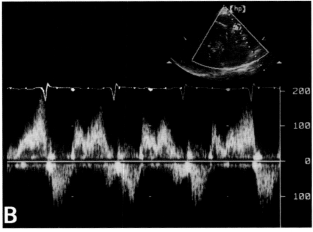

图13-7　升主动脉夹层动脉瘤破入左心室流出道的脉冲波多普勒频谱图像

四、彩色多普勒血流图像

彩色多普勒血流图像主要用于检查动脉内膜撕裂处的真假腔血流沟通和血流速度、方向。

图13-8与图13-2为同一患者，经食管超声主动脉短轴切面显示收缩期血流从真腔（TC），经过动脉内膜破口处（箭头示）进入假腔（FC），表现以蓝色为主的两股混叠色彩血流束，提示该处有两个破口，图13-8-A。舒张期血流从假腔，经动脉内膜破口进入真腔，表现为两股红色的血流束，箭头示，图13-8-B。

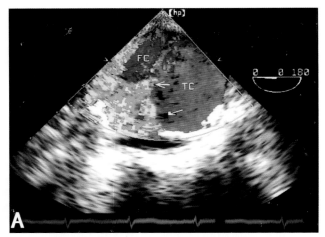

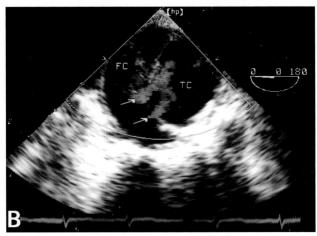

图13-8　DeBakey Ⅲ型主动脉夹层动脉瘤动脉内膜撕裂处的彩色血流图像

FC：假腔；TC：真腔

图13-9为升主动脉夹层动脉瘤破入左心室流出道的彩色血流图像。经胸检查时左心室长轴切面上显示收缩期血流从左心室流出道进入动脉夹层表现为红黄色（向上箭头），当血流从夹层进入升主动脉时，

表现为蓝黄色（向下箭头），图13-9-A。舒张期显示返回到左心室流出道的蓝色为主的混叠色彩血流束，走行明显不同于瓣膜反流，起始于动脉夹层处，箭头示，从前向后走行，冲击二尖瓣前叶，图13-9-B。经食管超声检查可清楚地显示舒张期源于夹层动脉瘤内的异常血流进入左心室流出道，图13-9-C。

五、诊断和鉴别诊断

主动脉夹层动脉瘤有动脉内膜撕裂的特征性改变，诊断并不困难。在经胸检查时怀疑有动脉内膜撕裂或临床上需要明确诊断时，经食管超声是首选的进一步检查方法。伴有高血压时动脉内膜一般较厚、回声增强，检查较易识别，而Marfan综合征患者的动脉内膜较薄，回声较弱，检查时应加大增益。

切面超声，频谱多普勒和彩色血流图像系统检查，能确定动脉内膜破裂的位置、数目和大小。入口一般高位，在升主动脉或主动脉峡部，出口一般位于夹层动脉瘤的远端。通过明确的入口可识别真腔与假腔，假腔为血肿，血流较慢，极易并发血栓形成。

鉴别诊断主要包括其他几种类型的动脉扩张或动脉瘤，比如梭形主动脉瘤、囊性主动脉瘤、假性动脉瘤和主动脉瓣窄后扩张等。

（宋　光，任卫东）

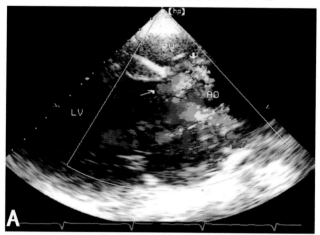

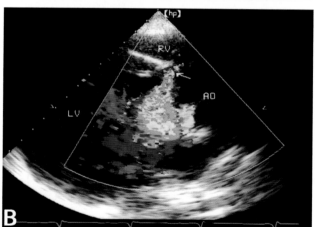

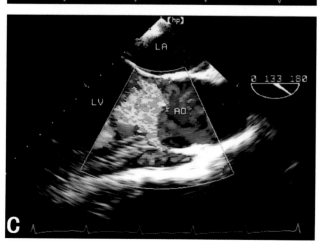

图13-9　升主动脉夹层动脉瘤破入左心室流出道的彩色血流图像
AO：主动脉；LA：左心房；LV：左心室；RV：右心室

第14章
心脏肿瘤

心脏肿瘤指发生于心脏内的肿瘤，分为原发性和继发性两类，后者多见，本章主要介绍原发性心脏肿瘤。

原发性心脏肿瘤可分为良性和恶性肿瘤，良性肿瘤比较多见，包括黏液瘤、脂肪瘤、横纹肌瘤、畸胎瘤等。恶性肿瘤的发生率低，包括血管肉瘤、恶性间皮瘤、横纹肌肉瘤、淋巴肉瘤及黏液肉瘤等。

良性肿瘤

黏液瘤是最常见的心脏肿瘤，女性多见，男女之比为1：1.5～1：2.0。发病年龄以30～50岁最为常见。

一、病理和病理生理

心脏黏液瘤是一种原发性良性肿瘤，大多起源于房间隔卵圆窝邻近的原始内皮细胞或心内膜细胞，瘤体具有宽窄不一的蒂，与房间隔卵圆窝部相连。少数起源于心脏其他部位，如心房壁、房室瓣等处。单发多见。黏液瘤虽属良性，但有生长迅速、浸润性生长的恶性特征。手术切除不彻底常导致局部复发和恶变的可能。肉眼可分为3型：①团块型：肿瘤呈实质性，有完整的包膜；②息肉型：肿瘤呈息肉样葡萄串状，外包以内皮细胞层，易碎，脱落后可引起体循环堵塞；③混合型：上述两型混存。

病理生理主要取决于瘤体的部位、大小、阻塞房室瓣口的程度，严重者可引起二尖瓣、三尖瓣狭窄的血流动力学改变。

二、超声图像

以切面超声为主，可选择左心室长轴、短轴切面，右心室长轴切面和心尖四腔切面等。判定黏液瘤附着部位时，可选择经食管超声切面。检查应多切面、系统地观察。频谱多普勒及彩色多普勒血流图像有助于判定局部血流梗阻和瓣膜反流。

在切面超声上黏液瘤的主要表现为心腔内附加团块样弱回声。绝大多数发生在左心房内，其次为右心房内，房室瓣上。单发多见，极少数数个黏液瘤并存。常以蒂附着于房间隔卵圆窝处，或心房壁和房室瓣上。蒂可短、可长，粗细不等，少数黏液瘤没有明确的蒂，基底较宽，弥漫性附着于心房壁上。动态观察时，黏液瘤多较软，其形态随心动周期有明显改变。可呈球形、椭圆形或不规整形。有蒂的黏液瘤活动度较大，随心室的收缩和舒张改变位置。比如房间隔卵圆孔处左心房面的黏液瘤在收缩期位于左心房内，舒张期可随左心房血流移行至二尖瓣口和左心室腔内。黏液瘤的回声一般均匀一致，以弱回声为主。如瘤体内有坏死或纤维化，可表现为瘤体内局限性液性暗区或回声增强。

较小的黏液瘤对心内血流无影响，较大的常引起房室瓣的血流梗阻。如左心房内较大的黏液瘤舒张期移行至二尖瓣口，造成左心室的流入道梗阻，左心房可增大，临床上表现为二尖瓣狭窄的症状和体征。较大的右心房黏液瘤常引起右心室的流入道梗阻，右心房增大，表现出体循环淤血的特征。

图14-1为一组左心房黏液瘤患者切面超声图像。图14-1-A为左心室长轴切面显示收缩期左心房内一球形弱回声团块，占据中上大部左心房腔，其下端边缘较清晰。左心房轻度增大。图14-1-B为左心室短轴二尖瓣口水平切面显示舒张期二尖瓣开放时瓣口绝大部分被瘤体回声占据，只在二尖瓣口外侧留有一缝隙样无回声区，表明舒张期瓣口梗阻较重。在心尖四腔切面上显示舒张期瘤体位置、形态与左心室长轴切面上所见有明显不同，瘤体部分移行至二尖瓣口及左心室腔内，阻塞二尖瓣口，整体形态为椭圆形，部分瘤体附着于房间隔左心房

面（图14-1-C）。收缩期瘤体退回至左心房内，表现为不规整形，可见以一个较粗的蒂附着于房间隔中上部的左心房面（图14-1-D）。

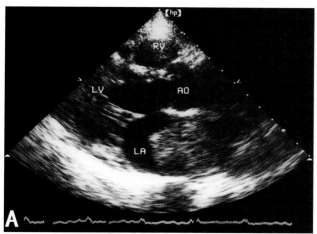

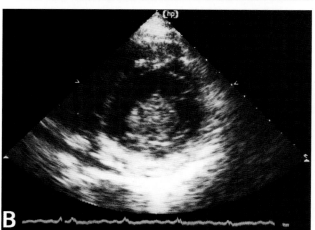

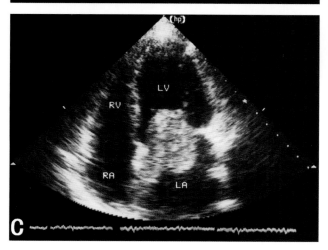

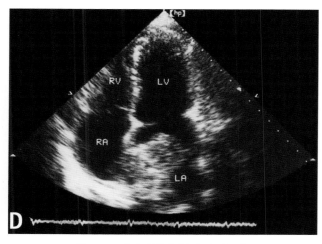

图14-1　左心房黏液瘤切面超声图像
AO：主动脉；LA：左心房；LV：左心室；RA：右心房；RV：右心室

　　图14-2为左心房黏液瘤伴瘤体内限局钙化的切面超声图像。在心尖四腔切面舒张期瘤体呈椭圆形，部分移行至二尖瓣口，其内可见球形的强回声区，术后证实为瘤体内局限性钙化。

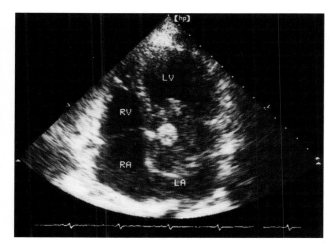

图14-2　左心房黏液瘤伴瘤体内限局钙化的切面超声图像
LA：左心房；LV：左心室；RA：右心房；RV：右心室

　　图14-3为右心房黏液瘤患者的切面超声图像。在心尖四腔切面上显示舒张期较大的椭圆形弱回声位于三尖瓣口及右心室内，造成三尖瓣血流梗阻，右心房明显增大，房间隔向左心房侧膨出，图14-3-A。收缩期瘤体退回至右心房内，占据绝大部右心房腔，图14-3-B。图14-3-C/D分别为经食管超声心动图舒张期和收缩期切面图像，未发现有明确的蒂及其附着点。术后证实该瘤体基底较宽，弥漫性附着于上腔静脉下方的右心房前壁上。

图14-4为三尖瓣后叶较小黏液瘤的切面超声图像。心尖四腔切面上于收缩早期见三尖瓣口右心房侧有一较小的球形弱回声，图14-4-A。在右心室长轴切面上见舒张期瘤体进入右心室内，并以一小短蒂附着于三尖瓣后叶的右心房面，图14-4-B。收缩期该瘤体退回至右心房内，图14-4-C。

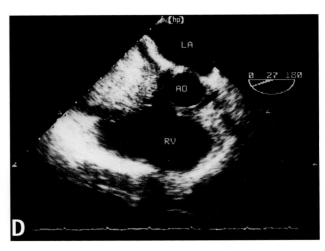

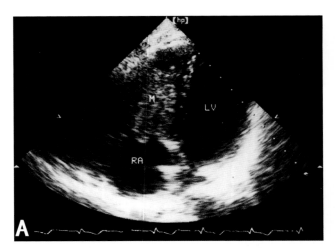

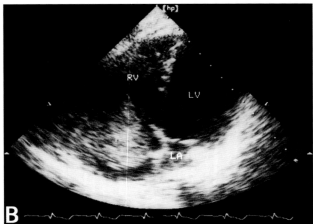

图14-3　右心房黏液瘤的切面超声图像

AO：主动脉；LA：左心房；LV：左心室；RA：右心房；RV：右心室

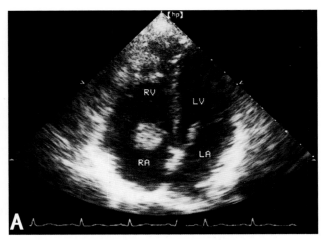

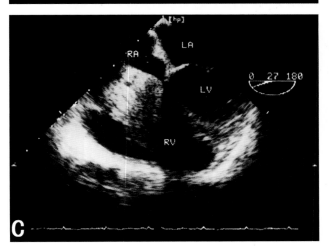

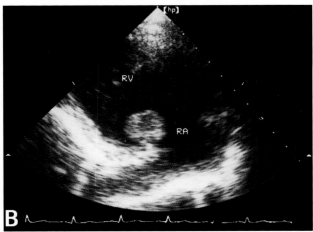

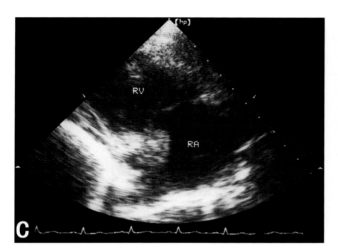

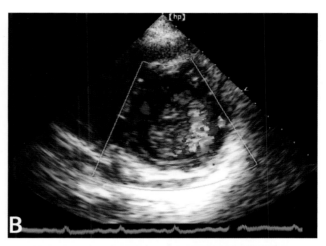

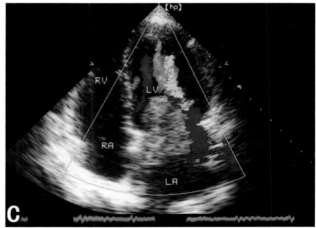

图14-4　三尖瓣后叶较小黏液瘤的切面超声图像

LA：左心房；LV：左心室；RA：右心房；RV：右心室

图14-5为左心房黏液瘤患者的一组频谱多普勒和彩色多普勒血流图像。与图14-2为同一患者，图14-5-A、B、C分别为左心室长轴、短轴切面和心尖四腔切面，显示舒张期二尖瓣口被瘤体所占据，二尖瓣口血流沿瘤体的边缘进入左心室，血流束较窄，速度加快。连续波多普勒频谱显示二尖瓣口血流仍呈双峰，以A峰为主，速度近2.0 m/s，图14-5-D。

图14-6为另一左心房黏液瘤伴二尖瓣反流的一组彩色多普勒血流图像。在左心室短轴二尖瓣水平切面和心尖四腔切面显示舒张期二尖瓣口大部分被瘤体占据，在瓣口的后外侧血流进入左心室，血流速度加快，图14-6-A、B。在收缩期可见轻度的二尖瓣反流，反流束较窄，面积较小，以蓝色为主，图14-6-C。

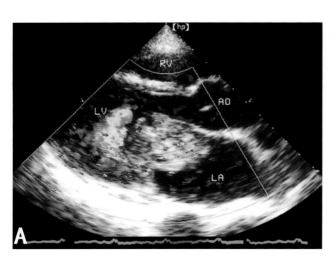

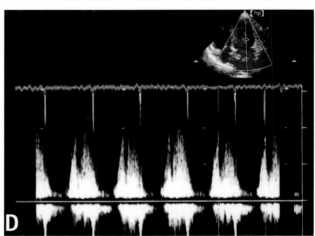

图14-5　左心房黏液瘤的频谱多普勒和彩色多普勒血流图像

AO：主动脉；LA：左心房；LV：左心室；RA：右心房；RV：右心室

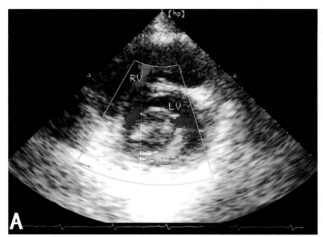

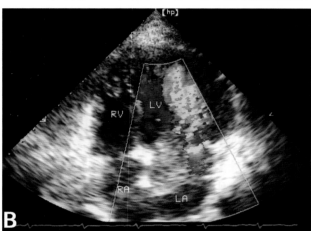

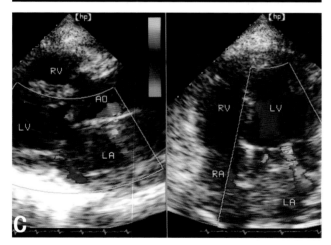

图14-6 左心房黏液瘤伴二尖瓣反流的彩色多普勒血流图像

AO：主动脉；LA：左心房；LV：左心室；RA：右心房；RV：右心室

图14-7为经食管超声显示右心房黏液瘤的彩色多普勒血流图像。与图14-3同一患者，心底部四腔切面显示舒张期三尖瓣口血流沿瘤体边缘进入右心室，三尖瓣口狭窄，表现为较窄的蓝色血流束。

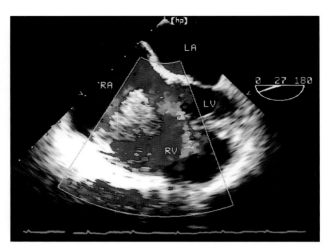

图14-7 经食管超声显示右心房黏液瘤的彩色多普勒血流图像

LA：左心房；LV：左心室；RA：右心房；RV：右心室

三、诊断和鉴别诊断

超声心动图作为一种非损伤性诊断方法，对心脏黏液瘤的诊断有特殊价值，其准确性可达100%，已成为目前诊断心脏黏液瘤的首选方法。在检查时应对心脏黏液瘤的部位、个数、大小、形态、活动度、蒂的大小、房室瓣口梗阻程度及其与心内周围结构关系等方面进行系统、全面的观察，为手术治疗提供详细的资料。另外，对术后患者的随访观察也是十分重要的。

鉴别诊断主要包括风湿性二尖瓣狭窄、左心房内血栓形成、恶性黏液肉瘤、横纹肌肉瘤等。与左心房黏液瘤不同，左心房血栓多发在左心房的后壁、左心耳内，基底较宽无蒂，形态不整，回声强弱不均，活动度较小或无活动度。动态观察时不易变形或移位。一般伴有原发性心脏疾病，如风湿性二尖瓣狭窄等。

图14-8为血管平滑肌瘤的超声图像，图14-8A于下腔静脉内见一肿物，连于右心房内。图14-8B为非标准心尖四腔心切面，可见肿物通过三尖瓣进入右心室，后经手术证实，为血管平滑肌瘤。

血管平滑肌瘤属于良性肿瘤，瘤体呈透明的玻璃样状，表面光滑，呈固态，有活动度，起始于子宫，沿静脉血管壁呈蔓延式生长，速度较慢，有再发、转移及恶化的可能。具有雌激素依赖性，均发于女性，年龄在28~80岁。患子宫肌瘤或行子宫切除术的女性发病率更高。

第14章 心脏肿瘤

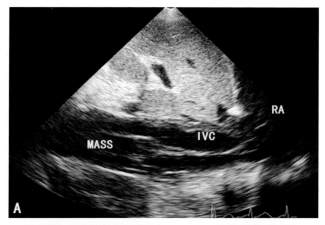

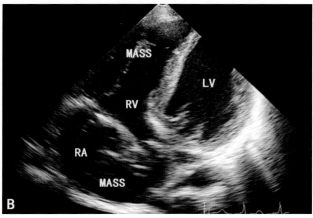

图14-8 血管平滑肌瘤的超声图像

IVC：下腔静脉；LV：左心室；MASS：肿物；RA：右心房；RV：右心室

肿瘤来源：① 肿瘤直接来源于静脉壁的平滑肌；② 平滑肌瘤侵袭的子宫肌层静脉壁平滑肌。

图14-9为横纹肌瘤超声图像，图14-9为心尖四腔心切面，于右心室内可见一肿物附着于右心室壁，后经手术证实，为横纹肌瘤。

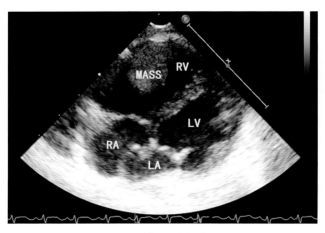

图14-9 横纹肌瘤超声图像

LA：左心房；LV：左心室；MASS：肿物；RA：右心房；RV：右心室

心脏横纹肌瘤虽然罕见，但在小儿原发性心脏肿瘤中仍为最常见的一种类型，以婴幼儿最为多见。典型的瘤细胞为含有空泡和大量糖原的大细胞，被称为"蜘蛛细胞"。多见于结节性硬化症家族史中，以良性多见，可单发，也可多发，倾向于多发性。

恶性肿瘤

恶性肿瘤常位于心肌或心包腔内，由于其浸润性生长特性，也可突入到心脏之内。恶性肿瘤的定性需术后或尸检的病理诊断。

在切面超声图像上恶性肿瘤的基底广泛，与心壁关系密切，一般无活动度。常引起不同程度的心包积液，积液多为血性。由于对心肌的浸润，常导致心肌功能障碍。

图14-10为心包腔内恶性间皮瘤的切面超声图像。图14-10-A，左心室长轴可见大量心包积液。图14-10-B，在主动脉、肺动脉根部短轴切面显示该瘤体附着于部分肺动脉和主动脉壁及两者结合处，瘤体弱回声，基底较宽，无蒂，突向心包积液内。动态观察显示瘤体较软，随心动周期在心包积液内摆动，其形态多变。病理证实为恶性间皮瘤。

图14-11为右心房恶性黏液肉瘤的切面超声图像。在心尖四腔切面上显示右心房右侧壁及心房顶部弥漫附着面积较大的强回声，占据右心房大部，并累及三尖瓣环及部分右心室侧壁，三尖瓣环变窄。动态观察无明显的活动度及形态改变。术后证实为右心房内恶性黏液肉瘤，浸润到心包膜及右心室壁。

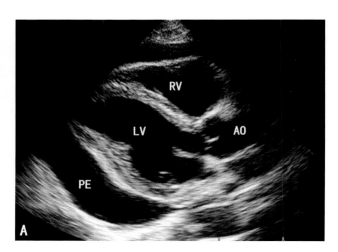

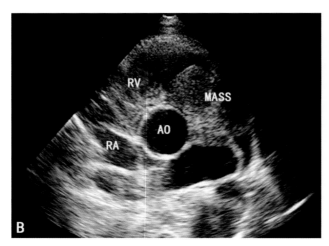

图14-10 心包腔内恶性间皮瘤的切面超声图像

AO：主动脉；LV：左心室；MASS：肿物；PE：心包积液；RA：右心房；RV：右心室

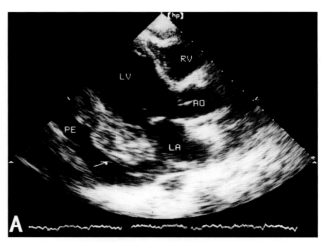

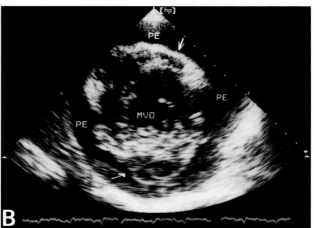

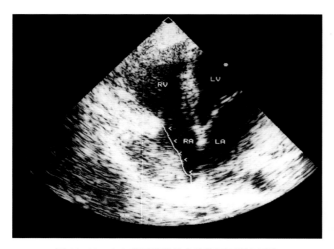

图14-11 右心房恶性黏液肉瘤的切面超声图像

LA：左心房；LV：左心室；RA：右心房；RV：右心室

图14-12为左心室心肌恶性肿瘤的切面超声图像。左心室长轴切面上显示近心底的左心室后壁心肌呈团块样，回声强弱不均匀，突向左心室后壁后方心包腔内，箭头示。心包腔内有液性暗区，左心室后壁后方积液量多，图14-12-A。左心室短轴二尖瓣口和乳头肌水平切面显示左心室后壁心肌较大的团块回声，强弱不等，形态不整，向后突入心包腔内，向上箭头示。心包腔内环形液性暗区，左心室前壁前方心包膜脏层明显增厚，回声增强，向下箭头示，图14-12-B/C。动态观察时，左心室后壁心肌向心运动明显减弱。该患者半年后死于心力衰竭。

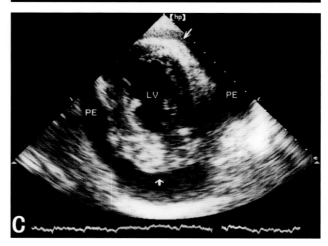

图14-12 左心室心肌恶性肿瘤的切面超声图像

AO：主动脉；LA：左心房；LV：左心室；MVO：二尖瓣口；PE：心包积液；RA：右心房；RV：右心室

图14-13为原发性肺动脉血管肉瘤超声图像，显示肺动脉瓣上主肺动脉内呈弱回声团（箭头示），延续至左、右肺动脉内，彩色多普勒未见明显血流通过左右肺动脉内。术后病理证实为原发性肺动脉血管肉瘤。

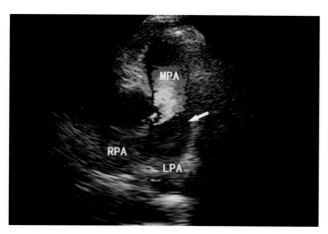

图14-13 原发性肺动脉血管肉瘤切面超声图像
LPA：左肺动脉；MPA：主肺动脉；RPA：右肺动脉

（崔　莉，任卫东）

第 15 章
纵隔肿瘤

纵隔肿瘤指纵隔原发性肿瘤，良性多见。纵隔简单地分为前纵隔、中纵隔和后纵隔。以气管和心脏为界，其前方为前纵隔，后方为后纵隔，气管和心脏所在位置为中纵隔。由于心脏位于中纵隔，其邻近的纵隔组织出现肿瘤后常对其压迫或浸润。心脏位置、心内结构及血流因此而发生变化。常见的前隔肿瘤有胸腺瘤、畸胎瘤、胸骨后甲状腺瘤和淋巴瘤等。中纵隔肿瘤有淋巴瘤、支气管囊肿、心包囊肿。后纵隔肿瘤常为神经源性肿瘤。

超声图像

位于胸骨后及左侧胸腔的纵隔肿瘤用左胸骨旁探测区和心尖探测区。位于右侧胸腔的肿瘤用右胸骨旁探测区及剑下探测区。需要判定上腔静脉及主、肺动脉受压情况时，可用食管内探测区。通过常规的切面或非常规的切面进行检查。从整体上对肿瘤的前后径、上下径及左右径进行测量。

当纵隔肿瘤压迫心脏时，心脏的位置发生改变，高位的肿瘤可使心脏位置下移。左、右侧的肿瘤将心脏压向对侧。有时常规的左胸骨旁探查窗不易显示标准的左心室长轴切面。

纵隔肿瘤在切面图上的直接表现为心旁有附加回声，形态多不规整，多数回声为实质性弱回声，也可回声强弱不等，或呈液性暗区。纵隔肿瘤的回声面积较大，范围较广。不同纵隔肿瘤回声的位置各异，可位于前、中、后纵隔区。中纵隔的肿瘤回声常包绕心脏结构，并压迫心底部大血管，导致大血管管腔变窄。当累及心包膜时出现心包积液。

频谱多普勒和彩色多普勒有助于判定心脏及大血管的血流状况、肿瘤回声内的血流是否丰富。

图 15-1 为前纵隔肿瘤的切面超声图像。该肿物位于前纵隔偏右侧，范围较广，自心脏及心底大血管的右前方和正前方向左延伸至主动脉、肺动脉处。肿瘤的上下径为 16 cm，前后径平均为 7 cm。图

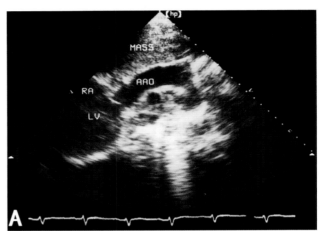

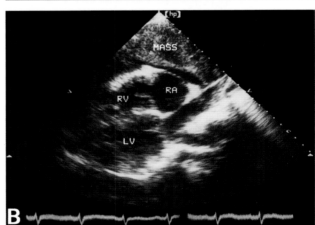

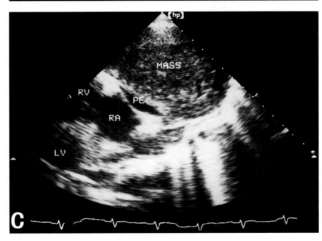

图 15-1　前纵隔肿瘤的切面超声图像

AAO：升主动脉；LA：左心房；LV：左心室；MASS：肿物；PE：心包积液；RA：右心房；RV：右心室

15-1- A/B/C 分别为右胸骨旁右锁骨下主动脉长轴切面，右胸骨旁 2~3 肋间，3~4 肋间右心长轴切面图像。肿物为实质性弱回声、均匀一致，分别位于主动脉弓的右前方、右心的正前方和右前方。心脏向左下方移位。右侧心包腔内有局限性液性暗区。心脏及主动脉内径未见受压变窄。彩色血流图像参见图 15-5。该患者因肿瘤较大，未做手术，无病理学资料。

图 15-2 为中纵隔肿瘤的切面超声图像。左心室长轴切面上显示心脏位置正常，肿瘤呈实质性弱回声，面积较广，包绕升主动脉，升主动脉发出后内径逐渐变小，实测值为 22 mm。左心房明显受压变小，心尖上翘。心包腔内有局限液性暗区，位于右心室前壁前方，图 15-2-A。主动脉，肺动脉根部短轴切面显示升主动脉和肺动脉完全被弱回声的

肿瘤包绕。升主动脉内径受压变小，主肺动脉窄后扩张，内径明显大于升主动脉，肺动脉后壁后方和升主动脉前壁前方连接处有明显的回声增强，提示纤维化和钙化，图 15-2-B。其主动脉和肺动脉的彩色血流图像参见图 15-6。动态观察测量该肿瘤位于胸骨左缘 2~5 肋间，胸骨右缘 3~5 肋间。左右径最大约 20 cm，上下径最大约 20 cm，前后径最大约 15 cm。

该患者临床考虑为淋巴源性占位，未手术，无病理资料。

图 15-3 为后纵隔肿瘤的切面超声图像。左心室长轴切面上显示左心房后壁及左心房室环后方有一椭圆形实质性肿瘤回声，其内有不均匀的较强回声。左心房明显受压变小，左心房室环前移，心包腔内有液性暗区，图 15-3-A。在心尖四腔切面上

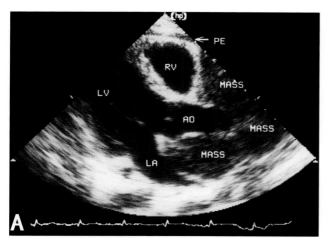
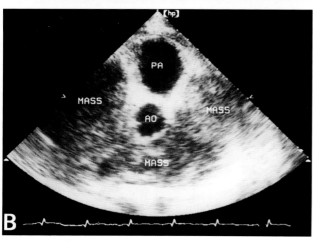

图 15-2　中纵隔肿瘤的切面超声图像
AO：主动脉；LA：左心房；LV：左心室；MASS：肿物；PA：肺动脉；PE：心包积液；RV：右心室

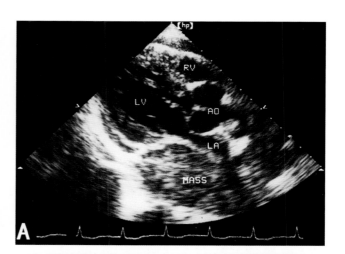
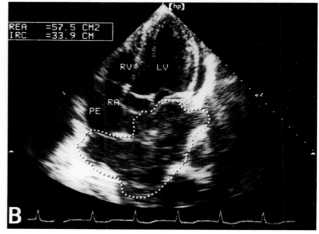

图 15-3　后纵隔肿瘤的切面超声图像
AO：主动脉；LA：左心房；LV：左心室；MASS：肿物；PE：心包积液；RA：右心房；RV：右心室

显示左心房后方肿瘤呈不规整形，范围较广，延伸至右心房后部，左心房明显受压变小，心包腔内有液性暗区，图15-3-B。

图15-4为前、中纵隔肿瘤的超声图像。该肿瘤主要位于前纵隔，在右心室前壁和肺动脉的前方，左右径22 cm，前后径13 cm，上下径17 cm。左心室长轴切面上显示巨大的肿瘤实质性弱回声将心脏底部压向后方，右心室前壁明显受压，右心室腔变形，右心室流出道及升主动脉结构显示不清。左心房明显受压变小，心尖上翘明显，图15-4-A。胸骨右缘右心两腔切面显示右心室壁受压，右心室腔变形、缩小，右心房增大，图15-4-B。动态观察时，肺动脉极难显示，频谱多普勒探及肺动脉血流速度加快，图15-4-C。其彩色血流图像参见图15-8。该患者由于肿瘤较大，与心脏关系密切，未做手术。临床上高度怀疑淋巴肉瘤，采取放疗加化疗的方式，数月后该肿瘤明显缩小。

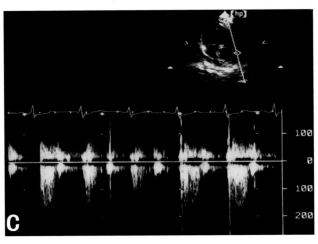

图15-4 前、中纵隔肿瘤的超声图像
AO：主动脉；LA：左心房；LV：左心室；RA：右心房；RV：右心室

图15-5与图15-1为同一患者。右胸骨缘上腔静脉长轴切面上显示上腔静脉轻度受压，内径实测值为8～12 mm。整个上腔静脉近心段血流正常，表现为较均匀的淡蓝色，仅入右心房口处血流加快，出现色彩混叠。肿瘤断面内只显示零星的彩色血流点，表明其内血管不丰富。

图15-6与图15-2同一患者。左心室长轴切面上显示主动脉血流正常，表现为均匀一致的蓝色，图15-6-A。在主动脉根部短轴切面上显示肺动脉环处受压变窄后收缩期血流速度加快，表现为以黄、蓝为主的混叠色彩，图15-6-B。

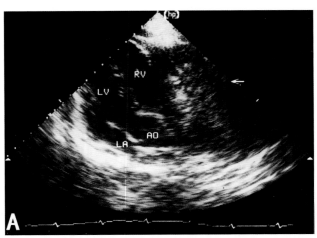

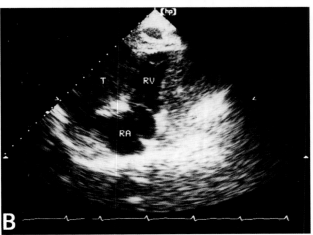

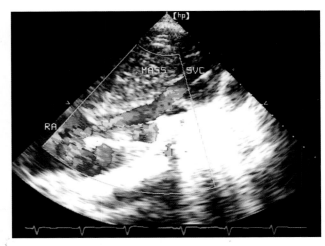

图15-5 前纵隔肿瘤的右胸骨缘上腔静脉长轴切面彩色血流图像
SVC：上腔静脉；MASS：肿物；RA：右心房

118

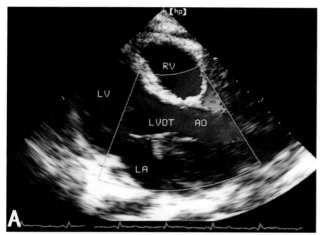

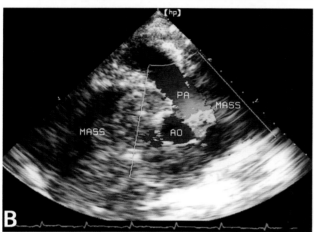

图15-6 中纵隔肿瘤的彩色血流图像

AO：主动脉；LA：左心房；LV：左心室；LVOT：左心室流出道；MASS：肿物；PA：肺动脉；RV：右心室

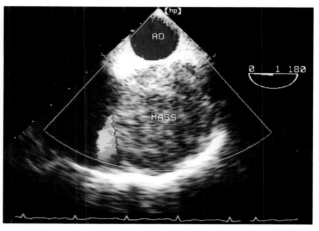

图15-7 后纵隔神经母细胞瘤的彩色血流图像

AO：主动脉；MASS：肿物

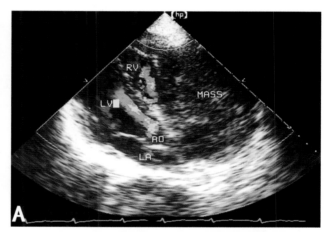

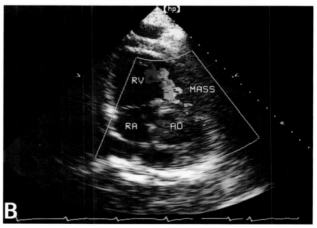

图15-8 中纵隔肿瘤的彩色血流图像

AO：主动脉；LA：左心房；LV：左心室；MASS：肿物；RA：右心房；RV：右心室

图15-7为后纵隔神经母细胞瘤的彩色血流图像。经食管降主动脉胸段短轴切面显示肿瘤近球形，有明确的包膜，肿瘤内无血流显示。分别在包膜的两侧有血流显示。肿瘤恰位于降主动脉胸段的正后方，临床上曾疑诊为动脉瘤。

图15-8与图15-4为同一患者。左心室长轴切面上显示由于心底部被压向后、向下，右心室和左心室的收缩期血流方向改变，右心室更明显，图15-8-A。主动脉根部短轴切面上显示通过肺动脉的彩色血流束稀疏，不连续，且无明确的肺动脉结构，图15-8-B。

（陈昳馨，任卫东）

第 16 章
肺源性心脏病

肺源性心脏病，简称肺心病，分为急性和慢性两类，后者多见。主要是由于支气管—肺组织或肺动脉血管病变导致肺动脉压力升高所致的心脏病。本章简要介绍慢性肺源性心脏病。

一、病因和病理

病因包括支气管、肺疾病、胸廓运动障碍性疾病、肺血管病变等。常见慢性支气管炎并发阻塞性肺气肿，少见的有脊椎病变、胸膜粘连、原发肺动脉高压等。均可导致肺循环阻力增加，肺动脉高压，进而使右心室扩大、肥厚，最终引起右心衰竭。

二、切面超声图像

肺心病患者多伴有肺气肿、桶状胸及膈肌下移，年龄偏大，因此胸前区检查时透声条件较差，常需左侧卧位，探头位置较低，在 6～7 肋间。剑下探测窗透声条件较好，是经常选择的检查部位。

肺心病的切面超声图像主要表现在右心系统，左心室长轴切面上显示右心室流出道增宽（>30 mm），右心室扩大（> 20 mm），室间隔偏向左心室侧，左心室腔相对变小，右心室壁肥厚（>4 mm）。心尖四腔心切面显示右心扩大，右心比例增大。主动脉根部短轴切面显示主肺动脉扩张（>主动脉内径），左、右肺动脉内径增宽，右肺动脉内径大于18 mm。

图16-1为慢性肺心病的切面超声图像。图16-1-A为左心室长轴切面，显示右心室扩大，右心室流出道增宽。左心室腔比例减小。图16-1-B为左心室中部短轴切面，显示右心室腔扩大，室间隔偏向左心室侧，较平直，正常左心室短轴的"O"形消失，代之以"D"形。图16-1-C为主动脉根部短切面，显示右心室流出道及主肺动脉，右、左肺动脉明显扩张。

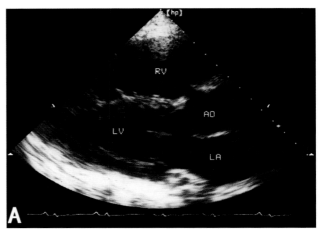
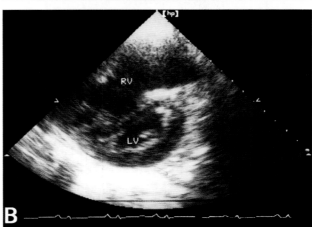
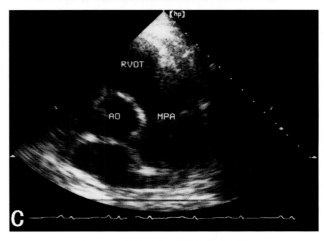

图16-1　慢性肺心病的切面超声图像

AO：主动脉；LA：左心房；LV：左心室；MPA：主肺动脉；RV：右心室；RVOT：右心室流出道

图 16-2 为原发性肺动脉高压的 M 型及切面超声图像。图 16-2-A 为左心室长轴切面显示右心室腔及右心室流出道扩大，右心室壁及右心室节制索明显肥厚，实测值 8～9 mm。心包腔内有液性暗区。图 16-2-B 为心室中部短轴切面设置 M 型取样线，M 型图像显示右心室壁肥厚，向上箭头示。右心室腔扩大，室间隔运动前后摆动，向下箭头示。同时见心包腔内液性暗区。

导下设置连续波多普勒取样线，测量三尖瓣反流峰速度，进而间接估测肺动脉收缩压。

图 16-3 与图 16-1 为同一慢性肺心病的频谱多普勒图像。图 16-3-A 为脉冲波取样容积设置在肺动脉瓣口，频谱显示加速时间、射血时间缩短，峰值前移。图 16-3-B 为三尖瓣反流的连续波多普勒频谱，峰速度近 3.8 m/s，压差 58 mmHg，间接估测肺动脉收缩压近 70 mmHg。

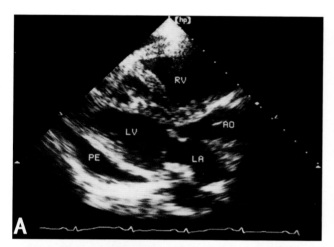

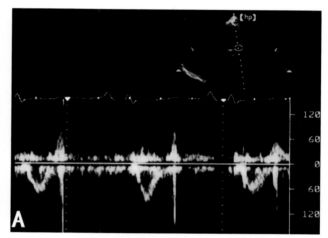

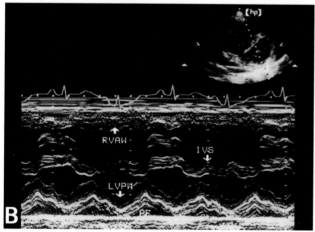

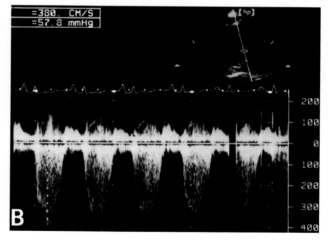

图 16-2　原发性肺动脉高压的 M 型及切面超声图像

AO：主动脉；IVS：室间隔；LA：左心房；LV：左心室；LVPW：左心室后壁；PE：心包积液；RV：右心室；RVAW：右心室前壁

图 16-3　慢性肺心病的频谱多普勒图像

三、频谱多普勒和彩色多普勒血流图像

由于肺动脉高压、肺动脉瓣血流频谱发生变化，表现为收缩期血流加速时间缩短，加速度增快，峰值前移，射血时间也缩短。峰速度常较低，多在 0.6 m/s 以内。常伴有轻度肺动脉瓣反流。

当伴有三尖瓣反流时，可在彩色血流图像的引

四、诊断和鉴别诊断

慢性肺心病是在慢性支气管、肺组织疾病的基础之上发展而来的，常常伴有肺气肿和膈肌下移。慢性支气管，肺疾病伴有右心系统负荷过重时，即可诊断为慢性肺心病。

需鉴别的疾病有成人的房间隔缺损、三尖瓣脱垂伴反流、右心扩张型心肌病及右心室肌纤维发育

不良。这些病变均可导致右心扩大或伴有肺动脉高压，但一般没有慢性支气管炎、肺疾病史。

肺动脉高压的超声心动图评估

应用超声心动图评估肺动脉高压已经成为临床常规内容，与传统的心导管方法相比较，超声心动图方法具有简便、准确、无创和易重复的优点，虽然是间接评估方法，但由于其在定量评估肺动脉高压方面的可靠性，已广泛应用于临床。

一、肺动脉高压的定义和程度

肺动脉高压是指在海平面条件下，足月儿出生后3个月，安静状态下右心导管方法测定的肺动脉平均压（PAMP）>25 mmHg。新生儿期，体肺循环经历了从子宫内到子宫外的巨大变化，体循环压力逐渐升高，肺循环的压力随着肺通气和肺泡膨胀而快速下降，通常在2周内降至接近正常生理水平，之后是一个缓慢的下降过程，生后3个月降到正常生理水平。

肺动脉高压通常分为轻、中、重3种程度。

轻度肺高压，指肺动脉收缩压（PASP）>25 mmHg，但<40 mmHg，肺动脉压力（Pp）/主动脉压力（Ps）<0.5。

中度肺高压，指肺动脉收缩压（PASP）>40 mmHg，但<70 mmHg，Pp/Ps0.5~0.75。

重度肺高压，指肺动脉收缩压（PASP）>70 mmHg，Pp/Ps>0.75。

二、超声心动图评估肺动脉高压的方法

需要说明的是，不论是反流法还是分流法，超声心动图并不能直接测量肺动脉的压力，而是通过反流或分流测量压差，间接估测肺动脉的压力。

（一）反流法

适用于所有先天性和后天性心脏病患者，包括三尖瓣反流法和肺动脉瓣反流法。

1.三尖瓣反流法，是目前使用最广的方法，采用的是连续波多普勒检测技术。该方法的应用前提是不存在右心室流出梗阻。

首先在彩色多普勒血流图像的指引下测量最大三尖瓣反流峰速度 V，然后根据简化的 Bernoulli 方程，计算出右心室-右心房间收缩期压差 ΔP，

$$\Delta P=4V^2$$

代入下面公式间接计算出 PASP

$$PASP=\Delta P+RAP$$

RAP 为右心房压，正常右心房压在 0~5 mmHg。当右心房压力升高时，可以根据下腔静脉的情况进一步估测。

下腔静脉内径<20 mm，随呼吸内径变化明显，RAP 估测为 5 mmHg；

下腔静脉内径>20 mm，随呼吸内径变化明显，RAP 估测为 10 mmHg；

下腔静脉内径>20 mm，随呼吸内径变化不明显，RAP 估测为 15 mmHg。

图 16-4 为慢性肺心病伴重度肺动脉高压的超声图像，患者为 68 岁女性。图 16-4-A 为胸骨旁四腔心切面，彩色多普勒显示三尖瓣中-重度反流信号；图 16-4-B 为三尖瓣反流的连续多普勒频谱，反

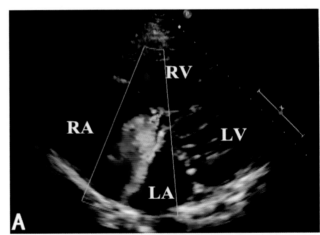

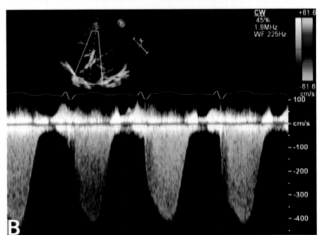

图 16-4　慢性肺心病伴重度肺动脉高压超声图像

LA：左心房；LV：左心室；RA：右心房；RV：右心室

流峰速4.2 m/s，峰值压差72 mmHg，该患者下腔静脉内径增宽，随呼吸内径变化明显，间接估测肺动脉收缩压82 mmHg。

图16-5为重度肺动脉高压的M型超声图像，患者为44岁女性。该患者下腔静脉内径扩张，实测值21mm，垂直下腔静脉设置取样线，显示下腔静脉内径随呼吸运动变化幅度小于50%。

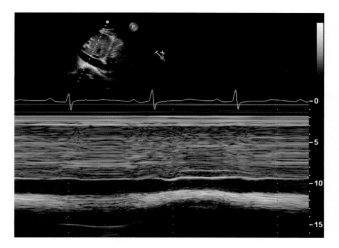

图16-5 重度肺动脉高压M型超声图像

虽然三尖瓣反流法是临床实用的方法，但也存在一定的影响因素和评估误差。比如三尖瓣反流量过小、取样角度和血流束角度偏离，增益调整不合适，测量点选择不当等都可能造成评估误差。同时应密切结合其他伴随肺动脉高压的超声心动图改变，比如有无右心扩大、右心室壁肥厚、室间隔曲率半径变化、肺动脉扩张和肺动脉瓣口血流频谱参数的变化等，见图16-6、图16-7。另外，当三尖瓣环明显扩张，收缩期三尖瓣较大对合间隙，三尖瓣反流为非限制性反流的情况下，不适合用三尖瓣反流法估测肺动脉高压。

图16-6为完全型肺静脉异位引流伴重度肺动脉高压二维超声图像，患者为42天女婴。图16-6-A为左心室长轴切面，显示右心室显著扩大，室间隔突向左心室，左心室明显发育不良。图16-6-B为左心室短轴切面，显示右心比例增大，右心室壁增厚，箭头示室间隔曲率半径增大，左心室形态由正常的"O"形转变为"D形"。

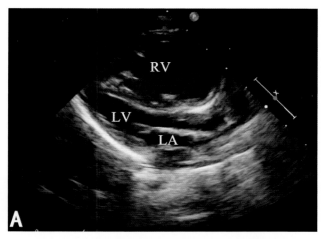
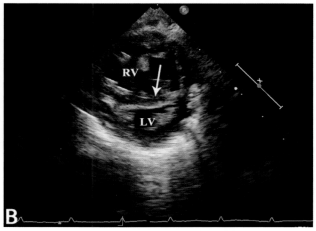

图16-6 完全型肺静脉异位引流伴重度肺动脉高压二维超声图像
LA：左心房；LV：左心室；RV：右心室

图16-7与图16-5为同一患者的胸骨旁大动脉短轴切面，显示肺动脉内径显著增宽，实测值30~34 mm。

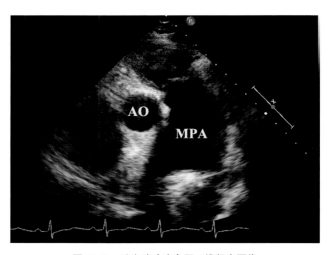

图16-7 重度肺动脉高压二维超声图像
AO：主动脉；MPA：主肺动脉

在初步判定有无，或可疑肺动脉高压时，可以参照欧洲心脏病协会在 2009 年修订的《肺动脉高压诊疗指南》，在设定 RAP 为 5mmHg 的条件下，依据间接估测的 PASP 值，结合其他超声心动图改变判定如下：

排除肺动脉高压，三尖瓣反流峰速度≤2.8 m/s，PASP 值≤36 mmHg，不存在其他支持肺动脉高压的超声心动图改变。

可疑肺动脉高压，三尖瓣反流峰速度≤2.8 m/s，PASP 值≤36 mmHg，但存在其他支持肺动脉高压的超声心动图改变；三尖瓣反流峰速度为 2.8~3.4 m/s，PASP 值 36~50 mmHg，不论是否存在其他支持肺动脉高压的超声心动图改变。

存在肺动脉高压，三尖瓣反流峰速度在>3.4 m/s，PASP 值>50 mmHg，不论是否存在其他支持肺动脉高压的超声心动图改变。

2. 肺动脉瓣反流法

首先在彩色多普勒血流图像的指引下获取肺动脉瓣反流频谱，见图 16-8，形态为近梯形，舒张早期（B 点）反流速度最大，至舒张末期（C 点），反流速度最小。可以分别测量最大肺动脉瓣反流峰速度 V_B 和 V_C，然后根据简化的 Bernoulli 方程，分别计算出肺动脉舒张期反流峰压差 ΔP，

$$\Delta P = 4V_B^2$$

代入下面公式间接计算出 PADP

$$PADP = \Delta P + RVP$$

RVP 为右心室舒张早期压，正常值为 0 mmHg 左右。

有文献报道 PADP 与肺动脉平均压（MPAP）有较好的关系，可以近似等同 MPAP。

若将 V_C 代入公式，可以测量肺动脉舒张末压，PAEDP

$$PAEDP = \Delta P + RVP$$

RVP 为右心室舒张末期压，与 RAP 相近。

图 16-8 为轻度肺动脉高压超声图像，患者为 31 岁女性。图 16-8-A 胸骨旁肺动脉长轴切面，彩色多普勒显示肺动脉瓣红色反流束；图 16-8-B 为肺动脉瓣反流的连续多普勒频谱，实测 V_B 约 3.1 m/s，间接估测肺动脉舒张压 38 mmHg。

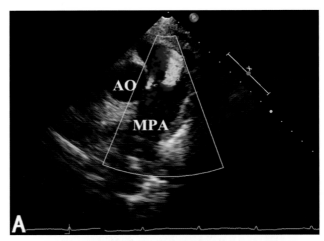
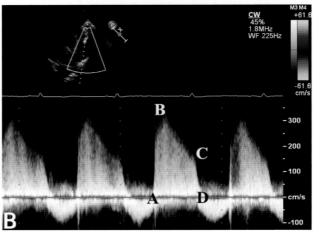

图 16-8　轻度肺动脉高压超声图像

AO：主动脉；MPA：主肺动脉

（二）分流法

适用于室水平和大动脉水平有分流的先天性心脏病患者。

1. 室水平分流法

在室间隔缺损的患者中使用。首先在彩色多普勒血流图像的指引下测量最大室水平左向右分流锋速度 V，然后根据简化的 Bernoulli 方程，计算出左心室-右心室间收缩期压差 ΔP，

$$\Delta P = 4V^2$$

代入下面公式间接计算出 PASP

$$PASP = SBP - \Delta P$$

SBP 为肱动脉收缩压，即血压值，在没有左右心室流出道狭窄的情况下，SBP 代表左心室收缩压，正常成人为 120 mmHg 左右。

图 16-9 为单纯膜肌部室间隔缺损超声图像，患者为 18 个月男童。图 16-9-A 为大动脉短轴切

面，彩色多普勒显示经室间隔膜肌部花色左向右分流；图16-9-B为室间隔缺损处连续多普勒血流频谱，实测峰速约5.4 m/s，左、右心室间收缩期压差116 mmHg，无肺高压。

代入下面公式间接计算出PASP：

PASP（PADP）=SBP（SDP）-ΔP

SBP为肱动脉收缩压，PADP为肺动脉舒张压，SDP为肱动脉舒张压。

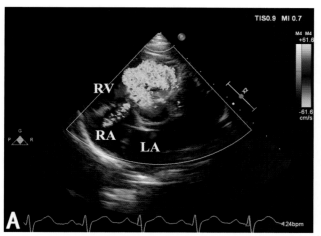
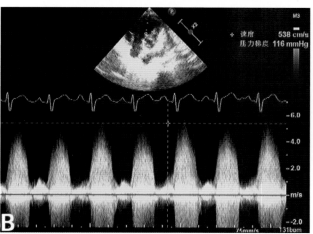

图16-9　单纯膜肌部室间隔缺损超声图像
LA：左心房；RA：右心房；RV：右心室

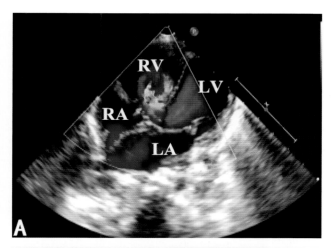
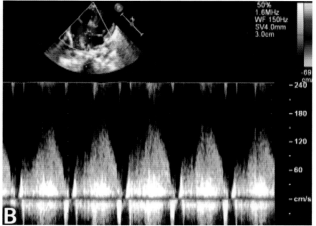

图16-10　膜肌部室间隔缺损伴重度肺动脉高压超声图像
LA：左心房；LV：左心室；RA：右心房；RV：右心室

图16-10为较大膜肌部室间隔缺损伴重度肺动脉高压超声图像，患儿为6个月女婴。图16-10-A为胸骨旁四腔心切面，彩色多普勒显示红色过隔血流；图16-10-B为室间隔缺损处脉冲多普勒频谱，左向右分流峰速约1.6 m/s，间接估测肺动脉收缩压约110 mmHg。

2.大动脉水平分流法

在动脉导管未闭的患者中使用。首先在彩色多普勒血流图像的指引下测量最大降主动脉至肺动脉分流锋速度V，然后根据简化的Bernoulli方程，计算出降主动脉-肺动脉间收缩期和或舒张期压差ΔP，

$$\Delta P=4V^2$$

图16-11为单纯动脉导管未闭超声图像，患儿为4个月男婴。图16-11-A为胸骨旁大动脉短轴切面，彩色多普勒显示自降主动脉向肺动脉内走行的红色左向右分流信号；图16-11-B为分流的连续多普勒频谱，血流峰速约4.6 m/s，压差86 mmHg。

图16-12与图16-5为同一患者。图16-12-A为胸骨旁肺动脉长轴切面，彩色多普勒显示自降主动脉流向肺动脉内的红色左向右分流信号；图16-12-B为分流的连续多普勒频谱，收缩期分流峰速2.4 m/s，间接估测肺动脉收缩压97 mmHg，无肺高压。

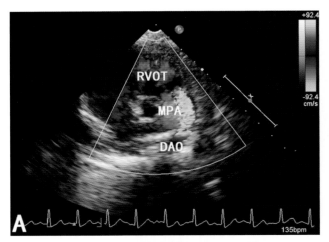

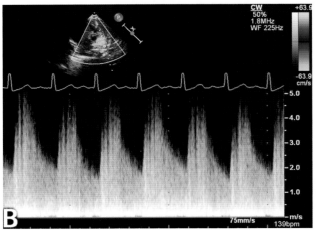

图 16-11　单纯动脉导管未闭超声图像

DAO：降主动脉；MPA：主肺动脉；RVOT：右心室流出道

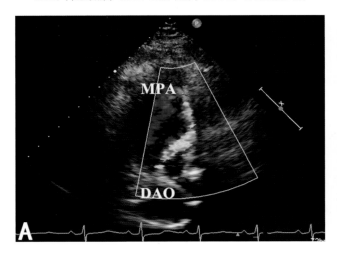

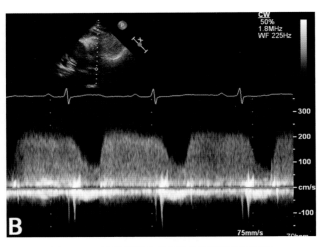

图 16-12　动脉导管未闭伴肺动脉高压超声图像

DAO：降主动脉；MPA：主肺动脉

图 16-13 为动脉导管未闭伴肺动脉高压超声图像，患儿为 38 天女婴。图 16-13-A 为胸骨旁肺动脉长轴切面，收缩期可见肺动脉内血流流向降主动脉的蓝色右向左分流信号；图 16-12-B 为连续多普勒频谱显示分流为双向，以收缩期负向血流为主。

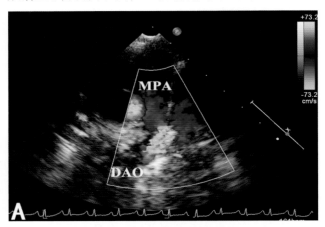

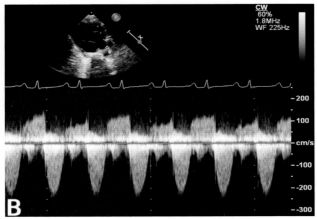

图 16-13　动脉导管未闭伴肺动脉高压超声图像

DAO：降主动脉；MPA：主肺动脉

（三）肺动脉瓣血流频谱法

肺动脉瓣血流频谱法适用于所有的先天性和后天性心脏病患者。

主要采用脉冲波多普勒技术，通过对频谱参数进行定量分析，间接评估肺动脉压力是否升高，它的临床价值有两个，一是可以根据目测肺动脉瓣血流频谱形态，做出可能有无肺动脉高压的初步判断，快速简便；二是对无法应用反流法和分流法对压力进行评估时的补充。

1.肺动脉瓣口血流频谱形态

正常肺动脉瓣口血流频谱形态为近"V"形，上升支与下降支基本对称，图16-14-A为健康体检者的肺动脉瓣口血流频谱，图16-14-B为该受检者的主动脉瓣口血流频谱。随着肺动脉压力的升高，上升支逐渐变得陡峭，峰值前移，射血时间减少，近似主动脉瓣口直角三角形频谱形态，有时可见频

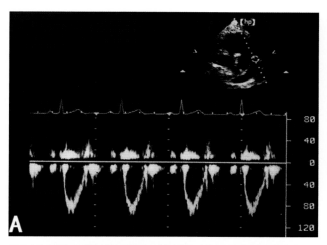

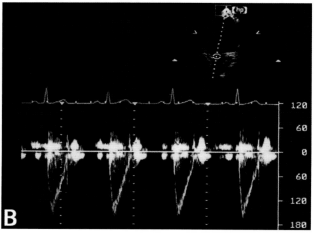

图16-14 健康体检者的肺、主动脉频谱多普勒图像

谱下降支有切迹，代表肺动脉瓣由于肺动脉高压，在收缩期有部分提前关闭运动。

图16-15-A为完全型肺静脉异位引流伴肺动脉高压肺动脉瓣口血流频谱，图16-15-B为该患者的主动脉瓣口血流频谱。

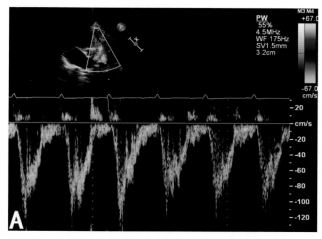

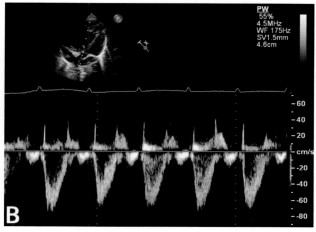

图16-15 完全型肺静脉异位引流伴肺动脉高压超声图像

2.肺动脉瓣口血流频谱速度参数

连接同步心电图，见图16-16。肺动脉瓣口血流频谱速度参数指标受心率和心律影响，也有较大的个体差异性，因此只作为辅助方法应用。

右心室射血前期时间（RPEP）延长，RPEP为同步心电图QRS波起始点至肺动脉口血流频谱起始点的时间，正常值40~60 ms，肺动脉高压<80ms。

加速时间（AT）缩短，AT为肺动脉口血流频谱起始点至峰值点的时间，正常值约120 ms，肺动脉高压时小于100 ms，重度肺高压时小于60 ms。

右心室射血时间（RVET）缩短，射血时间（ET）为肺动脉口血流频谱起始点至终止点的时

间，正常值300~400 ms，肺动脉高压时小于200~
250 ms。

RPEP/RVET比值，肺动脉高压时大于0.35。

AT/RVET比值，肺动脉高压时小于0.2。

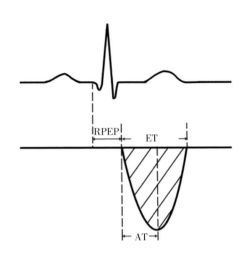

图16-16　肺动脉血流频谱示意图

AT：加速时间；ET：射血时间；RPEP：右心室射血前期时间

（刘开薇，任卫东）

第 17 章

人工起搏器

一、人工起搏器的分类

1. 非同步型起搏器，如 AOO、VOO，为第一代起搏器。

2. 同步型起搏器，如 AAI、VVI、AAT、VVT 等，为第二代起搏器。

3. 生理性双腔起搏器，如 DDI、DVI、VAT、VDD，为第三代起搏器。

4. 房室全能型起搏器，也称全自动型，即 DDD 型，为第四代起搏器。

5. 频率应答式起搏器，如 AAIR、VVIR、DDDR；具有除颤功能的起搏器，如 AID、AICD、PCD，为第五代起搏器。

目前国内应用的多为第二代、第三代起搏器，第四代、第五代起搏器正逐渐在国内更多地应用。

二、人工起搏器的分类

1. 按放置时间：临时起搏器以及永久起搏器。

2. 按起搏器的性能：固有频率起搏器、按需型起搏器以及抗快速心律失常型起搏器。

3. 按电极导线植入的部位：

单腔起搏器：①VVI 起搏器：电极导线的头部放置在右心室心尖部的肌小梁处；②AAI 起搏器：电极导线头部放置在右心耳的梳状肌内。

双腔起搏器：如 DDD 起搏器：两支电极导线常分别放在右心耳（心房）和右心室心尖部（心室），进行房室顺序起搏。

三腔起搏器：①双房（左心房+右心房）+右心室的三腔起搏（治疗和预防阵发性房颤）；②右心房+双室（右心室+左心室）的三腔起搏（治疗顽固性心衰）。

四腔起搏器：双房+双室（治疗同时有心衰和阵发性房颤）

三、超声检查

1. 正常状态起搏器

超声检查内容主要包括起搏器电极、导线、三尖瓣反流情况及心脏各腔室大小及各瓣口血流。

由于起搏器种类较多，检查时应有针对性。比如，VVI 起搏器，为单极，一条导线，电极固定在右心室心尖处心内膜下。DDD 起搏器为双极，两条导线。心室电极固定在右心室心尖处心内膜下，心房电极固定在右心耳心内膜下。

可选择胸骨旁心尖四腔切面，剑下四腔切面，心尖短轴切面和胸骨右缘上腔静脉长轴切面。

电极为金属强回声，无中空。直径 2 mm 左右，位于右心室心尖处或右心耳处，无活动度。导线也为金属强回声，与电极相连，两条线样强回声之间为中空无回声区，系导线内金属丝为螺旋状，似弹簧样所致。导线表面光滑。多切面追踪显示电极、导线的位置和走行过程。

由于导线通过三尖瓣进入右心室，部分人可有轻度三尖瓣反流。

2. 人工起搏器并发症

（1）电极脱位：是心内膜电极最常见并发症之一，发生率为2%～8%。90%的电极脱位发生在术后1周内，尤其是术后24～48小时，脱位也可发生于术后1个月以后。由于电极未能很好地固定在心内膜下，超声检查可见电极松动现象，或游离于心室壁，甚至可回至右心房或上腔静脉。

（2）导线打结：较少见，导线打结的位置多在右心室腔，导线回声非线样，呈结节状。

（3）导线折断：发生率为1%～9%。断裂可以发生在导线的任何部位，最常见于锁骨下静脉，其原因可能与锁骨下结构的挤压、摩擦有关。断裂的导线残端可以在心室、心房内打结，或与心室心肌、瓣叶腱索粘连。

（4）电极导线嵌顿：可见于被动固定电极导线，可嵌顿于三尖瓣腱索或右心室节制索。

（5）其他电极位置异常：由穿刺针误入胸腔刺破肺脏，从而引起气胸、血胸或血气胸，为严重并发症；由穿刺针误入锁骨下动脉，从而误置电极线于左心室；误将电极通过冠状静脉窦植入心大静脉内，引发左心室起搏，导致心脏性猝死。

（6）心肌穿孔：严重并发症之一，发生率为0.6%，多发生在术中，也可在术后数天甚或数年。心肌穿孔的部位多为导线尖端固定位置，主要为心房肌和心室肌，包括房室间隔或房室游离壁。其中右心室心尖部的心室壁较薄，是最容易发生心肌穿孔的心室部位。心肌穿孔可导致起搏器植入性心包炎，多由主动固定导线固定在心房引起；也可导致心包填塞。超声检查可见电极尖端进入心包腔内，并有少量心包积血。

导致心肌穿孔的危险因素包括：①螺旋电极导线；②双极导线比单极导线高；③导线放置位置：由于心房壁较心室壁薄，故心房壁穿孔的概率远大于心室壁；④心脏基础病变与心脏手术史：心肌梗死、扩张型心肌病等心脏疾患，由于心脏扩张，室壁变薄容易发生心肌穿孔。既往有心脏外科手术史，也是心肌穿孔的高危因素；⑤高龄、女性：可能与老年人及女性患者的心肌较薄有关；⑥脊柱畸形：老年人脊柱后侧凸导致右心室导线置放困难，也是心脏穿孔的危险因素之一。

（7）心包填塞：发病率为0.05%~0.1%。多发生于起搏器植入术中或废弃导线拔出术中；术后也可出现，以术后1周多见，术后3个月后很少出现心包填塞，且有逐年递减趋势。

发生心包填塞的主要原因：①起搏器电极导线导致心肌穿孔，进而血液渗漏入心包；②导线拔出过程中的心肌撕裂损伤；③双室起搏时的冠状静脉窦内导线引起冠状静脉窦破裂穿孔；④有时导线穿孔本身并不一定引起心包填塞，而是穿孔后导线顶端划破心包膜上的血管造成心包填塞；⑤导线穿孔引起的心包炎是心包填塞的罕见原因之一。

（8）血栓形成：为心内膜导管电极起搏早期并发症，其中锁骨下静脉血栓形成发生率为3%。较大的血栓可引起肺梗死或三尖瓣口部分阻塞。

（9）感染性心内膜炎：发病率为1.5%~2.0%，占全部起搏器植入术后感染患者的10%，属于心内装置相关性感染性心内膜炎的一种。感染性心内膜炎是起搏器植入术后的严重并发症，一旦发生，病死率可达10%~30%。患者心腔内可见赘生物，赘生物可见于电极导线上，也可见于心脏瓣膜上，也可同时见于二者之上，超声表现为导线上附着团块状、不均质回声，也可仅表现为导线的不均匀增粗。患者可因赘生物而导致三尖瓣功能受损，导致中度以上反流，也可有瓣膜脱垂、穿孔、腱索断裂。

（10）三尖瓣异常：包括（中度以上）三尖瓣关闭不全和三尖瓣狭窄。起搏器电极导线引起三尖瓣关闭不全的机制包括瓣叶穿孔（多见于隔叶）、导线与瓣叶腱索粘连缠绕、导线撞击瓣叶等。

图17-1为VVI型起搏器患者的切面超声图像。

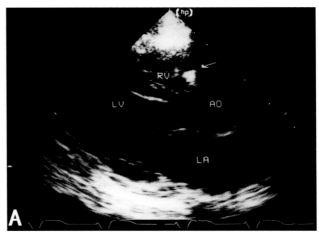

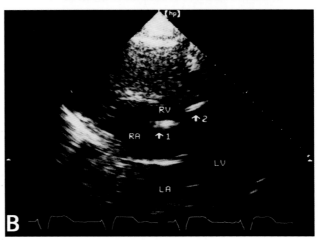

图17-1　VVI型起搏器患者的切面超声图像

AO：主动脉；LA：左心房；LV：左心室；RA：右心房；RV：右心室

图17-1-A为左心室长轴切面右心室腔内有强回声团块，箭头示。图17-1-B为剑下四腔切面显示导线分别位于右心房内（箭头1）和右心室内（箭头2），导线中央为无回声区。

图17-2为VVI型起搏器患者的剑下四腔切面彩色血流图像。由于条件理想，声束恰好经过大部分导线，在剑下四腔切面上显示出较完整的导线回声及其走行。导线回声起始在右心房中部，斜下箭头示，经过三尖瓣口进入右心室，并走向右心室心尖部，向上箭头示。同时见收缩期三尖瓣口以蓝色为主的反流束。

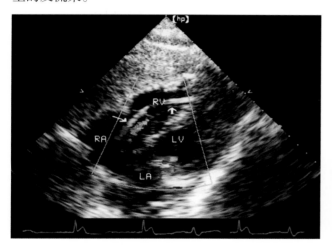

图17-2　VVI型起搏器的剑下四腔切面彩色血流图像
LA：左心房；LV：左心室；RA：右心房；RV：右心室

图17-3为起搏器患者电极脱位的切面超声图像。图17-3-A为大动脉短轴切面右心房腔内显示导线回声，箭头示。图17-3-B为胸骨旁肺动脉切面显示脱落的电极导线跨过肺动脉瓣，一直延续至右肺动脉内，箭头示。

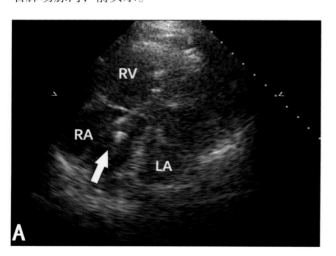

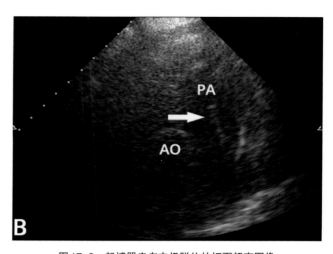

图17-3　起搏器患者电极脱位的切面超声图像
AO：主动脉；LA：左心房；PA：肺动脉；RA：右心房；RV：右心室

图17-4为起搏器患者导线附加血栓的切面超声图像。图17-4为右心室两腔心切面右心房腔内显示导线回声，导线表面可见中等回声团附着，箭头示。

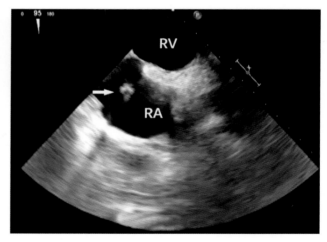

图17-4　起搏器患者导线附加血栓的切面超声图像
RA：右心房；RV：右心室

图17-5为起搏器患者导线附加赘生物的切面超声图像。图17-5为胸骨旁四腔心切面右心房腔内显示导线回声，导线表面可见低等回声团附着，箭头示。

图17-6为起搏器患者导线引起重度三尖瓣反流二维切面超声及彩色血流图像

图17-6-A为右心室两腔心切面右心室、右心房腔内显示两条导线回声，箭头示。图17-6-B为胸骨旁四腔心切面显示三尖瓣对合不良，伴有重度反流。

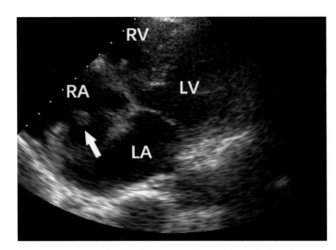

图 17-5　起搏器患者导线附加赘生物的切面超声图像
LA：左心房；LV：左心室；RA：右心房；RV：右心室

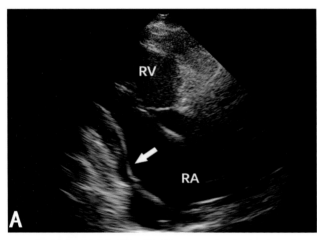

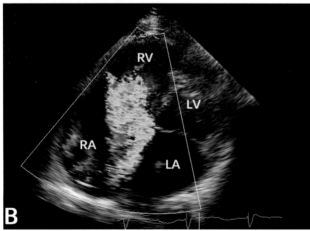

图 17-6　起搏器患者导线引起重度三尖瓣反流二维切面超声及彩色血流图像
LA：左心房；LV：左心室；RA：右心房；RV：右心室

附录 1：起搏器的五位代码命名

1985 年北美心脏起搏与电生理学会（NASPE）和英国心脏起搏与电生理工作组（Britsih Pacing and Electrophysiology Group；BPEG）共同编制了本编码，又称 NBG 编码（表 17-1）。NBG 代码表中前五位字母分别代表：

表 17-1　NBG 编码

第一位（Ⅰ）	第二位（Ⅱ）	第三位（Ⅲ）	第四位（Ⅳ）	第五位（Ⅴ）
A：心房	A：心房	T：触发型	P：单一的程控功能	P：抗心动过速起搏
V：心室	V：心室	I：抑制型	M：多程控功能	S：电击
D：双心腔	D：双心腔	D：T+I	C：遥测功能	D：P+S
O：无	O：无	O：无	R：频率适应功能	O：无此功能
			O：无程控功能	

注：起搏器制造厂家在第一位用 S 代表单心腔（即心房或心室）起搏，在第二位用 S 代表单心腔（即心房或心室）感应。

第一位（Ⅰ）：表示起搏（刺激）的心脏，只反映起搏功能。

第二位（Ⅱ）：表示感知的心腔，反映了起搏器的同步功能。

第三位（Ⅲ）：表示感知后的反应方式，即起搏器感知患者自身心搏后，采取什么方式达到同步作用避免节律竞争。

T：触发（triggered）：当起搏器感知到患者的自身心搏后，随即触发起搏器发放电脉冲，因该刺激是落在自身心搏形成的有效不应期内，故不会再激动心脏，从而避免节律竞争，达到同步目的。

I：抑制（inhibited）：起搏器感知到患者自身心搏后即抑制起搏器发放电脉冲，避免发生节律竞争，达到同步目的。

第四位（Ⅳ）：代表程控（P：单项，M：多项）或频率调节（R）功能。

R：调节（regulated）：起搏器根据感知反映某种生理参数的信号（例如机械振动、呼吸、心室起搏的 QT 间期、中心静脉血液温度等）而主动调节起搏频率。

第五位（Ⅴ）：代表抗快速心律失常的起搏治疗的工作方式，起搏方式（P）和电击方式（S），此数字很少应用，因为一般的起搏器均用于治疗心动过缓，快速性心律失常很少应用，植入型心律转复除颤器（implantable cardioverter defibrillator, ICD）将会使用此数字。

附录2：起搏电极的固定装置

起搏电极导线进入心腔后，如何有效地固定，从而达到长期稳定的起搏的效果成为一个亟待解决的问题。早期的起搏电极导线、电极头缺少固定装置，如柱状电极，植入后很容易脱位。因此，起搏器制造厂家设计了不同的固定电极导线，主要分为两大类，一类为被动固定，一类为主动固定，两者的结构不完全一样。

被动固定电极导线主要为翼状（伞状）固定，其设计为在电极远端设有倒叉状装置，植入心内膜后，钳入肌小梁中而起到固定作用，此种设计目前在临床上应用最为广泛。被动电极植入心内膜后，经过一段时间，由于纤维组织包绕，电极头与心内膜固定在一起，很难移动。被动固定电极导线具有到位容易、固定简单、价格较便宜等优点，术中起搏阈值较低，故一直是心房起搏植入时最常用的电极导线。对于某些临床情况，如心房扩大、心室扩大、心内膜平滑或解剖异常者，应用被动电极有时很难固定。

主动固定电极导线有一个可以旋入心肌组织的螺丝装置，通过操纵螺旋钢丝将螺旋装置伸出，拧入心内膜，起到固定作用。按螺旋的活动方式分为固定螺旋式和可伸缩螺旋式。主动固定电极的优点可归纳为：（1）可将电极固定在心房或心室的任何部位，从而为进一步实现生理性起搏提供可能。（2）通过螺旋拧入心内膜，固定较为稳定，不易脱位；（3）可松解螺旋，易于拔除电极导线，易于处理感染，对于年轻患者或考虑后期移除导线者，可以优先选择；（4）新型螺旋电极导线，较传统的可伸缩主动固定电极导线明显细小，可以匹配较细的穿刺鞘管，同时由于电极较细，囊袋内负荷相对较小，囊袋并发症也有所降低；（5）对于心脏特别大，尤其是右心房很大或右心耳极小、心脏外科手术切除右心耳的患者，主动固定电极可以弥补被动固定电极的不足。然而，主动固定电极导线可能导致组织损伤，对操作医生的技术要求较高。而且主动固定电极的价格较为昂贵，使用时要考虑患者的经济能力和意愿。

现阶段，我国使用较多的是被动固定翼状电极导线，主动固定电极导线使用相对较少。

（孙菲菲，张立敏）

第 18 章
上腔静脉梗阻

上腔静脉梗阻又称上腔静脉综合征，临床上并不少见。

一、病理解剖和病理生理

上腔静脉位于右侧上纵隔，上端起于第一肋软骨下缘水平，左、右头臂干静脉汇合处，垂直下行，在右第一肋软骨上缘平面进入右心房，长度约7 cm，其下段在心包腔内约2 cm。

大多数上腔静脉梗阻病例是恶性肿瘤压迫或侵犯上纵隔所致。少数为良性肿瘤、血栓、炎症及代谢性病变。

不论是外来压迫所致的梗阻或腔内梗阻性病变，均可导致上腔静脉狭窄或完全闭塞。

上腔静脉接受的回心血不能直接进入右心房，只能通过侧支循环进入右心房，造成这些侧支循环静脉曲张。

二、超声图像

选择右胸骨旁上腔静脉长轴切面、短轴切面。多数人经胸检查图像不理想，可选择经食管超声，取心底部上腔静脉长轴及短轴切面。

正常上腔静脉管腔粗细均匀，腔内无附加回声。当有外来压迫或腔内阻塞性病变时，上腔静脉受压变窄，其外侧有肿物回声，或腔内有附加回声，阻塞管腔。狭窄处血流速度加快，彩色血流图像呈局部多色混叠色彩。当病变较重，造成上腔静脉完全闭塞时，无彩色血流图像及频谱多普勒血流信号。

图18-1为经食管超声显示上腔静脉完全阻塞的切面图像。图18-1-A为心底部上腔静脉长轴切面，显示上腔静脉入右心房段充满附加回声，造成

完全阻塞，箭头示。图18-1-B为心底部上腔静脉短轴切面，显示位于左心房、右心房和主动脉之间的上腔静脉管腔被附加弱回声充填，管壁显示不清，箭头示。该患者术后病理证实为淀粉样变。

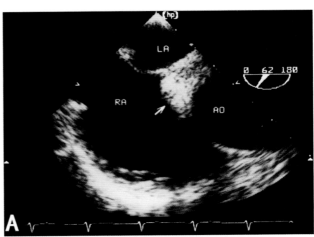

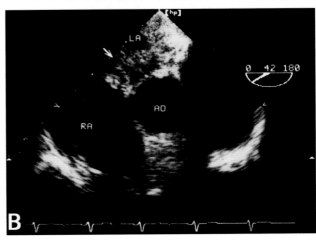

图18-1 经食管超声显示上腔静脉完全阻塞的切面图像
AO：主动脉；LA：左心房；RA：右心房

图18-2为经食管超声显示上腔静脉完全阻塞的彩色血流图像。心底上腔静脉长轴切面显示上腔静脉内无彩色血流图像。

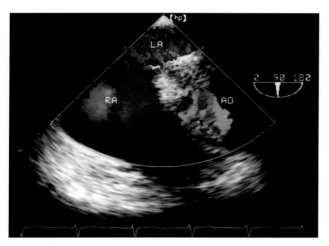

图18-2　经食管超声显示上腔静脉完全阻塞的
　　　　彩色血流图像

AO：主动脉；LA：左心房；RA：右心房

（赵梦峤，任卫东）

第 19 章
先天性心脏病总论

长期以来，人们一直困惑于如何诊断复杂先天性心脏病，也一直在探讨一种科学、简明的诊断方法。20 世纪 60—70 年代以后，Van Praagh 率先提出应用心脏节段分析方法诊断复杂先天性心脏病，并迅速得到了基础和临床众多学者的认可，并被公认为是复杂先天性心脏病诊断方法上的一次里程碑式革命。随后 Kirklin、Anderson 和 Macartney 等学者对 Van Praagh 的心脏节段分析方法做了进一步的完善和补充，同时建立了一种与之相配合的心脏解剖结构命名和标记方法。尽管并非完美无缺，几十年的实践已经证实了这种诊断方法的科学性和实用性，在临床领域得到了广泛的应用，并取得了很好的效果，同时被写入各种与先天性心脏病诊断、治疗相关的教科书和专著中。

为便于记忆，心脏节段分析方法的内容可简单概括为：一条主线，两个连接，三个节段，四个判别。严格意义上讲，静脉-心房连接也是节段分析法中的内容，会在心房段中描述。

一条主线，是指血液流动的路线，即血液是在何处流入心脏，如何流经心脏结构，又在何处流出心脏的全过程。它是节段分析方法中最为重要的认知和内容，两个连接、三个节段、四个判别都是紧紧围绕这条主线展开进行。因此，复杂先天性心脏病的超声检查总是从腹部开始，在颈部结束。

两个连接，即心房-心室连接和心室-大动脉连接。

三个节段，即心房段、心室段和大动脉段。

四个判别，即内脏结构判别、左右心房判别、左右心室判别和主动脉肺动脉判别。

心房段和静脉-心房连接

心房段是心脏节段分析方法中的第一个节段，主要是判定心脏的位置和血液是如何回流心脏的。

因此需要确定两方面的内容：一是判定内脏结构和左右心房结构，并判定心房的位置；二是判定腔静脉、冠状静脉和肺静脉与心房的连接关系。

一、判定心房位置

1. 判定内脏结构

内脏结构包括胸腔脏器和腹腔脏器。胸腔脏器主要包括心脏、大血管、肺、气管和食管等；腹腔脏器包括肝、脾、胃、肠道和大血管等。内脏位置包括正常位、反位和不定位。

（1）内脏结构位置正常（S）：大多数人胚胎发育的结果是心脏大部在左侧胸腔，心底与心尖连线指向左下，即正常左位心，伴左侧二叶肺结构和右侧三叶肺结构；肝脏主要位于右上腹，胃主要位于左上腹，脾位于左上腹，回盲部和阑尾位于右下腹，降主动脉位于脊柱的左前方，下腔静脉位于脊柱的右前方。

（2）内脏结构位置反位（I）：少数人胚胎发育与多数人不同，内脏结构是相反位置排列的，包括胸腹腔脏器联合转位，或胸腹腔脏器单独转位。胸腹腔脏器联合转位时，心脏大部在右侧胸腔，心底与心尖连线指向右下，即反位正常心脏，伴左侧三叶肺结构和右侧二叶肺结构；肝脏主要位于左上腹，胃主要位于右上腹，脾位于右上腹，回盲部和阑尾位于左下腹，降主动脉位于脊柱的右前方，下腔静脉位于脊柱的左前方。

（3）内脏结构位置不定位（A）：可分为两个亚型，右侧同形位和左侧同形位。右侧同形位也称之为无脾综合征，胸腔结构特点为心底两侧右心房和右心耳结构，两肺三叶结构，两侧主支气管为动脉上型；腹腔结构特点为水平肝，两叶，对称分布于上腹部，无脾，大小肠转位，回盲部和阑尾位置不定，下腔静脉和腹主动脉位置变异。左侧同形位也称之为多脾综合征，胸腔结构特点为心底两侧左心房和左心耳结构，两肺二叶结构，两侧主支气管为动脉下型；腹腔结构特点为多个脾，多数位于右侧，同时伴有肝脏、胃和大小肠位置异常，下腔静脉和腹主动脉位置变异。

2. 判定心房结构

右心房结构特点：①右心房上下两个方向与上腔静脉和下腔静脉相连，后下方有冠状静脉窦开口，静脉入口处右心房壁内膜光滑，也称之为窦部；②界嵴结构，为肌性肉柱，位于窦部与右心耳之间，向右心耳及右心房游离壁发出梳状肌；③右心耳呈三角形，较扁，较短，开口处较宽；④房间隔右心房面可见卵圆窝和其周围的 Vieussens 半环形肌性结构；⑤有时可见下腔静脉瓣残留或 Chiari 氏网。

左心房结构特点：①左心房从后、侧方与四条肺静脉相连；②左心房内无界嵴和梳状肌结构，内膜光滑；③左心耳为残留的原始心房结构，呈手指形，较细长，开口处较窄，其内可见梳状肌结构，盲端可有分叶。

3. 判定心房位置

心房的位置有3种：①心房正位（S），右心房位于左心房的右侧，不伴有胸腹腔内脏转位。②心房反位（I），右心房位于左心房的左侧，常伴有胸腹腔内脏转位。③心房不定位（A），分为右侧同形位和左侧同形位。右侧同形位两侧心房结构表现为右心房结构，常伴有胸腹腔内脏右侧同形位。左侧同形位两侧心房结构表现为左心房结构，常伴有胸腹腔内脏左侧同形位。

二、静脉-心房连接

当内脏和心房结构判定清楚后，接下来需要判定腔静脉、冠状静脉窦和肺静脉与心房的连接关系，判定体、肺循环回流心脏的部位。

心室段

心室段是心脏节段分析方法中的第二个节段，在判定心房段和静脉-心房连接之后，判定心室结构和位置。心室依据结构形态分为两种，一种是双腔心室，一种是单腔为主的心室，或称单心室。心室段判定主要以双腔心室为主。

一、判定左右心室

1. 心室结构

右心室来自胚胎期的心球尾侧，近似三角形，分为窦部、肉柱和漏斗部，后者为隔开三尖瓣和肺动脉瓣的肌性组织，称之为室上嵴。右心室游离壁相对较薄，心内膜粗糙，心尖部有特征性解剖结构，节制索（调节束），是识别左右心室的主要标识之一。

左心室来自胚胎期的原始心室，近似椭圆形，也分为窦部、肉柱和漏斗部，后者几乎完全吸收，仅残留前光滑部，故二尖瓣与主动脉瓣间无肌性组织，二尖瓣前叶与主动脉瓣呈直接连续。左心室游离壁相对较厚，心内膜光滑，流入道长度和流出道长度大致相等，呈"V"形，不受年龄和性别影响。

2. 房室瓣结构

房室瓣结构在超声识别左右心室方面有很大的价值，简便实用。不论心脏结构如何复杂变化，在双腔心室结构中二尖瓣结构总是伴随左心室，三尖瓣总是伴随右心室，这样如果能准确判定二尖瓣和三尖瓣结构可以快速判定左右心室。

二尖瓣分前后两叶，前叶长，后叶短，前叶根部附着点高于三尖瓣隔叶附着点，远离心尖；两组乳头肌，较粗大，均附着于左心室侧方游离壁；瓣膜开放呈口唇样，关闭时对合线呈"一"字形弧线。

三尖瓣分前、后叶和隔叶，前叶长，隔叶短，隔叶根部附着点低于二尖瓣前叶附着点，靠近心尖；三组乳头肌，部分附着于室间隔右心室面；瓣膜开放呈非口唇样，关闭时对合线呈"Y"形。

二、判定心室位置

（1）心室右祥：定义为右心室位于左心室的右侧，来源于胚胎期心球尾侧的向右膨大和扭曲，并将原始心室推移到其左侧。

（2）心室左祥：定义为右心室位于左心室的左侧，来源于胚胎期心球尾侧的向左膨大和扭曲，并将原始心室推移到其右侧。

（3）心室祥不确定：不能明确判定左右心室的

位置。

心房-心室连接

一、房室连接顺序

不论正常与否，只要心脏具有4个完整的腔室，其房室连接顺序就有一致、不一致和迷走或不确定3种类型，不具备4个完整的腔室，通常为3个发育完整腔室的其他特殊类型的房室连接类型有双入口型、共同入口型和单入口型，即单侧房室连接缺如。

（1）房室连接顺序一致：右心房经三尖瓣连接右心室，左心房经二尖瓣连接左心室。心房正位时，心室右袢；心房反位时，心室左袢。

（2）房室连接顺序不一致：右心房经二尖瓣连接左心室，左心房经三尖瓣连接右心室。心房正位时，心室左袢；心房反位时，心室右袢。

（3）房室连接顺序不确定：心房不定位时，两个心房为同形位，均为解剖学右心房或左心房，分别与两个心室相连。

不具备四个完整的腔室，通常为三个发育完整腔室的其他特殊类型的房室连接类型有双入口型、共同入口型和单入口型，即单侧房室连接缺如。

①双入口型：两个心房和两组房室瓣与一个心室（通常为单心室）相连，称之为双入口型房室连接。

②共同入口型：两个心房和共同房室瓣与一个心室（通常为单心室）相连，称之为共同入口型房室连接。

③单入口型或房室连接缺如：两个心房和单侧、单组房室瓣与一个心室（通常为单心室）相连，另一侧房室环、房室瓣及房室口完全缺如，称之为房室连接缺如，分为右侧房室连接缺如、左侧房室连接缺如，广义上讲可以将其归属于三尖瓣闭锁和二尖瓣闭锁。

二、房室瓣结构及形态

（1）两组房室瓣分别开放：有完整的4个腔室，两组房室瓣环，位置正常，分别为两叶或三叶瓣膜结构，呈开放状态，连通同侧心房和心室。

（2）单组共同房室瓣开放：有完整的4个腔室，单组房室瓣，为多叶瓣膜结构，大于3个叶，呈共同开放状态，连通两侧心房和心室。

（3）单组房室瓣开放：有完整的4个腔室，两组房室瓣环，位置正常，一侧房室瓣呈开放状态，连通同侧心房和心室；一侧房室瓣闭锁状态，同侧心房和心室完全无连通。若闭锁的瓣膜上有极小的孔，小于1~2 mm，有极少量的血流沟通，也归类于单组房室瓣开放或瓣膜闭锁。

（4）房室瓣骑跨和跨越：少数情况下存在室间隔缺损和室间隔排列不齐，可导致一侧房室环骑跨在室间隔之上，导致一侧心室不仅连接同侧房室环，还连接对侧部分房室环，称为骑跨。当存在室间隔缺损而室间隔排列整齐时，一侧房室瓣结构，如腱索和（或）乳头肌可通过室间隔缺损处跨越连接到对侧心室结构，如室间隔和游离壁，称为跨越。

动脉干段

动脉干段是节段分析方法中的第三个节段。

一、判定主动脉与肺动脉结构

主动脉有较明显的窦部结构，也称之为Valsalva窦，左右冠窦分别发出左右冠状动脉，无冠窦没有冠状动脉发出。主动脉向前上方走行至胸骨上窝附近延续为主动脉弓，并依次发出向上走行的3支主要头臂动脉。主动脉弓的远端延续为降主动脉。

肺动脉没有窦部结构和冠状动脉发出，肺动脉向后走行，并向左右分支为左右肺动脉，主干与分支结构呈"人"字形。

二、主动脉与肺动脉的空间位置关系

主动脉和肺动脉共同来源于动脉干的胚胎发育，经过复杂而精确的分隔、螺旋、圆锥部的吸收和对接过程，最终形成主动脉和肺动脉结构，并分别连接左右心室。主动脉与肺动脉的空间关系主要指动脉根部、瓣口水平的关系，一般以肺动脉为参照描述主动脉位置。

（1）正位正常大动脉关系（S）：发育正常的主动脉和肺动脉呈相互缠绕状，肺动脉起始位于主动脉的左前上方，向右后走行；主动脉位于肺动脉的右后下方，向左前上走行；主动脉瓣位于肺动脉瓣的右后方。

（2）反位正常大动脉关系（I）：主要见于镜像右位心，肺动脉起始位于主动脉的右前上方，向左后走行；主动脉位于肺动脉的左后下方，向右前上走行；主动脉瓣位于肺动脉瓣的左后方。

（3）右位（R）：异常位，常见于与圆锥动脉干胚胎发育异常相关的各种畸形，包括完全型大动脉转位、右心室双出口、左心室双出口和解剖矫正型大动脉错位。主动脉瓣位于肺动脉瓣的右侧，还可分为右前位和水平位。

（4）左位（L）：异常位，在大血管畸形中不常见，主动脉瓣位于肺动脉瓣的左侧，还可分为左前位和水平位。

（5）前位（A）：异常位，主动脉瓣位于肺动脉瓣的正前方，少见。

（6）后位（P）：异常位，主动脉瓣位于肺动脉瓣的正后方，少见。

心室-大动脉连接

心室-大动脉连接是节段分析法中的第二个连接。心室-大动脉连接的类型。

（1）心室-大动脉连接一致：不论心脏位置如何，在有两个完整心室腔的情况下，主动脉发自于左心室，肺动脉发自于右心室。

（2）心室-大动脉连接不一致：不论心脏位置如何，在有两个心室腔的情况下，主动脉发自于右心室，肺动脉发自于左心室，常见于完全型和矫正型大动脉转位。

（3）心室双出口：一条大动脉完全起始于某一心室，同时另一条大动脉的50％或75％以上起始于同一心室，称之为心室双出口。常见的为右心室双出口，左心室双出口少见。

（4）心室单出口：一条大动脉完全起始于某一心室，同时另一条大动脉呈闭锁状态，包括孤立性主动脉伴肺动脉闭锁或孤立性肺动脉伴主动脉闭锁。

（5）心室共同出口：主动脉和肺动脉在同一条动脉结构上，起始于左右心室或某一心室，主要指共同动脉干，肺动脉可有不同的结构和发出。

应用心脏节段分析法分析复杂型先心病，通过"一条主线，二个连接，三个节段，四个判别"对心脏各节段进行分析，可使复杂先心病诊断更具简单化、条理化和系统化。

（马春燕，任卫东）

第 20 章
房间隔缺损

房间隔缺损（atrial septal defect，ASD）是最常见的先天性心脏病之一，发病率占所有先天性心脏病的10%～15%。女性多见，女男比例为2:1～4:1。房间隔缺损的分型多依据缺损的解剖特征，主要包括：①继发孔型房间隔缺损；②原发孔型房间隔缺损；③静脉窦型房间隔缺损；④冠状静脉窦型房间隔缺损；⑤复合型房间隔缺损；⑥单心房；⑦筛孔型房间隔缺损；⑧卵圆孔未闭。图20-1 房间隔缺损分型示意图。

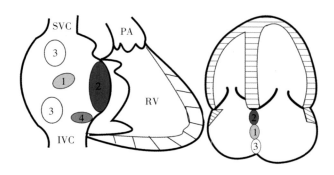

图20-1　房间隔缺损部位模式图
①继发孔型；②原发孔型；③静脉窦型；④冠状静脉静窦型；
IVC：下腔静脉；PA：肺动脉；RV：右心室；SVC：上腔静脉

一、病理解剖和病理生理

胚胎发育28天开始，原始心房的顶壁正中线房壁向内凹陷形成原发隔，房室管的背侧壁和腹侧壁形成前、后心内膜垫并对接融合成为中间隔。原发隔自上而下生长，在原发隔下缘与中间隔之间，暂存一孔，即原发孔。以后原发隔继续向下生长使原发孔逐渐变小，并与中间隔融合，最终封闭原发孔。在封闭之前，原发隔的顶部逐渐吸收而出现若干个孔，此即继发孔。胚胎发育第40天左右，在原发隔的右侧，由心房的顶壁又发生一隔膜，此即继发隔。此隔向下生长，但不完整，呈新月状，其下缘围成一孔，称为卵圆孔。出生后左心房压升高，原发隔被压向继发隔和卵圆孔，形成功能性关

闭。生后3个月内原发隔与继发隔解剖融合，使后者完全解剖封闭。2/3的小儿在生后12个月内卵圆孔完全封闭，少数可延迟至18个月或成人阶段仍未完全解剖封闭，称之为卵圆孔未闭。

继发孔型房间隔缺损最常见，又称Ⅱ孔型房间隔缺损，约占房间隔缺损的70%，多发生于房间隔中部卵圆窝部位及其周围，形态多为椭圆形或月牙形，多数在1.5～3.5 cm。形成的原因有原发隔发育不良、继发孔吸收过多或继发隔发育不良等，结果导致原发隔与继发隔融合后前者不能覆盖卵圆孔，或后者不能覆盖继发孔，形成房间隔中部的结构缺失。

原发孔型房间隔缺损又称之为Ⅰ孔型房间隔缺损、部分心内膜垫缺损或部分房室间隔缺损，系胚胎期原发隔下缘与房室管心内膜点未能融合所致。缺损一般较大，位于卵圆窝和冠状静脉窦口前下方和左、右心房室环的上方，上缘为新月形嵴，是房间隔的底部，下缘是位置下移的房室瓣。同时由于上下心内膜垫融合不完全，形成二尖瓣前叶中部裂口，导致明显的二尖瓣反流。

上、下腔静脉及冠状静脉窦在右心房入口之间的区域为壁光滑的右心房窦部，若此处发育异常可导致静脉窦型房间隔缺损，分为上腔静脉型和下腔静脉型缺损两种亚型。上腔型缺损位于上腔静脉的入口处，常合并右上肺静脉异位连接并引流到上腔静脉或右心房。下腔型缺损位于卵圆窝后下方近下腔静脉入口处，或为继发孔型房间隔缺损向下腔静脉开口延伸的大缺损。下腔静脉向左移位与左右心房相通，常合并右下肺静脉异位连接并引流入右心房或一支以上肺静脉向下异位连接下腔静脉。

冠状静脉窦型房间隔缺损又称为无顶冠状静脉窦或冠状静脉窦顶盖缺如，极少见，是由于胚胎期左侧心房皱襞发育不良所致，导致冠状静脉窦与左心房和（或）右心房相通。无顶冠状静脉窦有完全

型和部分型，前者为冠状静脉窦顶盖的大部分或全部缺如，后者为冠状静脉窦顶盖的部分缺如，小于冠状静脉窦总长的1/2。可单独发生，但常合并冠状静脉窦口周围的房间隔缺损、左上腔静脉引流入冠状静脉窦或左心房，以及其他复杂的先天性畸形。

复合型房间隔缺损为上述4型房间隔缺损中的两型或两型以上的缺损同时存在。两种缺损可互不相连或两缺损融为一个大的缺损，后者缺损面积往往很大，使左、右心房大部分交通，形成非限制性分流，其形态和血流动力学近似单心房样改变。

单心房为房间隔完全缺如或仅残留2～3 mm的肌性残端或肌束，可分为单纯性和合并型两种。单纯性单心房为单独存在，二尖瓣和三尖瓣装置无严重畸形，一般不合并左上腔静脉或部分无顶冠状静脉窦，也不伴有其他心脏畸形。合并型单心房至少合并一种其他心脏畸形，如室间隔缺损、大动脉转位等。

如果胚胎期原发隔发育不良，卵圆窝处可遗有大小不等、数目不一的筛孔型缺损，即筛孔型房间隔缺损，可合并房间隔瘤。

卵圆孔未闭一般大小为2～10 mm，平均5～6 mm，可有少量分流，或暂无分流，但在心房形态和（或）压力变化以后导致卵圆孔再开放时出现少量分流。分流的方向取决于左右心房的压差指向，当肺动脉高压或右心室流出道梗阻导致右心房压力明显高于左心房时，可出现房水平右向左分流。

房间隔缺损常合并其他先天畸形，较常见的有肺静脉畸形引流入右心房、肺动脉瓣狭窄、二尖瓣狭窄和关闭不全、室间隔缺损及动脉导管未闭等。在某些严重的先天性心脏畸形中，房间隔缺损是其生存的必需条件之一，如三尖瓣闭锁、大动脉转位等。

除非缺损较小，房间隔缺损多伴有右心室及右心房的增大，以扩大为主，后期可有增厚。左心室、左心房大小正常。肺动脉及其分支可有不同程度的增宽。当房间隔缺损合并二尖瓣病变时称之为鲁登巴赫综合征（Luternbacher Syndrome），此时右心室和右心房显著增大，但左心房并不增大。

正常时左心房的压力高于右心房，在房间隔缺损时，一般是以左向右分流为主，分流量的大小，主要取决于缺损面积的大小及两侧心房间的压力阶差。如缺损较大，则两侧心房的压力相近，此时分流的方向取决于肺循环与体循环的阻力。由于右心室的阻力通常较低，因此分流方向仍是左向右。由于左向右分流，肺循环的血流量明显增加，高时可达体循环血流量的4倍。此时三尖瓣口及肺动脉瓣口的血流速度明显加快，如果分流量较大，可导致相对肺动脉瓣狭窄。长期的左向右分流可使肺小动脉阻力增高，进而引起肺动脉高压。在有显著的肺动脉高压、肺动脉瓣口狭窄或右心衰竭时，右心房的压力可显著升高，高于左心房压力时，可出现右向左的分流，引起发绀。

二、切面及M型超声图像

为了获得理想的房间隔缺损的直接和间接征象，应针对不同类型的房间隔缺损和不同的个体选择不同的二维切面。这些切面包括胸骨旁左心室长轴切面、四腔切面、主动脉根部短轴切面、右心长轴切面、双室短轴切面、心尖四腔切面、剑突下四腔切面、主动脉根部短轴切面、心尖冠状静脉窦长轴切面和经食管上下腔静脉长轴以及冠状静脉窦长轴等系列切面。有时为了更好地显示缺损部位及分流，也应用一些过渡切面和非标准切面。为了准确评价房间隔缺损的部位、大小和分流情况，多切面系统检查是十分必要的。

在切面图上，房间隔的回声失落或冠状静脉窦顶盖的回声失落是诊断房间隔缺损的直接征象。回声失落的部位与缺损的类型相关，确定了回声失落的部位也就基本确定了缺损的类型。以胸骨旁和心尖四腔心切面为例，位置最低的为原发孔型房间隔缺损，中部的回声失落为继发孔型房间隔缺损，位于紧邻心房顶部的回声失落为静脉窦型房间隔缺损。前峡部缺损的回声失落位于主动脉根部短轴的主动脉后壁后方。无顶冠状静脉窦型缺损的回声失落较为特殊，表现为正常冠状静脉窦管状回声完全或部分缺失，冠状静脉窦与左心房完全或部分相融合，可伴有冠状静脉窦入口处的房间隔回声失落。单心房的房间隔完全缺如，或仅残留较小的房间隔断端，一般小于5 mm。

回声失落的大小有较大的个体差异。小的回声失落在经胸超声切面图上难以显示，仅能在经食管超声切面图上观测到，如1～2 mm的卵圆孔未闭和筛孔型房间隔缺损。较大的回声失落较易显示，常有较为明显的断端。复合型缺损呈分离状态时，可显示两个以上回声失落；呈融合状态时显示为一个较大的回声失落。由于房间隔缺损的形态多为椭圆形，且最大径并不总是与声束完全平行或垂直，因此超声测量值常低于实际值。回声失落的大小在收缩和舒张期有所不同，一般收缩期的回声失落值大于舒张期的值。

尽管房间隔的回声失落是房间隔缺损的直接征象，但首先使人考虑有房间隔缺损却是根据超声心动图上的间接征象。右心室、右心房扩大，室间隔形态及运动异常，三尖瓣、肺动脉瓣运动活跃和肺动脉内径增宽是常见的间接征象。需要指出的是，这些间接征象都是非特异性的指标，许多其他疾病如肺源性心脏病、风湿性心脏病等都可出现类似的征象。

房间隔缺损的间接征象主要取决于房间隔缺损时左向右分流量的大小，如果分流量较小，可不出现右心室、右心房增大等间接征象；分流量较大时，间接征象出现得较早，也较典型。

图20-2为继发孔型房间隔缺损的切面超声图像。图20-2-A为左心室长轴切面，显示右心室腔明显扩大，室间隔偏向左心室侧，左心室腔内径与右心室腔内径之比变小。实测值近1：1。图20-2-B为胸骨旁四腔切面，房间隔中部回声失落，实测值15 mm，断端回声增强。右心房、右心室内径增大，右心比例大于左心。

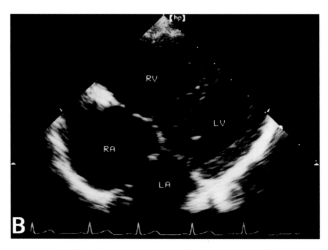

图20-2　继发孔型房间隔缺损的切面超声图像
AO：主动脉；LA：左心房；LV：左心室；RA：右心房；RV：右心室

图20-3为原发孔型房间隔缺损合并二尖瓣前叶裂的切面超声图像。图20-3-A为心尖四腔切面，显示房间隔下部回声失落，实测值18～24 mm，断端回声增强，箭头示。右心房、右心室内径增大。图20-3-B为左心室长轴切面，显示二尖瓣前叶瓣体上部回声失落，箭头示。同时在左心室短轴瓣口水平切面也显示二尖瓣前叶在舒张期有回声失落，向下箭头示，图20-3-C，表明该原发孔型房间隔缺损患者合并有二尖瓣前叶裂，实测值11～15 mm。

图20-4为原发孔型房间隔缺损心室中部的M型超声图像。取左心室中部短轴切面设置M型取样线，M型图像上见右心室内径明显增大，室间隔运动异常，表现收缩期呈扁平样运动，室间隔向后运动最大幅度不同步，箭头示，表明右心室负荷过重对其的影响。

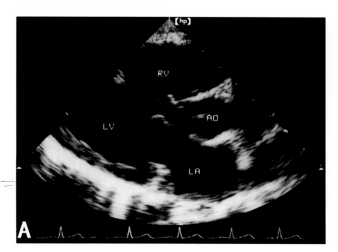

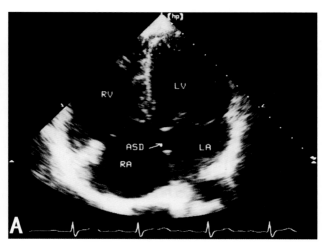

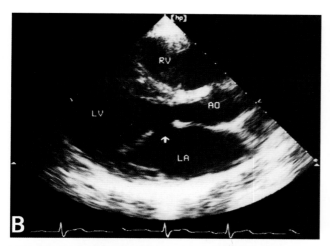

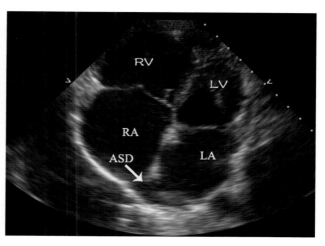

图20-5 上腔型房间隔缺损的切面超声图像

ASD：房间隔缺损；LA：左心房；LV：左心室；RA：右心房；RV：右心室

图20-6为经食管超声检查下腔型房间隔缺损的切面超声图像。食管探头位于左心房后方，图20-6-A为四腔切面，显示该切面内的房间隔中部、下部连续完整，右心房和右心室增大。图20-6-B为上下腔静脉长轴切面，显示房间隔近下腔静脉入口处回声失落，实测值20 mm，箭头示。而上腔静脉入口处房间隔连续完整。

图20-7为主动脉后壁后方房间隔缺损的切面超声图像。主动脉根部短轴切面显示主动脉后壁后方回声失落，箭头示。由于患者透声条件限制，该回声失落不易识别，结合彩色多普勒图像可明确诊断。

图20-8为部分无顶冠状静脉窦型房间隔缺损的切面超声图像。正常冠状静脉窦管状回声部分缺失，冠状静脉窦与左心房部分相融合，伴有冠状静脉窦入口处的房间隔回声失落，其彩色血流图像参见图20-20。

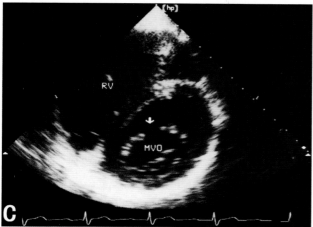

图20-3 原发孔型房间隔缺损合并二尖瓣前叶裂的切面超声图像

AO：主动脉；ASD：房间隔缺损；LA：左心房；LV：左心室；MVO：二尖瓣口；RA：右心房；RV：右心室

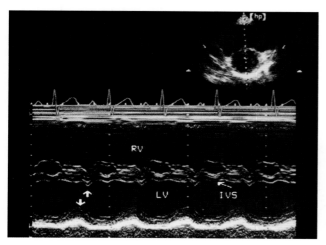

图20-4 原发孔型房间隔缺损心室中部的M型超声图像

IVS：室间隔；LV：左心室；RV：右心室

图20-5为上腔型房间隔缺损的切面超声图像。心尖四腔切面显示上腔静脉入口处房间隔回声失落，箭头示。右心明显增大。

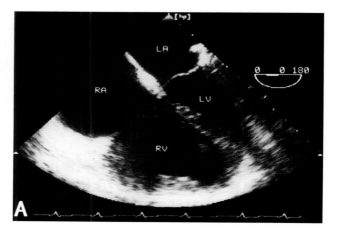

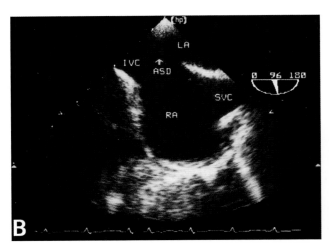

图20-6　经食管超声检查下腔型房间隔缺损的切面超声图像

ASD：房间隔缺损；IVC：下腔静脉；LA：左心房；LV：左心室；
RA：右心房；RV：右心室；SVC：上腔静脉

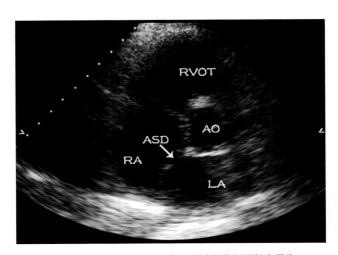

图20-7　主动脉后壁后方房间隔缺损的切面超声图像

AO：主动脉；ASD：房间隔缺损；LA：左心房；RA：右心房；
RVOT：右心室流出道

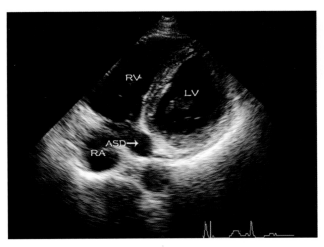

图20-8　部分无顶冠状静脉窦型房间隔缺损的切面超声图像

ASD：房间隔缺损；LV：左心室；RA：右心房；RV：右心室

图20-9为巨大房间隔缺损的切面超声图像。患者为46岁女性，明显发绀。心尖四腔切面上显示房间隔巨大回声失落，实测值约58 mm，仅残留部分下端房间隔约12 mm，左右心房几乎连成一体。全心增大，以右心为主。

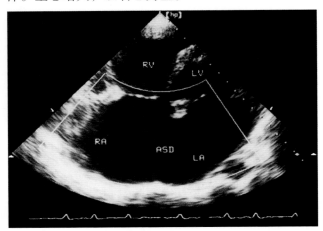

图20-9　巨大房间隔缺损的切面超声图像

ASD：房间隔缺损；LA：左心房；LV：左心室；RA：右心房；
RV：右心室

图20-10为单心房的切面超声图像。心尖四腔切面上未见房间隔结构显示，房间隔完全缺如，左右心房连成单一心房，全心增大。

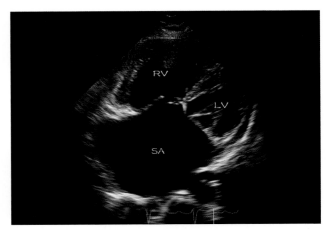

图20-10　单心房的切面超声图像

LV：左心室；RV：右心室；SA：单心房

图20-11为房间隔瘤合并筛孔型房间隔缺损的切面超声图像。图20-11-A为胸骨旁四腔切面，显示房间隔中上部于舒张期呈瘤样局限性突向右心房侧，箭头示。略顺时针旋转探头后，于收缩期显示房间隔瘤部位有两处小的回声失落，断端回声明显增强，双箭头示，图20-11-B。右心明显增大。该

诊断得到手术证实。

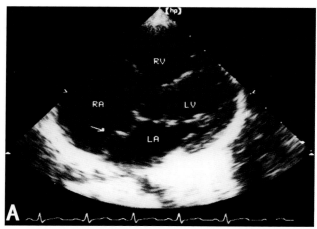

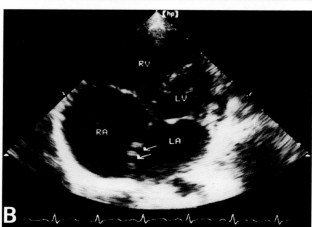

图20-11　房间隔瘤合并筛孔型房间隔缺损的切面超声图像

LA：左心房；LV：左心室；RA：右心房；RV：右心室

图20-12为经食管卵圆孔未闭的切面超声图像。显示原发隔与继发隔之间斜行细小回声失落，箭头示。

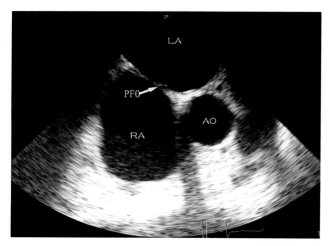

图20-12　经食管卵圆孔未闭的切面超声图像

AO：主动脉；LA：左心房；PFO：卵圆孔未闭；RA：右心房

三、频谱多普勒超声心动图

1. 房间隔缺损处分流频谱

在切面超声心动图上确定了房间隔的回声失落部位以后，可将脉冲波式多普勒取样容积设置在回声失落处的右心房面或左心房面获得房水平的分流信号，在频谱图像上显示房水平的分流方向、分流速度和分流波形等。房水平的分流方向、分流速度和分流波形取决于缺损的部位、大小、房压差、探测切面和经胸或经食管超声检查方式。

在没有肺动脉压力增高的常见情况下，脉冲波式多普勒检查所获得的房间隔缺损处左向右分流频谱的特点是速度通常在1.1～1.3 m/s，出现在全心动周期，可有2个、3个或多个波峰，常见的3个峰分别出现在收缩期、舒张早期和心房收缩期。频谱的边缘不光滑，在峰顶呈毛刺样，性质为湍流。有时频谱近基线处出现中空改变。如从心前区探查，频谱在基线之上。较小的缺损或卵圆孔未闭的分流峰速度略快，可超过1.5 m/s，较大缺损的分流峰速度略低，可在0.8～1.0 m/s以下。当肺动脉压力增高后，右-左心房间压差变小，分流速度可低于0.8 m/s。在重度肺高压时，右心房内压力超过了左心房内压力，可导致右向左分流，这时可探及反向、低速的右向左分流频谱。

2. 间接血流频谱改变

在房间隔缺损较大、分流量较多的情况下，右心容量负荷明显增加，使三尖瓣口血流速度明显加快，可达1 m/s以上。肺动脉瓣口血流速度也明显加快，通常1.2～1.5 m/s，如果相对肺动脉瓣狭窄明显，肺动脉瓣口血流速度可达1.8～2 m/s。

房间隔缺损的分流量可通过多普勒方法测量肺循环血流量与体循环血流量比值进行评价。肺循环血流量用QP代表，体循环血流量用QS表示，则QP/QS可反映分流的多少。QP可用三尖瓣口或肺动脉口血流量测得，QS用二尖瓣口或主动脉瓣口血流量测得。

图20-13与图20-2为同一患者的继发孔房间隔缺损的频谱多普勒图像。图20-13-A为脉冲波多普勒检测的房间隔缺损处左向右分流频谱图像，频谱正向，由3个波峰组成，分别出现在收缩期、舒张

早期及心房收缩期，其中收缩期速度最快，约1.1 m/s。频谱边缘呈毛刺样，近基线处频谱中空。图20-13-B为肺动脉瓣口血流频谱，频谱顶部频带较宽，峰速近1.4 m/s。图20-13-C为三尖瓣口血流频谱，舒张早期速度加快，达1.2 m/s。

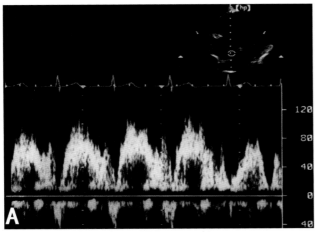

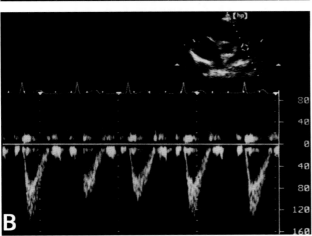

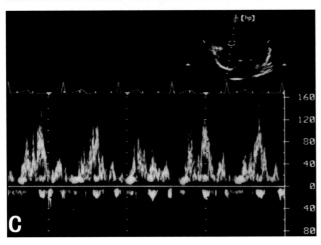

图20-13　继发孔型房间隔缺损多普勒频谱图像

四、彩色多普勒血流图像

在一个清晰的切面图上，彩色血流图像能准确显示房间隔缺损的过隔血流。过隔血流束的起源、走行、亮度、色彩形态主要取决于房间隔缺损的部位、大小及分流速度。

继发孔型房间隔缺损的红色分流束起始于房间隔中部缺损处的左心房面，或显示直接起始于右侧肺静脉，多数可见到缺损处的血流会聚现象，经缺损处进入右心房，向右下斜行流向三尖瓣口。彩色分流束的亮度与缺损的大小有关，一般较小缺损的分流速度相对较快，其分流束较亮，少数超过Nyquist极限后出现色彩混叠；而较大缺损分流速度相对较慢，分流束的亮度较低。原发孔型房间隔缺损的红色分流束起始于房间隔下部缺损处的左心房面，紧邻二尖瓣前叶根部，自左向右水平方向经过缺损处进入右心房，流向三尖瓣口。原发孔型缺损常合并二尖瓣前叶裂，同时显示收缩期起源于前叶瓣体的二尖瓣反流束。静脉窦型缺损位于房间隔的后部，处于声束的远场，并且其分流束与声束方向的夹角较大，又受上下腔静脉血流的影响，因此常规切面显示不理想。尽管有时剑突下非标准切面有助于显示静脉窦型缺损的彩色分流束，确切地显示还有赖于经食管超声心动图方法。无顶冠状静脉窦型缺损在心尖四腔切面上的彩色分流束位于房间隔的后下方，自左向右水平方向进入右心房，亮度较低；在胸骨旁右心两腔切面上彩色分流束位于右心房后部，指向探头方向，亮度较高。卵圆孔未闭彩色分流束的方向和大小取决于房间隔的局部解剖结构，常规切面上既可以显示为朝向探头的红色血流，也可以显示为背离探头的蓝色血流，彩色分流束多局限在房间隔附近的右心房内。筛孔型房间隔缺损的彩色分流束多在2～3个以上，可在一个切面上同时显示，或在不同的切面上分别显示。复合型房间隔缺损时可在一个切面上同时显示两个部位的彩色过隔血流束，或在不同的切面上分别显示两个不同的彩色过隔血流束。单心房时两房间没有隔膜，血液相互融合，彩色多普勒显示血流在心房内旋转。

彩色多普勒显示的间接征象包括三尖瓣和肺动脉瓣口的彩色血流束明显增宽，亮度明显增加，而二尖瓣和主动脉瓣的彩色血流束变窄，亮度减低。同时彩色多普勒可显示不同程度的三尖瓣和肺动脉瓣反流。

对那些由于二维图像不理想的患者，或经胸超声心动图不能确定诊断的患者，可选择地应用食管超声心动图。食管超声心动图检查时，探头位于心房后方，调节声束垂直于房间隔，可清晰显示房间隔及邻近结构。结合频谱多普勒及彩色多普勒，能更准确地诊断房间隔缺损。

图20-14为继发孔型房间隔缺损的左向右分流彩色血流图像。取胸骨旁非标准四腔切面，在收缩期，三尖瓣处于关闭状态，可见起源自左心房的红色血流经过房间隔中部缺损处进入到右心房内，缺损处及其右心房侧血流为红黄色，表明该处血流速度高于左、右心房内的暗红色血流。同时也可见源于两条腔静脉的血流进入到右心房内，箭头示。图

20-14-A。图20-14-B为舒张期图像，三尖瓣开放，左心房内的低速血流经房间隔缺损处进入右心房，沿内侧至三尖瓣口，色彩由暗红至黄红。再演变为三尖瓣口处的以黄色为主的混叠色彩，表明分流速度逐渐加快，其分流束较收缩期窄。同时在右心房顶部可见腔静脉入右心房的暗红色血流。

图20-15为继发孔型房间隔缺损胸骨旁四腔切面和剑下四腔切面的左向右分流彩色血流图像。图20-15-A为胸骨旁四腔切面。位于房间隔中部的左向右分流束较宽，以黄红色为主，箭头示。图20-15-B为剑下四腔切面，左向右分流束较窄，以蓝黄为主的混叠色彩，主要是由于血流方向的夹角较小，Nyquist极限较低。

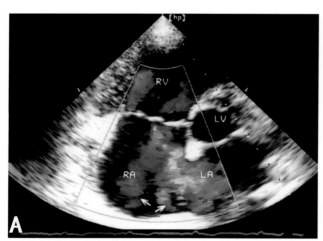
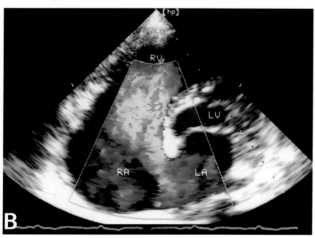

图20-14 继发孔型房间隔缺损彩色血流图像
LA：左心房；LV：左心室；RA：右心房；RV：右心室

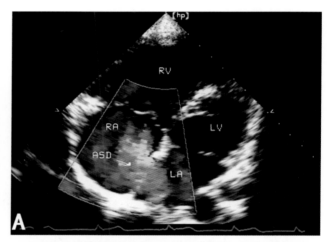
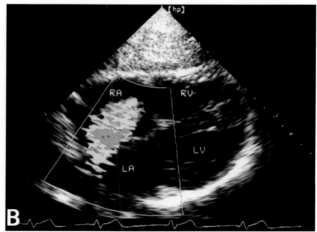

图20-15 继发孔型房间隔缺损彩色血流图像
ASD：房间隔缺损；LA：左心房；LV：左心室；RA：右心房；RV：右心室

图20-16为原发孔型房间隔缺损合并二尖瓣前叶裂的彩色血流图像。图20-16-A为心尖四腔切

面，舒张期可见分流束经过房间隔下部的缺损处进入右心房，箭头示，然后直接汇入到三尖瓣口舒张期前向血流，色彩逐渐由暗红至以黄色为主。图20-16-B为胸骨旁四腔切面，收缩期可见两束蓝色的二尖瓣反流，斜箭头示源于二尖瓣前叶裂的反流，速度较快，表现为蓝黄相间的混叠色彩，反流束呈放射状，面积逐渐扩大，达左心房顶部。垂直箭头示源于二尖瓣对合处的少量反流，速度较低，面积较小。

平分流。三尖瓣反流速度4 m/s，间接估测肺动脉压力约70 mmHg。临床上怀疑原发性肺动脉高压。

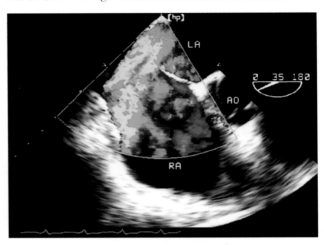

图20-17　下腔型房间隔缺损的经食管超声彩色血流图像
AO：主动脉；LA：左心房；RA：右心房

经食管超声探查，探头位于左心房下后部，取斜切面35°，显示下腔静脉入口处房间隔回声失落，实测值20～28 mm。彩色血流图像显示经过该缺损处的左心房至右心房的分流束，较宽，以蓝黄色为主的混叠色彩。频谱多普勒测量其左向右分流峰速度近1.0 m/s。该诊断得到手术证实。

图20-18为上腔型房间隔缺损的经食管超声彩色血流图像。患者为42岁男性，经胸探查房间隔上部有9 mm的回声失落，左向右分流证据不足。经食管超声检查，探头位于左心房上后方，取近上下腔静脉长轴的斜切面69°，显示房间隔上部近上腔静脉入口处回声失落，实测值25 mm。频谱多普

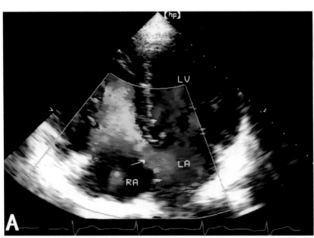

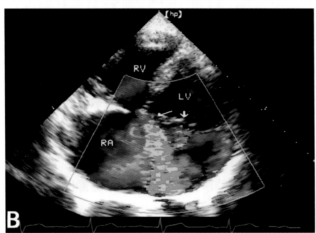

图20-16　原发孔型房间隔缺损合并二尖瓣前叶裂的彩色血流图像
LA：左心房；LV：左心室；RA：右心房；RV：右心室

图20-17为下腔型房间隔缺损的经食管超声彩色血流图像。与图20-6为同一患者，该患者为28岁男性，多次经胸探查显示右心明显扩大，肺动脉增宽。左心室长轴切面上测量右心室内径45 mm，左心室内径42 mm，左右心比例小于1。右心室前壁厚7 mm。肺动脉长轴切面测量肺动脉内径为28 mm。由于房间隔缺损处位于经胸检查的远场，17 cm深度，未显示明确的房间隔回声失落和房水

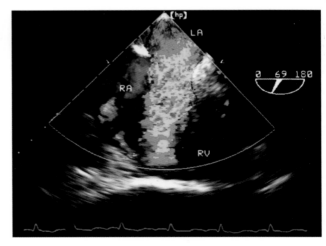

图20-18　上腔型房间隔缺损的经食管超声彩色血流图像
LA：左心房；RA：右心房；RV：右心室

勒测得左向右分流速度约1.1 m/s。彩色血流图像显示左心房至右心房的分流束，较宽，左心房侧分流束为浅蓝色，在缺损处及其右心房侧演变为蓝、黄、红相间的混叠色彩。分流束较直，指向三尖瓣口。该诊断得到手术证实。

图20-19与图20-7为同一患者主动脉后壁后方房间隔缺损的彩色血流图像，在主动脉根部短轴切面显示房水平的左向右分流。

面显示起源于房间隔瘤的两束左向右分流，速度较低，仅在缺损处表现为黄色。

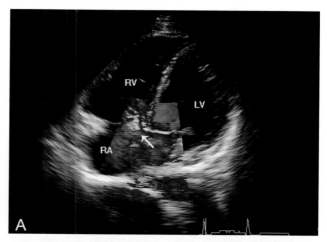

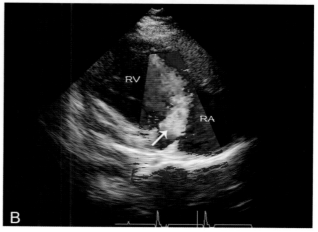

图20-20　部分无顶冠状静脉窦型房间隔缺损彩色血流图像

LV：左心室；RA：右心房；RV：右心室

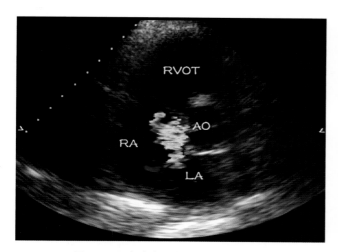

图20-19　主动脉后壁后方的房间隔缺损

AO：主动脉；LA：左心房；RA：右心房；RVOT：右心室流出道

图20-20与图20-8为同一患者部分无顶冠状静脉窦型房间隔缺损的彩色血流图像。图20-20-A为心尖四腔切面显示房水平左向右分流，箭头示。图20-20-B为胸骨旁右心两腔切面显示房水平左向右分流，箭头示。

图20-21与图20-9为同一患者巨大房间隔缺损伴右向左分流的彩色血流图像。在心尖四腔切面显示收缩期中度三尖瓣反流，以蓝黄色为主的混叠色彩，经巨大房间隔缺损处进入左心房，并与来自二尖瓣叶对合处的轻度二尖瓣反流（箭头示）相汇合。动态观察显示房水平双向分流，以右向左为主。三尖瓣反流峰速度为3.4 m/s，间接估测肺动脉压力约为55 mmHg，提示中度肺高压。

图20-22与图20-10为同一患者单心房的彩色血流图像，在心尖四腔切面，显示左右心房间没有隔膜，血液相互融合，血流在单一心房内旋转。

图20-23与图20-11为同一患者房间隔瘤合并筛孔房间隔缺损的彩色血流图像，在胸骨旁四腔切

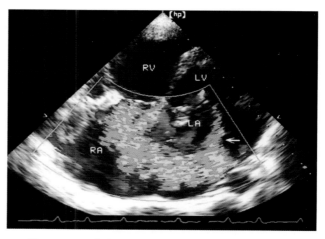

图20-21　巨大房间隔缺损伴右向左分流的彩色血流图像

LA：左心房；LV：左心室；RA：右心房；RV：右心室

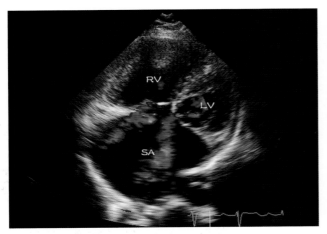

图20-22　单心房的彩色血流图像

LV：左心室；RV：右心室；SA：单心房

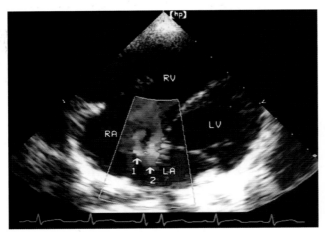

图20-23　房间隔瘤合并筛孔房间隔缺损的彩色血流图像

LA：左心房；LV：左心室；RA：右心房；RV：右心室

图20-24为卵圆孔未闭的彩色血流图像。在主动脉根部短轴切面，图20-24-A为当分流束朝向探头时显示为红色，箭头示；图20-24-B为当分流束背离探头时显示为蓝色，箭头示。

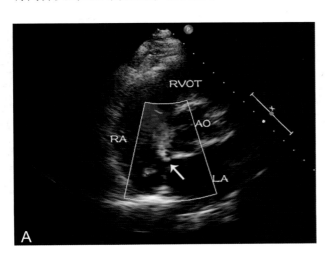

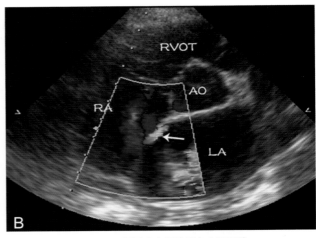

图20-24　卵圆孔未闭的彩色血流图像

AO：主动脉；LA：左心房；RA：右心房；RVOT：右心室流出道

图20-25为卵圆孔未闭的经食管超声彩色血流图像。显示卵圆孔未闭的细小分流束，箭头示，同时可见过长的原发隔进入左心房内形成附加膜样结构，粗箭头示。

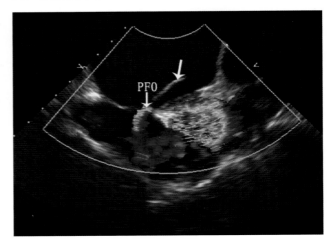

图20-25　卵圆孔未闭的经食管超声彩色血流图像

PFO：卵圆孔未闭

五、三维超声心动图

尽管二维超声能准确定位诊断房间隔缺损，但由于缺损的形态多为椭圆形和半月形，二维超声切面只能显示其某一径线，不同的探测切面会得到不同大小的回声失落，不能显示出缺损的轮廓和面积，是二维超声诊断方法的局限性。

近年来，三维超声心动图越来越多地应用于对房间隔大小及其周边残缘的评估。

图20-26为继发孔型房间隔缺损患者，Full

volume模式重建，切割后右心房侧观可清晰显示房间隔缺损的大小及其周围残存软边结构。

图20-27为原发孔型房间隔缺三维超声图像，从右心房向左心房看，房室关闭线与椭圆形原发孔型房间隔缺损的关系。

图20-28为卵圆孔未闭三维超声图像，左心房面观，右心房侧显示极小圆形的卵圆孔（箭头示）。

图20-29为上腔静脉窦型房间隔缺损三维超声图像，左心房面观，可见房间隔缺损紧邻上腔静脉下方，在主动脉后壁后方无残缘，其对侧及下后壁可见较薄的膜性结构。

图20-30为下腔静脉窦型房间隔缺损三维超声图像，房膜瘤下方可见一椭圆形房间隔缺损，并见下腔静脉瓣在右心房上下摆动。

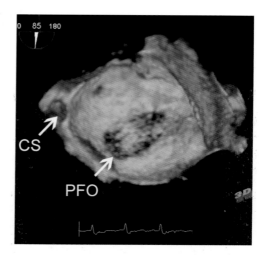

图20-28　卵圆孔未闭三维超声图像

CS：冠状静脉窦；PFO：卵圆孔未闭

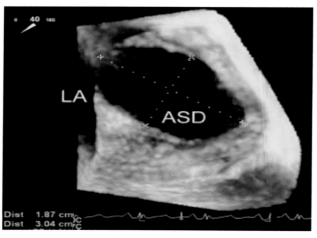

图20-26　继发孔型房间隔缺损三维超声图像

ASD：房间隔缺损；LA：左心房

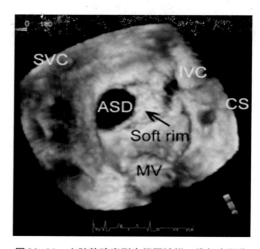

图20-29　上腔静脉窦型房间隔缺损三维超声图像

ASD：房间隔缺损，CS：冠状静脉窦；IVC：上腔静脉；MV：二尖瓣；Soft rim：软边；SVC：下腔静脉

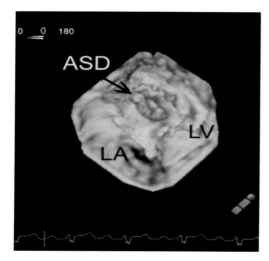

图20-27　原发孔型房间隔缺损三维超声图像

ASD：房间隔缺损；LA：左心房；LV：左心室

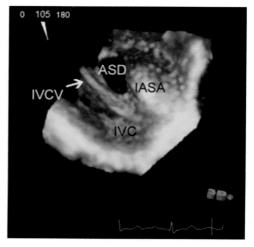

图20-30　下腔静脉窦型房间隔缺损三维超声图像

ASD：房间隔缺损；IASA：房膜瘤；IVC：下腔静脉；IVCV：下腔静脉瓣

图 20-31 为筛孔型房间隔缺损三维超声图像，通过三维超声重建，房膜瘤上显示 3 个小椭圆形回声失落。

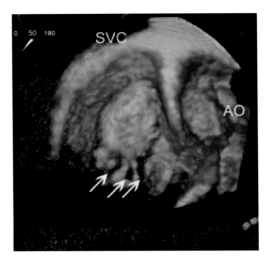

图 20-31　筛孔型房间隔缺损三维超声图像
AO：主动脉；SVC：上腔静脉

六、诊断和鉴别诊断

（一）诊断

典型房间隔缺损的诊断并不困难，主要依据：①房间隔回声失落；②过隔血流频谱；③彩色过隔分流束；④右心负荷过重表现，如右心系统增大、肺动脉瓣口、三尖瓣口血流速度加快等。

超声检查过程中获得上述所有诊断依据时可明确诊断房间隔缺损，当诊断依据不全时需综合应用各种超声技术，尤其是经食管超声，并充分考虑诸多的影响因素。由于房间隔缺损常合并其他畸形或是复杂畸形中的一个组成部分，还应系统观察其他心脏结构和血流的异常，做出完整诊断。

定位诊断和定量分流量能为手术提供具有重要参考价值的形态学和血流动力学资料。

另外，某些无房间隔缺损患者可能出现假性回声失落和假性过隔的彩色血流。前者通过连续加大增益而识别，后者一般色彩较弥散、较暗，无流动感。

（二）鉴别诊断

1. 正常腔静脉血流：有时上腔静脉的血流速度很快，尤其是儿童患者，常能引起右心房内湍流，易与腔静脉型房缺相混淆。腔静脉血流起源于右心房的上部或下部，易受呼吸影响，吸气时血流速度加快，呼气时血流速度减低。频谱中可见心房收缩后负向的波形。彩色血流图像能显示两者不同的起源和走行。如经胸检查鉴别有困难，可选择经食管超声方法。

2. 主动脉窦瘤破入右心房：当主动脉窦瘤破入到右心房时，在右心房内可形成高速，全心动周期的湍流。由于异常血流的速度较高，一般大于 4 m/s，起源和方向均不同于房间隔损的过隔血流，鉴别并不困难。

3. 左心室-右心房通道：由于左心室与右心房间有沟通，收缩期左心室血快速流入右心房，导致右心房内出现湍流。彩色血流图像可见异常湍流的起源较低，亮度高，以收缩期为主，舒张期异常血流束可消失。

4. 冠状动脉右心房瘘：是一种少见的先天畸形，其瘘口一般位于右心房的游离壁，血流速度较高，全心动周期。切面超声心动图上能显示增粗的冠状动脉。

5. 部分或完全型肺静脉异位连接：完全型肺静脉异位连接时，二维切面显示右心房右心室显著扩大，左心系统发育较小，不能显示肺静脉开口于左心房壁。可显示左心房后方扁平的共同肺静脉结构，经不同途径引流至右心房，房间隔缺损是其生存的必然条件，分流为右向左。部分型肺静脉异位连接时有不同程度的右心房、右心室扩大，二维切面显示某支肺静脉开口于右心房壁，彩色血流显示除上下腔静脉血流以外的第三股血流束，频谱为静脉样特征。

6. 肺动脉高压：许多原因引起的肺动脉高压导致右心室、右心房明显扩大，房间隔较薄，卵圆窝处易出现假性回声失落而误诊为房间隔缺损。调整增益等条件或选择经食管超声检查进行鉴别。

7. 冠状静脉窦口狭窄：二维切面显示冠状静脉窦口膜性狭窄，彩色血流显示起始于冠状静脉窦口的血流束，左向右方向走行。

（马春燕，任卫东）

第21章
心内膜垫缺损

心内膜垫缺损又叫作房室间隔缺损（AVSD），1948年Rodgers和Edwards根据心内膜垫缺损的程度不同，将AVSD分为部分型和完全型。1956年Wakai和Edwards在分类中增加第三种类型，即过渡型房室间隔缺损，后来有学者又提出了中间型房室间隔缺损的分型。1966年Rastelli等根据前（上）桥叶的分裂与否及附着方式，对完全型房室间隔缺损进一步分型。图21-1及图21-2为各分型心房室间隔缺损发育过程示意图，AVSD约占所有先天性心脏病的4%，大约40%的唐氏综合征患儿伴先天性心脏病，其中40%为房室间隔缺损。

完全型心内膜垫缺损

一、病理解剖和病理生理

心祥形成初期房室管仅为一个孔，即头-尾纵行的管道，向后弯曲后房室管的纵轴呈腹-背侧方向。胚胎发育第4周时，房室管腹侧壁和背侧壁的心内膜下组织增生，各形成一个隆起，称为上（腹）心内膜垫和下（背）心内膜垫。同时在房室管的左、右壁各出现1个侧心内膜垫。上、下两个心内膜垫彼此对向生长、相互融合，将房室管分隔成左、右两个各有纤维环的房室孔（图21-1、图22-2）。第一房间隔下缘朝心内膜垫处生长并与之融合，即闭合第一房间孔。下心内膜垫也参与形成分割左、右心室流入道的间隔。此外，下心内膜垫及左、右侧心内膜垫还参与二尖瓣、三尖瓣的形成，上心内膜垫也参与一部分二尖瓣的发育。因此心内膜垫的发育、融合异常可形成房室间隔缺损、房室瓣膜畸形等先天性心脏疾患。

血流动力学主要改变是明显的房、室水平左向右分流。由于分流量较大易早期引起肺血管阻力增高和右心衰竭。晚期可出现右向左分流。

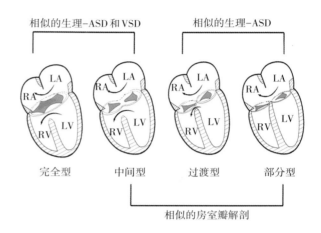

图21-1 各分型房室间隔缺损示解剖与生理间的相似性

ASD：房间隔缺损；LA：左心房；LV：左心室；RA：右心房；RV：右心室；VSD：室间隔缺损

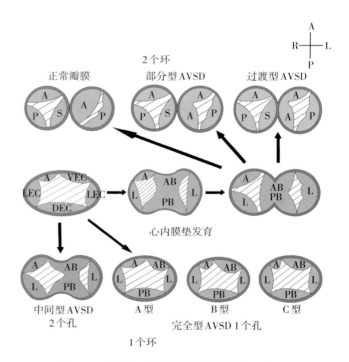

图21-2 各分型心房室间隔缺损发育过程示意图

A：前瓣；AB：前桥瓣；DEC：背心内膜垫；L：侧瓣；LEC：侧心内膜垫；P：后瓣；PB：后桥瓣；S：隔瓣；VEC：腹心内膜垫

正常上（腹）侧和下（背）侧心内膜垫对向生长、相互融合，将房室管分隔成左、右两个各有纤维环的房室孔。上下心内膜垫融合不全时主要形成部分型，此基础上存在限制性室缺时称为过渡型，而缺乏上下心内膜垫融合则形成完全型，若前后桥叶间存在桥接，则称为中间型。正常房室瓣口特征为"222"，即2个瓣环、2组瓣、2个房室孔。部分型与过渡型中也为"222"，可见二尖瓣前叶裂和（或）三尖瓣发育不良，前者无室缺入口，后者有。中间型为"112"，即1个瓣环、1组瓣、2个房室孔，存在桥瓣融合。完全型为"111"，即1个瓣环、1组瓣、1个房室孔。

二、切面超声图像

取心尖四腔和胸骨旁四腔切面。收缩期正常十字交叉结构部分消失，房间隔下部及室间隔上部均有明显的回声失落，房室共瓣位于两者之间。前共瓣叶可分为两部分，也可融合为一回声增强的膜样结构，悬浮于室间隔缺损的上方。舒张期，前共瓣分别向两侧开放，房间隔缺损与室间隔缺损连成一较大的缺损，十字交叉完全消失。此时，房与房、室与室、房与室之间血流互有沟通。

由于心内分流较大，各心腔均增大。肺动脉增宽，伴肺动脉高压时增宽更明显。

完全型与中间型具有相似的生理特征，房间隔缺损及室间隔缺损同时都具有共同房室瓣环。部分型与过渡型具有相似的生理特征，房间隔缺损，而过渡型具有小的限制性流入道室缺。中间型、过渡型与部分型间具有相似的房室瓣解剖，均可以区分出左右心房室瓣口。

图21-3为完全心内膜垫缺损（A型）的切面超声图像。心尖四腔切面显示收缩期（左图）房室瓣与房室间隔形成的十字交叉部分消失，房间隔下部和室间隔上部均有回声失落。舒张期（右图）共瓣开放，十字交叉完全消失，房间隔缺损和室间隔缺损连成一较大缺损，使房室之间血液自由交通。

图21-4为剑突下四腔切面示完全型房室间隔缺损，前桥瓣腱索附着于右心腔内乳头肌上则为B型。

图21-5为完全心内膜垫缺损（C型）的切面超声图像。心尖四腔切面上显示收缩期房室共瓣为一回声增强的膜样结构，悬浮于室间隔缺损的上方，箭头示。

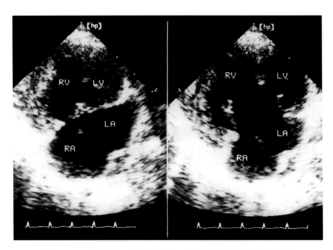

图21-3 完全心内膜垫缺损（A型）的切面超声图像
LA：左心房；LV：左心室；RA：右心房；RV：右心室

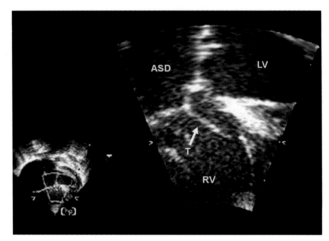

图21-4 剑突下四腔切面示完全型房室间隔缺损（B型）
ASD：房间隔缺损；LV：左心室；RV：右心室；T：腱索

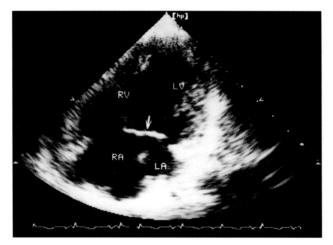

图21-5 完全心内膜垫缺损（C型）的切面超声图像
LA：左心房；LV：左心室；RA：右心房；RV：右心室

三、频谱多普勒和彩色多普勒血流图像

频谱多普勒用于检测房间隔缺损和室间隔缺损的分流，无肺动脉高压时，房室水平分流为左向右；明显肺动脉高压后，可出现右向左分流。

由于三尖瓣、二尖瓣发育异常，常伴有房室瓣反流。频谱多普勒可检测其反流部位和速度。

彩色血流图像直观显示心内血流的交通情况和房室瓣反流的走行和程度。

图21-6为完全心内膜垫缺损的彩色血流图像。与图21-3为同一患者，心尖四腔切面上收缩期（左图）源于房室瓣的反流进入左心房。舒张期，左心房和右心房内的血经巨大的缺损处，进入右心室（该患者同时合并右心室双出口）。血流速度较低，表现为纯红色。

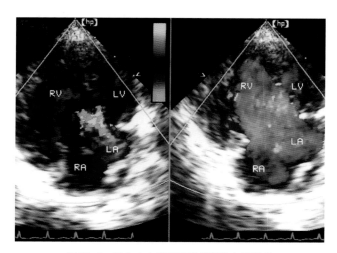

图21-6　完全心内膜垫缺损的彩色血流图像
LA：左心房；LV：左心室；RA：右心房；RV：右心室

四、三维超声心动图

三维超声心动图对完全型心内膜点缺损的诊断具有一定的价值，可清晰地显示瓣环、瓣叶及腱索等形态及空间结构。图21-7为三维超声心动图重建显示共同房室瓣，心房向心室观，舒张期，可见1个环、1组瓣、1个房室孔。共同瓣由5个发育大小不等的瓣叶组成（箭头所示）。

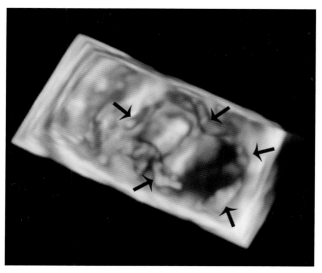

图21-7　三维超声心动图重建显示共同房室瓣（心室面观）

五、诊断和鉴别诊断

房间隔下部缺损与室间隔上部缺损连成一体，房室瓣发育异常是本病的主要特点。同时应注意伴有其他的心脏畸形。鉴别诊断主要是原发孔房缺，又称之为部分心内膜垫缺损，其改变与本病有相似之处。判定有无室间隔缺损是要点。如果有，为完全心内膜垫缺损，否则为原发孔房间隔缺损。另外，本病多见于婴幼儿，原发孔型房间隔缺损成人也不少见。

部分型心内膜垫缺损

一、病理解剖和病理生理

部分型房室间隔缺损的主要病理解剖特点为原发孔型房间隔缺损及房室瓣病变，不伴有房室瓣裂缺病变的原发孔型房间隔缺损不应诊断为部分型房室间隔缺损。

二、切面超声图像

剑突下四腔、心尖四腔切面及胸骨旁四腔切面可以显示原发型房间隔缺损，通常不易漏诊，图21-8为原发型房间隔缺损，缺损位于房隔的下部，缺损下缘为房室瓣纤维环，上缘的游离端呈球状增厚，形如火柴头，也称T字征。

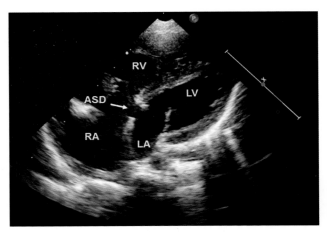

图21-8　低位胸骨旁四腔切面示部分型房室间隔缺损

ASD：房间隔缺损；LA：左心房；LV：左心室；RA：右心房；RV：右心室

　　四腔心切面还可以显示房室瓣的瓣环、瓣叶、腱索，结合短轴切面可以对乳头肌大小、位置进行评估。剑突下及胸骨旁二尖瓣口水平左心室短轴切面可以显示二尖瓣前瓣裂缺，图21-9为二尖瓣前叶裂，裂缺断端指向室间隔，而单纯二尖瓣裂缺患者裂缺断端多指向左心室流出道及主动脉根部。

　　心尖五腔切面及胸骨旁左心室长轴切面可以显示左心室流入道距离（房室瓣环至心室尖）短于流出道（心室尖至主动脉环），主动脉起始部前移而不是嵌在两侧房室瓣之间，左心室流出道延长呈"鹅颈状"。心尖四腔切面及胸骨旁左心室短轴切面可以显示由于容量负荷过重引起的右心房、右心室大或双室大，进一步评估左、右心室的功能。

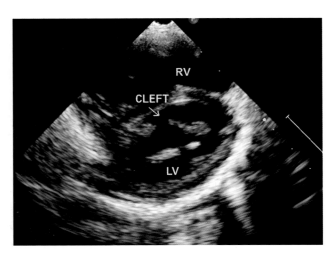

图21-9　胸骨旁左心室短轴切面二尖瓣水平显示部分型房室间隔缺损

CLEFT：裂缺；LV：左心室；RV：右心室

三、频谱多普勒和彩色多普勒血流图像

　　频谱多普勒有助于肺动脉高压的评估。

　　彩色多普勒超声可以显示心房水平及瓣膜的反流程度。图21-10为二尖瓣前叶裂收缩期反流。心房水平多为左向右分流，合并肺动脉高压或明显三尖瓣反流时也可出现右向左或双向分流。

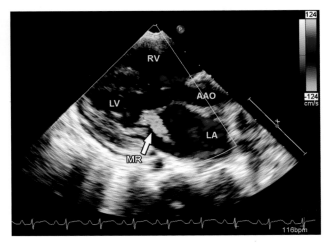

图21-10　胸骨旁左心室长轴切面彩色多普勒示部分型房室间隔缺损

AAO：升主动脉；LA：左心房；LV：左心室；MR：二尖瓣反流；RV：右心室

四、诊断和鉴别诊断

　　原发型房间隔缺损的检出及二尖瓣前叶裂为部分型心内膜垫缺损的主要诊断要点。除此之外，还应除外其他合并畸形。

　　原发型房间隔缺损应与增大的冠状静脉窦相鉴别。冠状窦口位于房间隔的后下方、剑突下，心尖四腔切面探头稍朝下时可以看到冠状窦隔及其开口，此时切面中仅见三尖瓣及左侧房室沟；而原发型房间隔缺损心尖四腔切面可同时显示二尖瓣及瓣环上方的房间隔缺损，而显示冠状窦时不能显示二尖瓣。

（陈　昕，任思嫚，任卫东）

第22章
室间隔缺损

室间隔缺损是小儿最常见的先天性心脏病，在许多染色体综合征如13、18、21三体综合征中，室间隔缺损是最常见的病变。单纯室间隔缺损占整个先天性心脏病的25%～57%。

胚胎发育过程中，室间隔由3部分发育融合形成，第一部分是心尖部形成的肌部室间隔，第二部分是漏斗部形成的圆锥间隔，第三部分是心内膜垫形成的膜部间隔。任一部分的发育异常皆可导致单纯的室间隔膜部缺损；如两个部分以上的发育异常则引起较大的室间隔缺损，如法洛四联症。

一、病理解剖和病理生理

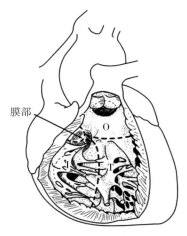

图 22-1　室间隔缺损分型
I：入口部；O：出口部；T：肌部

室间隔缺损的病理分型有多种，图22-1的分型方法是其中的一种。图22-1，从右心室面观，室间隔由4部分组成：①膜部；②入口部，从三尖瓣环到三尖瓣叶附着处；③出口部，肺动脉瓣下或漏斗部；④小梁化的肌部室间隔，从入口部的下端至心尖和向上到光滑的出口部下端。

Ⅰ型膜周部：是外科手术和尸检中最常见的室间隔缺损，占80%，以膜部为中心，可扩展到入口部、出口部和肌部。也称之为膜部或嵴下型

室缺。

Ⅱ型出口部：占5%～7%，位于肺动脉瓣下方。也称之为嵴上型，漏斗部或肺动脉瓣下型室缺。

Ⅲ型入口部：占5%～8%，位于膜周部室缺的后下方。也称之为隔瓣后型或房室共道型室缺。

Ⅳ型肌部：占5%～20%。又可细分为：①中央型；②心尖型；③边缘型；④筛孔型。

室间隔缺损时，部分左心室的血液通过室间隔缺损处进入右心室，后经肺循环回到左心房、左心室，使肺循环的血流量明显大于体循环血流量。

室间隔缺损的分流量的大小取决于缺损面积和左右心室的压差。当压差不变时，缺损面积越大，分流量也越多。反之，缺损面积小，分流量也小。当压差减小时，或当有肺动脉压力增高时，分流量可减少。一般小的室缺分流量较小，不引起明显的血流动力学改变。较大的室间隔缺损分流量较大，导致左心房、左心室增大，肺循环血流量的增加可引起肺动脉高压，此时的肺动脉压力在阻断了左向右分流后，可下降至正常，称之为可逆性或容量性肺动脉高压。当肺动脉高压继发肺小动脉病变后，阻断左向右分流已不能降低肺动脉压力，称之为不可逆性或阻力性肺动脉高压。当右心室收缩压超过左心室时，出现右向左分流，导致发绀。

二、切面及M型超声图像

可选择胸骨旁主动脉根部短轴切面、四腔心切面、左心室长轴切面、心尖四腔心切面、剑下四腔心切面等。由于室间隔缺损的部位比较分散，应多切面、多方位系统检查，否则小的室间隔缺损易漏诊。

在切面图上，室间隔局部回声失落是诊断室间隔缺损的直接征象。正常时室间隔无论是在哪个切面图上都是连续完整的。有时室间隔膜部较薄，易

引起假性回声失落，增加增益后可显示室间隔膜部连续完整。回声失落的断端可有回声增强，也可没有回声增强，取决于断端是否有纤维成分。通常，真正的回声失落在多切面上均能显示，如果回声失落仅局限在某一特定切面的某一部分，其他切面在此部位均无回声失落，可考虑假阳性的可能。有时肌部室缺的回声失落不明显，有赖于彩色多普勒血流图像。

回声失落的部位分布较广，取决于室间隔缺损的类型。应根据不同类型的室缺，选择相应的切面。膜部室间隔缺损可选择左心室长轴切面、主动脉根部短轴切面、胸骨旁四腔切面、心尖五腔、四腔切面。在这些切面图上均可显示在室间隔膜部有回声失落。极小的回声失落小于 2 mm 时，回声失落不明显。有时可见室间隔膜部呈瘤样突向右心室侧，位于三尖隔瓣下方，其顶端可有回声失落，可无回声失落，如无则称之为膜部室间隔瘤，现认为是室间隔缺损自然闭合的结果。

出口部型室缺应选用右心室流出道长轴切面，主动脉根部短轴切面。回声失落一般较小，紧贴肺动脉瓣下，在主动脉短轴的 1 点左右的位置。肌部室缺一般可选用左心室各短轴切面、心尖四腔切面及左心室长轴切面。入口部型室缺可选用心尖四腔五腔切面、胸骨旁心底短轴切面。

回声失落的大小差异较大，小的 1～2 mm，大的 3 cm 以上，一般单纯性室缺多在 10 mm 以下。回声失落大小受心动周期影响，一般舒张期测值大于收缩期测值。

室间隔缺损的间接征象有左心室容量负荷过重、肺动脉扩张等。小的缺损早期不引起这些征象，中等以上的缺损由于左向右分流量多，常出现左心室、左心房增大。如果小的缺损未治愈，晚期也可出现明显左心增大和右心增大。长期的左心容量负荷过重可导致肺动脉压升高，肺动脉扩张。

图22-2 为室间隔膜部瘤型室缺的切面超声图像。胸骨旁四腔切面图像上显示室间隔膜部呈瘤样突向右心室流出道，其顶部有较小回声失落，实测值约 3 mm，箭头示。其彩色过隔血流参见图22-14。各室、房腔内径正常范围。

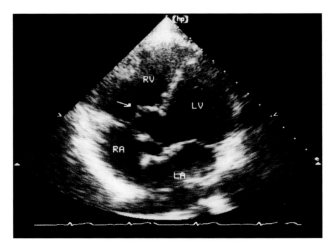

图22-2 室间隔膜部瘤型室缺二维超声图像
LA：左心房；LV：左心室；RA：右心房；RV：右心室

图22-3 为出口部室间隔缺损的二维超声图像。图22-3-A 为左心室长轴切面，在室间隔与主动脉瓣相连处有清楚的回声失落，箭头示，实测值约 3.5 mm。图22-3-B 为主动脉根部短轴切面，在 12～1 点位置处回声失落，断端回声增强，位于肺动脉瓣下方，箭头示。其彩色过隔血流参见图22-15。

图22-4 为室间隔膜部缺损合并主动脉右冠状窦动脉瘤的二维超声图像。图22-4-A 为左心室长轴切面，未见确切的室间隔膜部回声失落。主动脉右冠状窦变薄，呈瘤样突向右心室内，箭头示。图22-4-B 为主动脉根部短轴切面，显示室间隔膜部回声失落 4.9 mm。同时可见右冠状窦（RCS）突向右心室内。其彩色血流图像参见图22-16。

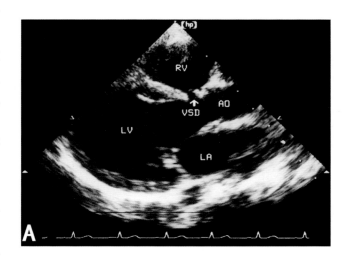

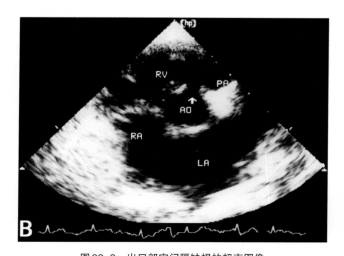

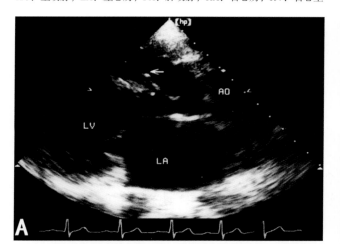

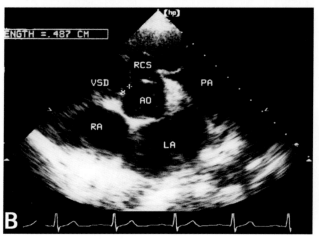

图22-3 出口部室间隔缺损的超声图像

AO：主动脉；LA：左心房；PA：肺动脉；RA：右心房；RV：右心室

图22-4 室间隔膜部缺损合并主动脉右冠状窦动脉瘤的二维超声图像

AO：主动脉；LA：左心房；LV：左心室；PA：肺动脉；RA：右心房；RCS：右冠状窦；RV：右心室；VSD：室间隔缺损

图22-5为较大膜周部室间隔缺损二维超声图像，患者是6岁的女童。图22-5-A为左心室长轴切面，显示左心室明显扩大，左心房也增大。图22-5-B为心尖四腔心切面，显示较大室间隔缺损。图22-5-C为心底部短轴切面，主肺动脉及左右肺动脉明显扩张。该患者由于室间隔缺损较大，左向右分流量多而导致左心系统的容量负荷过重和肺动脉明显扩张。动态实时观察时以左向右分流为主，峰速度为3 m/s，只有极少量的右向左分流。

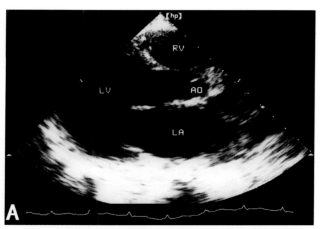

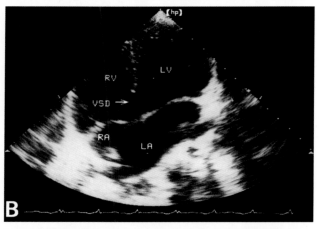

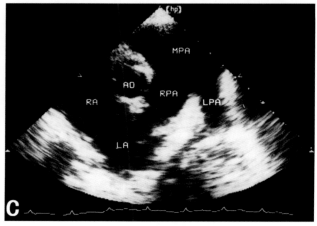

图22-5 较大膜周部室间隔缺损的二维超声图像

LA：左心房；LV：左心室；RA：右心房；RV：右心室

图22-6为较大膜周部室间隔缺损伴室水平双向分流的切面超声图像。患者为7岁儿童。图22-6-A为心尖四腔切面，显示室间隔上部回声失落，实测值约18 mm，断端回声增强，箭头示。同时可见右心系统增大，右心室壁肥厚，实测值3 mm。图22-6-B为胸骨旁四腔切面，显示室间隔膜周部缺损箭头示。同时见右心增大，右心室壁轻度肥厚。动态观察室水平双向分流，速度较低，其频谱多普勒及彩色血流图像参见图22-17。

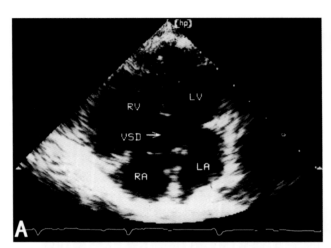

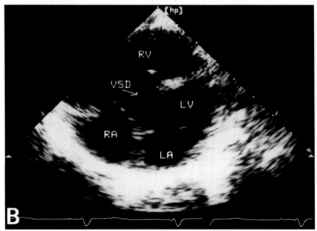

图22-6 较大膜周部室间隔缺损二维超声图像

LA：左心房；LV：左心室；RA：右心房；RV：右心室；VSD：室间隔缺损

图22-7为小的膜部室间隔缺损晚期引起全心增大的二维超声图像。患者为62岁男性。左心室长轴切面图像上显示全心增大。实测值左心室内径68 mm，右心室内径43 mm，左心房内径43 mm，右心房横径48 mm，肺动脉内径34 mm。在左心房室环后方可见2～3 mm的局限心包积液。室间隔缺损位于膜部，

较小，5 mm，其彩色血流图像见图22-18。

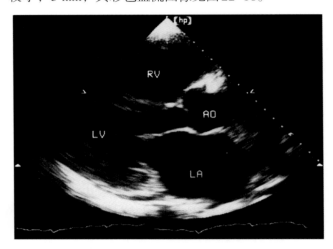

图22-7 小的膜部室间隔缺损晚期引起全心增大的二维超声图像

AO：主动脉；LA：左心房；LV：左心室；RV：右心室

图22-8为室间隔膜部瘤的二维超声图像。患者为6岁男童。在胸骨旁斜切面上显示室间隔膜部呈瘤样突向右心室侧，箭头示。动态观察未发现回声失落及室水平分流。

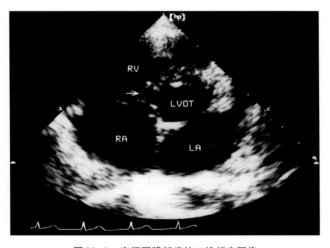

图22-8 室间隔膜部瘤的二维超声图像

LA：左心房；LVOT：左心室流出道；RA：右心房；RV：右心室

三、频谱多普勒超声图像

在切面图上的回声失落处的右心室面进行脉冲波及连续波多普勒取样。取样应注意使取样线尽可能与左向右分流的方向一致。

在没有肺动脉高压时，单纯室间隔缺损的频谱为全收缩期、单峰、高速（4 m/s以上）的正向湍流频谱，常伴有粗糙的杂音。连续波式多普勒显示湍流的最大速度和频谱形态。

肺动脉压力增高以后，左向右分流的速度与肺动脉高压的程度成反比。随着肺动脉压力的逐渐增高，左向右的分流速度逐渐减低。当肺动脉高压到一定程度，右心室压力超过左心室压力时，出现右向左分流。收缩期仍为左向右分流。舒张期，主要是舒张早期表现为右向左分流。但此时由于室水平的压差较小，双向分流的速度均较低一般在1 m/s左右，由于分流的时间较短，所以分流的频谱多较窄。

有时室缺的异常分流影响到肺动脉瓣口的血流形态。出口部的室缺距肺动脉瓣口较近，在收缩期其分流到肺动脉瓣口时仍为湍流状态，使肺动脉的血流频谱增宽，速度加快。

在左心室、左心房明显扩张以后，在左心房内常能探及二尖瓣反流频谱。二尖瓣口的血流速度可轻度增加。

定量评估室间隔缺损的左向右分流和间接估测肺动脉压力是频谱多普勒的内容之一。

肺循环与体循环血流量之比，即QP/QS，可反映室水平分流量的多少。分流量越多，QP/QS值越大；反之，分流量越少，QP/QS值越近似1。QP可用肺动脉瓣口和二尖瓣口血流量测得，QS可用主动脉瓣口和三尖瓣口血流量测得。

肺动脉压测量可利用连续波多普勒方法。在室间隔缺损时，室水平左向右分流的压差，为左心室收缩压（LVSP）与右心室收缩压（RVSP）之间的压差，即$\Delta P = LVSP - RVSP$。在左心室流出道正常时，左心室收缩压可用肱动脉压（BASP）替代，这样$RVSP = BASP - \Delta P$。例如，测得的室水平左向右分流的峰速为4.5m/s，肱动脉压力为110 mmHg，则$RVSP = 110 - 4 \times 4.5^2 = 110 - 81 = 29$ mmHg。因为在无右心室流出道梗阻的情况下，RVSP与肺动脉压力几乎相等，这样就可通过频谱多普勒间接估测肺动脉压力。

图22-9与图22-2为同一患者室间隔膜部瘤型缺损的连续波频谱图像。在胸骨旁斜切面上设置连续波多普勒取样线，使声束与血流方向一致。显示室水平左向右分流为全收缩期的单峰，正向高速血流，峰速度近5.0 m/s。

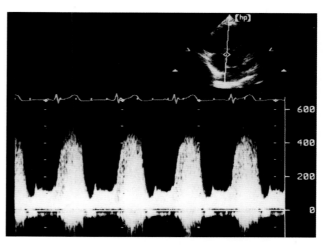

图22-9 室间隔膜部瘤型缺损的连续波频谱图像

图22-10与图22-3为同一患者的出口部室间隔缺损的连续波频谱图像。在胸骨旁左心室长轴切面上设置取样线，血流方向与声束方向基本一致，朝向探头。显示室水平左向右分流频谱为全收缩期的单峰、正向高速血流，峰速度约4.6 m/s。

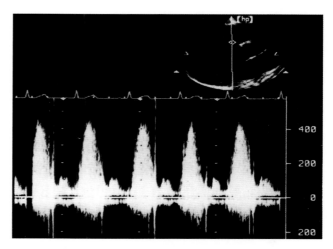

图22-10 出口部室间隔缺损的连续波频谱图像

图22-11与图22-5为同一患者较大膜周部室缺室水平左向右分流的连续波频谱图像。由于缺损较大，并有一定程度的肺动脉高压，频谱显示左向右分流速度明显减低，约3m/s，表明左心室与右心室之间的压差明显减小，但仍为全收缩期正向，单峰形态。

图22-12与图22-6为同一患者较大膜周部室间隔缺损伴室水平双向分流的脉冲波频谱图像。在胸骨旁四腔切面上于缺损处设置取样容积。图22-12-A为显示收缩期左向右分流，频谱正向，单峰，较

窄，峰速度约1.5 m/s。图22-12-B为显示舒张早期右向左分流，频谱负向、单峰、较窄，峰速度约为1.7 m/s。

图22-13为肌部中央型室间隔缺损的连续波频谱图像。在左心室长轴切面上在彩色血流图像的指导下取样线设置在室间隔的下部，显示肌部室水平左向右分流频谱，为正向、单峰、较窄，峰速度约为4.0 m/s。其彩色血流图像参见图22-20。

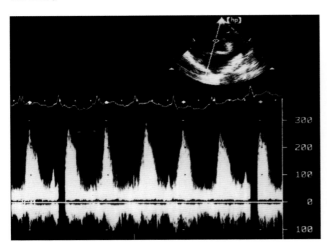

图22-11 较大膜周部室间隔缺损伴轻度肺动脉高压的连续波频谱图像

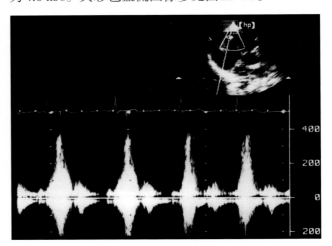

图22-13 肌部中央型室间隔缺损的连续波频谱图像

四、彩色多普勒血流图像

彩色血流图像能在切面图上直接显示室间隔缺损的左向右分流或右向左分流。同时显示异常分流束的部位、走行、性质。有助于脉冲波多普勒及连续多普勒的取样。

在主动脉根部短轴切面，室间隔膜部缺损的彩色分流束起源于膜部回声失落处。有时，小的缺损在切面图上回声失落处不清晰，彩色分流束的检出有助于确定异常血流的部位，在此基础上进行频谱多普勒的取样。膜部缺损彩色分流束的起始部位一般较高，其宽度近似缺损的大小，彩色分流束进入右心室后，宽度明显增加，典型的多色镶嵌色彩，随心动周期流入右心室流出道。此时，多色镶嵌色彩基本消失，代之以较亮的蓝色血流。

出口部型室缺的彩色分流束位于主动脉根部短轴切面12～1点位置，收缩期进入右心室流出道后，马上由下向上进入主肺动脉，常引起肺动脉血流紊乱。此型的特点是彩色分流束局限于右心室流出道内。

肌型室缺的彩色分流束的位置较低，在心尖四腔切面，左心室长轴切面及左心室短轴切面上由室间隔的左心室面经室间隔进入到右心室。肌型室缺

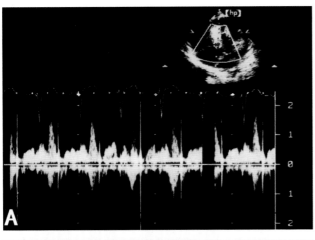

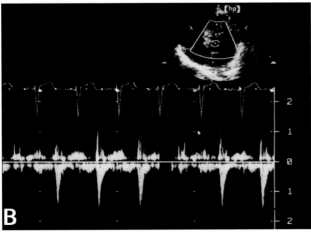

图22-12 较大膜周部室间隔缺损伴室水平双向分流的脉冲波频谱图像

的位置、大小、数量变异较大，有的小室缺切面图上不易显示出回声失落，因此，彩色血流图像在诊断此型室缺中意义较大。

入口部型室缺的彩色分流束于收缩期可分别进入右心室及右心房，一般多进入右心室。进入右心室的彩色分流束与膜部室缺的相似。进入右心房的彩色分流束起源于十字交叉处，指向右上，在右心房内引起血流紊乱。

分流量较大的室缺常引起肺动脉高压，当右心室压力超过左心室压力时，出现右向左分流。此时的过隔彩色分流束转暗，流动性较差。

少数膜部室间隔缺损的高速分流长期冲击三尖瓣隔瓣，使其受到损伤，导致穿孔和三尖瓣反流。也容易发生感染性心内膜炎。另外，长期或大量的分流引起左心室的容量负荷过重，导致二尖瓣反流、肺动脉瓣反流等。

图22-14与图22-2为同一患者室间隔膜部瘤型室缺室水平左向右分流的彩色多普勒血流图像。在胸骨旁四腔切面上显示收缩期通过膜部瘤顶部缺损口处的室水平左向右分流。左心室侧有红黄色的会聚，右心室侧由红、黄、蓝相间的泪叠色彩血流束组成，向前走行过程中其宽度逐渐加大，箭头示。

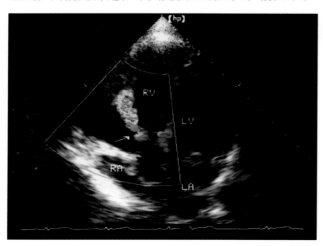

图22-14 室间隔膜部瘤型室缺彩色多普勒血流图像
LA：左心房；LV：左心室；RA：右心房；RV：右心室

图22-15与图22-3为同一患者出口部室间隔缺损室水平左向右分流的彩色多普勒血流图像。图22-15-A为左心室长轴切面，显示通过缺损处的左向右分流色彩，左心室面可见红黄色的会聚现象，分流束宽度与缺损的大小相吻合，以蓝色为主的混叠色彩。图22-15-B为主动脉根部短轴切面，显示通过缺损处的左向右分流束指向右心室流出道。

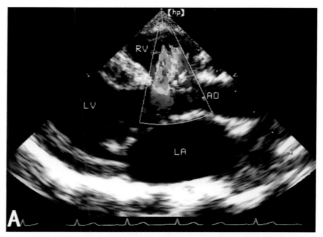

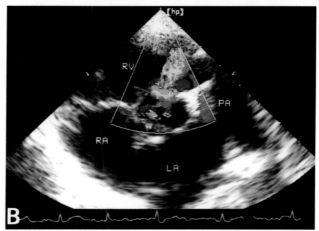

图22-15 出口部室间隔缺损彩色多普勒血流图像
AO：主动脉；LA：左心房；LV：左心室；PA：肺动脉；RA：右心房；RV：右心室

图22-16与图22-4为同一患者室间隔膜部缺损合并右冠状窦动脉瘤的室水平左向右分流彩色血流图像。在主动脉根部短轴切面上显示起源于室间隔膜部缺损的左向右分流束绕过突入到右心室腔内的右冠状窦动脉瘤（RCS）进入右心室流出道。分流束为蓝、红、黄相间的混叠色彩，进入右心室流出道后以蓝黄色为主。右冠状窦动脉瘤瘤壁完整，未见破口及异常血流。

图22-17与图22-6为同一患者较大膜周部室间隔缺损伴室水平双向分流的彩色血流图像。胸骨旁四腔切面上显示收缩期通过缺损处的左向右分流束，较宽，以黄红色为主，箭头示，表明分流速度较低，图22-17-A。在舒张早期二尖瓣正开放，三

尖瓣尚处于关闭状态的时刻，可见右心室的血经缺损处进入到左心室，发生右向左分流，显示为以浅蓝色为主的分流色彩，图22-17-B。

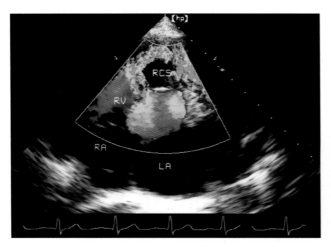

图22-16　室间隔膜部缺损并右冠状窦动脉瘤彩色血流图像
LA：左心房；RA：右心房；RCS：右冠状窦；RV：右心室

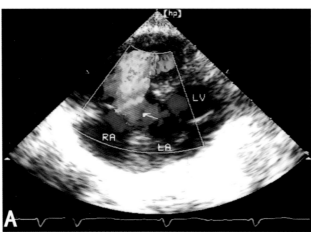

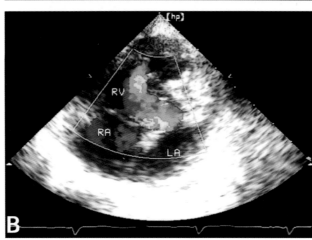

图22-17　较大膜周部室间隔缺损伴室水平
双向分流的彩色血流图像
LA：左心房；LV：左心室；RA：右心房；RV：右心室

图22-18与图22-7为同一患者小的膜部室间隔缺损晚期导致全心增大后的继发瓣膜反流的彩色血流图像。图22-18-A为左心室长轴切面，于收缩期显示由于二尖瓣环扩张引起的二尖瓣反流，反流束沿左心房后壁走行。同时可见通过室间隔膜部缺损处的左向右分流束进入扩张的右心室，箭头示。图22-18-B为主动脉根部短轴切面图像，显示舒张末期肺动脉瓣反流，同时见肺动脉及右心室流出道增宽。

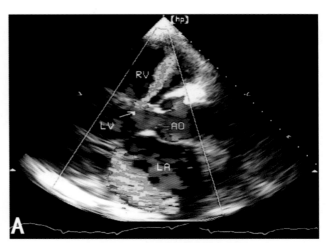

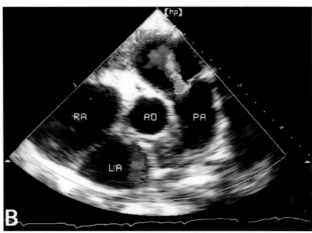

图22-18　小的膜部室间隔缺损晚期继发瓣膜反流的彩色血流图像
AO：主动脉；LA：左心房；LV：左心室；PA：肺动脉；RA：右心房；RV：右心室

图22-19为膜部室间隔缺损伴三尖瓣隔瓣穿孔，三尖瓣轻度反流的彩色血流图像。胸骨旁四腔切面显示三尖瓣隔叶根部右心房面起源的收缩期蓝色反流，呈扇形。同时可见膜部室间隔缺损左向右分流的前向红、黄、蓝相间的分流束。术后证实三尖瓣隔瓣体部有一约2mm大小的小孔，系长期高速分流冲击所致。该病变有时不易与入口型室间隔

缺损改变相区别，需经手术证实。

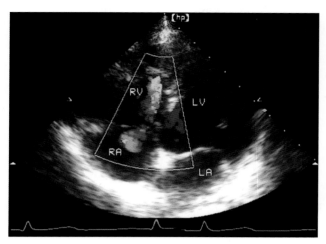

图22-19 膜部室间隔缺损伴三尖瓣隔瓣穿孔，
三尖瓣轻度反流的彩色血流图像

LA：左心房；LV：左心室；RA：右心房；RV：右心室

图22-20与图22-13同一患者肌部中央型室间隔缺损室水平左向右分流的彩色血流图像。在左心室长轴切面上显示室间隔中下部红色，较窄，贯穿室间隔的左向右分流束。动态观察时，在该图像上去除彩色，则无法判定有无室间隔缺损，该患者经彩色血流图像及频谱多普勒确诊为肌部中央型室间隔缺损，并经手术证实。

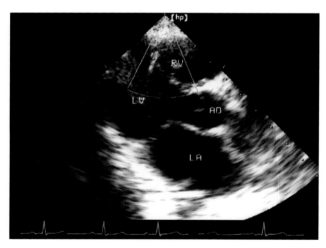

图22-20 肌部中央型室间隔缺损彩色血流图像

AO：主动脉；LA：左心房；LV：左心室；RV：右心室

图22-21为肌部边缘型室间隔缺损室水平左向右分流的彩色血流图像。左心室短轴腱索水平切面上显示右心室与室间隔的前结合处收缩期贯穿室间隔的左向右分流束，箭头示。左心室面入口处可见以蓝黄色为主的混叠色彩。该病变得到手术证实。

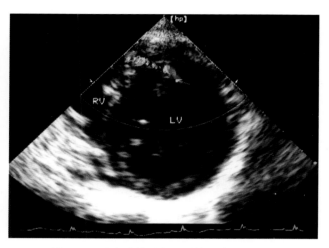

图22-21 肌部边缘型室间隔缺损彩色血流图像

LV：左心室；RV：右心室

五、诊断和鉴别诊断

（一）诊断

切面图上的室间隔回声失落，通过该处的分流频谱及彩色分流束构成了诊断室间隔缺损的基本依据，同时可闻及频谱多普勒检测时的粗糙、低调、较响的噪音。注意同时并存的其他畸形，如肺动脉瓣狭窄、房间隔缺损、动脉导管未闭、大动脉转位及主动脉瓣关闭不全等。

（二）鉴别诊断

1. 主动脉窦瘤破入右心：主动脉窦瘤，尤其右冠窦瘤，可破入到右心室流出道、右心室腔及右心房内，导致在这些部位产生明显的湍流，易与室间隔缺损相混淆。窦瘤破裂时，可在切面图上显示窦壁破口处的回声失落及通过该处的高速、全心动周期湍流频谱。彩色血流图像可显示其起源于主动脉瓣上，全心动周期的多色镶嵌分流束。

室间隔缺损合并主动脉右冠窦瘤的概率较大，当患者以主动脉窦瘤破裂为首发表现时，右冠窦瘤可嵌顿于室间隔缺损处，室间隔缺损的二维特征和血流过隔束易被掩盖，临床上易造成漏诊。

2. 右心室流出道狭窄：它能在右心室流出道内引起收缩期湍流频谱，需与出口部型室缺相鉴别。切面图上能显示流出道内径明显减小，右心室壁肥厚。湍流起源位置在流出道狭窄处，以负向频谱为主。

（张立敏，马春燕）

第 23 章
动脉导管未闭

动脉导管未闭是较常见的一种先天性心脏病，其发病率仅低于房间隔缺损。本病多见于女性，女男之比为 2：1～3：1。

胎儿期的动脉导管在出生后将经历功能闭锁和解剖闭锁两个阶段。前者时间较短，一般在出生后持续 15～20 小时。后者时间较长，为 2～10 周。出生后一年内 95%～99% 的导管闭锁。如 1～2 年后导管仍未闭锁，称为动脉导管未闭。

一、病理解剖和病理生理

一般动脉导管的肺动脉端开口于肺动脉干分叉处左侧，紧靠左肺动脉起始部，主动脉端开口位于主动脉前侧壁，左锁骨下动脉开口的远侧部。导管可以长而细、短而粗，也可能呈弯曲状。从形态上常将动脉导管分为 5 型：①管型：此型最常见，导管的内径均匀一致，直径 5～15 mm；②漏斗型：主动脉端导管内径大于肺动脉端；③窗型：导管短而粗，似为主、肺动脉之间的窗样结构；④哑铃型：导管中部细，两端粗，此型较少见；⑤动脉瘤型：导管扩张呈动脉瘤样，此型罕见。

动脉导管未闭引起的血流动力学变化主要取决于动脉导管的粗细和肺血管阻力的大小。如果导管细，肺动脉压正常，整个心动周期内均有明显的主动脉—肺动脉间的压差，因而有持续的左向右分流，但分流量不大，短期内血流动力学改变不明显。在中等粗细的动脉导管，左向右的分流量增加，左心负荷过重，肺血管阻力正常或接近正常，到成人以后可出现左心衰竭，肺静脉压升高，之后肺动脉压力增高。在较粗的动脉导管、主动脉腔内压力可直接传向主肺动脉，导致肺动脉压力升高，右心负荷加重。在有肺动脉高压的情况下，分流的方向、大小取决于主、肺动脉间的压差。如果主动脉压力仍明显高于肺动脉压，呈左向右分流。如果肺动脉的压力超过了主动脉压，则出现右向左分流。

二、切面及 M 型超声图像

一般选择胸骨旁主动脉根部短轴切面及胸骨上窝主动脉弓长轴切面。

在胸骨旁主动脉根部短轴切面充分显示主肺动脉长径，左、右肺动脉分叉处及降主动脉。在多数患者中能在此切面图上显示出主肺动脉分叉处偏左至降主动脉处的管状无声区，又称管状沟通。主肺动脉与降主动脉间的导管回声形态取决于导管的类型。管状沟通是动脉导管未闭在切面图上的直接征象。

在胸骨上窝主动脉弓长轴切面可显示主动脉峡部小弯侧或其下方的管壁有回声失落，有管状沟通连至肺动脉。

左心室容量负荷过重和肺动脉扩张是动脉导管未闭在切面图像上的主要间接指征。其程度取决于导管的粗细或左向右分流量的多少。分流量较少的导管仅引起轻度的左心增大和肺动脉扩张。分流量多的导管可引起明显的左心室、左心房扩大，二尖瓣环扩张，肺动脉显著扩张。

当伴有继发感染时，肺动脉瓣及肺动脉内膜可有赘生物形成和附着。

图 23-1 为管型动脉导管未闭伴赘生物形成的二维超声图像。患者为 28 岁女性，4 个月前有高烧史。在主动脉根部短轴切面上显示降主动脉与主肺动脉分叉处偏左之间的管状沟通，实测值 8 mm，垂直向上箭头示。同时显示舒张期肺动脉瓣及导管沟通处有大小不同的团块样附加回声，垂直向下箭头和斜箭头示，图 23-1-A。图 23-1-B 为显示舒张期（右图）和收缩期（左图）肺动脉瓣两侧多发赘生物附着，箭头示。

图 23-2 为窗型动脉导管未闭的二维超声图像。患者为 45 岁女性。图 23-2-A 为左心室长轴切面，显示全心增大，以左心为主，实测值左心室内径 69 mm，左心房内径 48 mm，右心室内径 23 mm。

图23-2-B为主动脉根部短轴切面，显示主肺动脉
显著扩张，实测值48 mm。左、右肺动脉也明显扩
张。图23-2-C为主动脉根部非标准短轴切面，显
示降主动脉与主肺动脉间导管沟通，导管较宽，约
18 mm，较短，箭头示。其频谱多普勒及彩色血流
图像参见图23-5和图23-8。

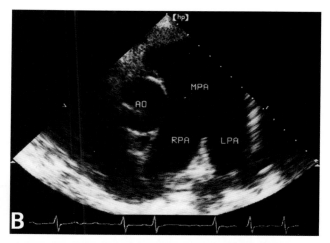

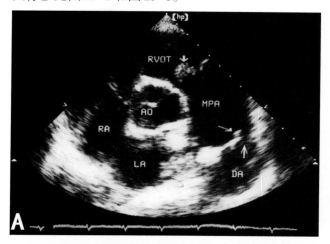

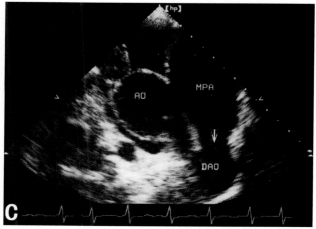

图23-2　窗型动脉导管未闭的二维超声图像

AO：主动脉；DAO：降主动脉；LA：左心房；LPA：左肺动脉；
LV：左心室；MPA：主肺动脉；RPA：右肺动脉；RV：右心室

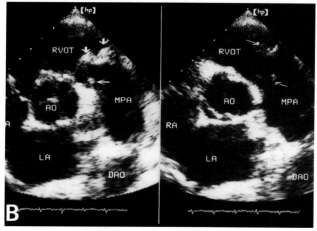

图23-1　管型动脉导管未闭伴赘生物形成的二维超声图像

AO：主动脉；DA：动脉导管；DAO：降主动脉；LA：左心房；
MPA：主肺动脉；RA：右心房；RVOT：右心室流出道

三、频谱多普勒超声图像

　　在胸骨旁主动脉根部短轴切面图或胸骨上窝主
动脉弓长轴切面图上进行脉冲波及连续波多普勒取
样。脉冲波多普勒的取样容积设置在管状沟通的肺
动脉端开口处，连续波取样线与管状沟通平行，如
无明确管状沟通，可将取样线设置在主肺动脉分叉
处偏左肺动脉侧或在彩色血流图像引导下设置取样
容积或取样线。

　　动脉导管未闭的左向右分流频谱呈持续收缩
期、舒张期的正向高速湍流。如果用脉冲波探测，
常引起混叠现象。完整地记录动脉导管未闭的分流
频谱必须用连续波多普勒。无肺动脉高压时，频谱
由单峰构成，收缩期上升支较陡，舒张期下降支较
缓。收缩期血流峰速度可达5 m/s，舒张期血流速

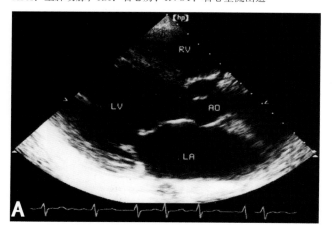

度可达 4～4.5 m/s。有时只记录到单期血流频谱，其原因是在心动周期中取样线脱离了分流束。因此，在记录动脉导管的分流频谱时，嘱患者屏气于频谱图像最佳时，同时控制探头位置不变。相对来说，记录动脉导管未闭的分流频谱需要更多的实践经验。

在有明显肺动脉高压时，由于降主动脉与肺动脉间的压差减小，左向右分流量减少，收缩期峰速度和舒张期速度均明显减低，舒张期速度减低更明显，可至 1～2 m/s。当肺动脉的压力超过了主动脉压力，可产生右向左分流。此时分流的频谱由正向（左向右分流）变成负向（右向左分流），分流速度一般较低。

如果有明显的左心室容量负荷过重，二尖瓣环可扩张，导致二尖瓣反流。用脉冲波多普勒可定位，半定量评价二尖瓣反流。同时，由于反流量增加，二尖瓣、主动脉瓣口的血流速度加快。

应用连续波或脉冲波频谱还能定量评估动脉导管未闭的左向右分流和间接估测肺动脉压力。

肺动脉压力的测量包括肺动脉收缩压和舒张压。动脉导管两端的收缩期压差（ΔPs），为主动脉收缩压（AOSP）与肺动脉收缩压（PASP）之间的压力阶差。又因在无左心室流出道狭窄时 AOSP 与肱动脉收缩压（BASP）相近，可代替主动脉压力，这样肺动脉收缩压即为 PASP=BASP-ΔPs。例如，测得导管血流收缩期峰速为 4.5 m/s，测得的主动脉收缩压为 120 mmHg，则肺动脉收缩压为 120-4×4.5²=120-81=39 mmHg。

同理肺动脉的舒张压（PADP）即为肱动脉舒张压（BADP）与导管两端舒张期压差（ΔPd）之差，即 PADP=BADP-ΔPd。例如，测得的导管血流舒张期峰速为 4 m/s，肱动脉舒张压力为 80 mmHg，则肺动脉舒张压为 80-4×4²=16 mmHg。

图 23-3 为动脉导管未闭左向右分流的脉冲波和连续波频谱图像。图 23-3-A 为脉冲波频谱图像，在主动脉根部短轴切面上将取样容积设置在导管的肺动脉开口处，频谱呈高度混叠状态，持续整个心动周期，灰度较强，无法判定频谱的方向、峰速度及频谱的形态。图 23-3-B 为连续波频谱图像，在主动脉根部短轴切面上将取样线沿彩色分流

束设置，频谱为正向、单峰、收缩期上升支较陡，下降支较缓并延续到舒张末期。收缩期峰速度可达 5 m/s，舒张末期速度约 2.5 m/s。频谱呈广泛充填，并持续整个心动周期。

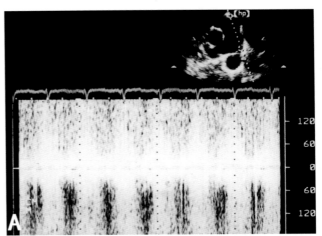

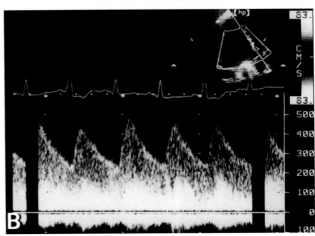

图23-3　动脉导管未闭左向右分流的脉冲波和连续波频谱图像

图 23-4 为动脉导管未闭患者的肺动脉瓣口和主动脉瓣口脉冲波频谱图像。图 23-4-A 为主动脉根部短轴切面图像上取样的肺动脉瓣口血流频谱，收缩期为负向的瓣口开放血流，同时在舒张期可发现异常的负向湍流频谱，箭头示。该异常频谱系舒张期分流束沿肺动脉外侧壁上升至瓣口处后，折返向下所致。图 23-4-B 为主动脉瓣口血流频谱，表现为峰速度明显加快，实测值约 1.8 m/s，但仍为层流。这是由于左心室容量负荷明显增加所致。

图 23-5 为动脉导管未闭伴明显肺动脉高压的连续波频谱图像。左向右分流频谱仍持续整个心动周期，收缩期上升支速度加快，峰速度明显减低，

实测值约 1.8 m/s。下降支有明显的波动，舒张期速度也明显减低。该患者三尖瓣反流峰速度为 4.2 m/s，估测肺动脉收缩压为 80 mmHg。

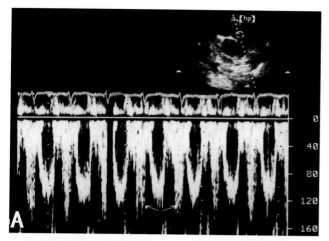

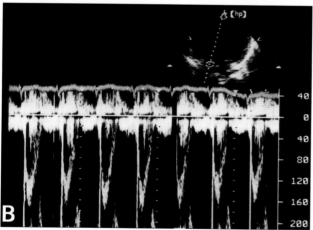

图23-4 动脉导管未闭患者的肺动脉瓣口和主动脉瓣口脉冲波频谱图像

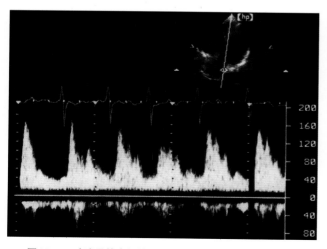

图23-5 动脉导管未闭伴明显肺动脉高压连续波频谱图像

四、彩色多普勒血流图像

彩色血流图像能直接在切面图上显示出动脉导管未闭的左向右分流束。它还能帮助脉冲波和连续波多普勒的取样。

在胸骨旁主动脉根部短轴切面上，导管的分流束起源于降主动脉，通过管状沟通进入主肺动脉。由于分流是高速湍流，彩色分流束为多色镶嵌色彩，起始部的彩色分流束较亮较窄，一般相当于导管的宽度，之后沿主肺动脉的外侧壁上行，彩色分流束逐渐变宽。在收缩期与肺动脉瓣口的血流相遇，共同向下，呈弥散的多色镶嵌色彩，以蓝色为主。

在胸骨上窝主动脉弓长轴切面图上，能显示降主动脉与主肺动脉之间的管状沟通内有蓝色为主的多色镶嵌血流进入到肺动脉内。

图 23-6 为动脉导管未闭降主动脉至主肺动脉左向右分流的彩色多普勒血流图像。在主动脉根部短轴切面上显示起始于降主动脉的分流束通过管状沟通进入主肺动脉，沿其外侧壁向肺动脉瓣口方向走行。在管状沟通处分流束以蓝、黄色混叠色彩为主，较窄。在走行过程中分流束逐渐增宽，颜色也逐渐过渡为以黄红色为主。分流束的内侧可见少许舒张期向下的蓝色血流。

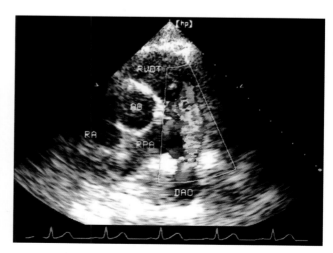

图23-6 动脉导管未闭降主动脉至主肺动脉左向右分流的彩色多普勒血流图像

AO：主动脉；DAO：降主动脉；RA：右心房；RPA：右肺动脉；RVOT：右心室流出道

图 23-7 与图 23-1 为同一患者不同时相的左向

右分流的彩色血流图像。左图于舒张期，可见动脉导管未闭的分流束沿主肺动脉外侧壁走行至肺动脉瓣口处，折返向下。分流束为蓝、黄、红相间的混叠色彩，箭头示。其内侧为折返向下的血流，色彩由浅蓝至暗蓝。右图于收缩期，主肺动脉内充满浅蓝、黄色的肺动脉血流，将动脉导管未闭的分流束大部分遮盖，但降主动脉内仍可见分流束起始处的红、黄、蓝会聚现象。

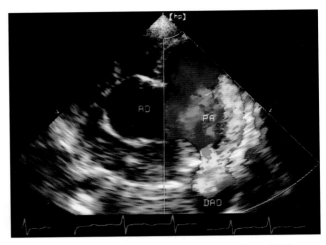

图23-8　窗型动脉导管未闭左向右分流的彩色血流图像
AO：主动脉；DAO：降主动脉；PA：肺动脉

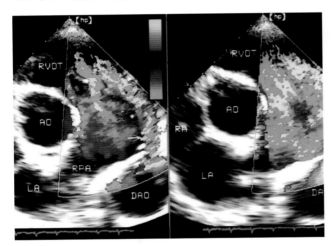

图23-7　舒张期和收缩期动脉导管未闭左向右分流的
彩色血流图像

AO：主动脉；DAO：降主动脉；LA：左心房；RA：右心房；RPA：右肺动脉；RVOT：右心室流出道

　　图23-8与图23-2和图23-5为同一患者窗型动脉导管未闭左向右分流的彩色血流图像。主动脉根部短轴切面上显示起始于降主动脉的分流束进入主肺动脉。导管短而宽，其内的分流束较宽。在进入主肺动脉时，由于受到主肺动脉内向下血流的冲击，分流束变窄，并沿主肺动脉外侧壁向肺动脉瓣口方向走行。由于伴有明显的肺动脉高压，左向右分流速度较低，表现为以黄红色为主的色彩，此时Nyquist极限为0.65 m/s。

　　图23-9为胸骨上窝探查显示动脉导管未闭左向右分流的彩色血流图像。在主动脉弓长轴切面上显示降主动脉起始部发出的舒张期分流束进入肺动脉。

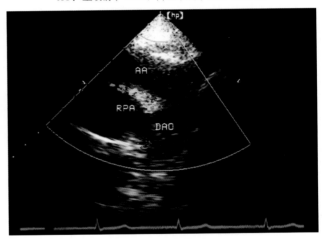

图23-9　胸骨上窝探查显示动脉导管未闭左向右分流的
彩色血流图像

AA：主动脉弓；DAO：降主动脉；RPA：右肺动脉

五、诊断和鉴别诊断

（一）诊断

　　动脉导管未闭的超声诊断主要依据切面图像上显示降主动脉与主肺动脉间有未闭的动脉导管，频谱多普勒和彩色血流图像能探及和显示起源于降主动脉，通过未闭导管进入主肺动脉内的全心动周期的高速分流。由于主肺动脉内有旋流，应用脉冲波方法时要注意取样容积的设置。另外，部分患者的连续波频谱采集有一定难度，通过彩色血流图像上的分流束指导连续波取样，易获得完整、清晰的分流频谱。

　　当成年人的动脉导管未闭患者在就诊时可能由于伴有重度肺高压而表现为右心系统的明显受累，

包括右心室扩大、右心室壁肥厚、室间隔偏向左心室侧，而左心室内径和比例均明显减小，同时由于大动脉水平的分流速度较低，又处于声束远场，彩色分流束较难显示，在临床工作中明确诊断较为困难，应引起关注。

（二）鉴别诊断

1. 肺动脉瓣狭窄：包括相对狭窄。收缩期高速血流进入扩张的肺动脉，并在其内引起旋流。此时，脉冲波易探及双向湍流频谱，彩色血流图像有红色血流，可能与导管未闭相混淆。但该旋流起源于肺动脉瓣口，而不是降主动脉。另外，连续波多普勒探不到典型的动脉导管未闭的频谱。

2. 重度肺动脉瓣反流：肺动脉瓣反流严重时可在主肺动脉内产生朝向瓣口的舒张期血流，其特点是速度较低，仅出现在舒张期，右心室流出道内有明显的反流信号。

3. 某些少见的先天性心脏病：如主动脉—肺动脉间隔缺损，冠状动脉—肺动脉瘘，可在主肺动脉内引起全心动周期的湍流。但其起源与分流束走行、动脉导管未闭明显不同。

4. 合并畸形：在某些复杂先天畸形中，动脉导管未闭具有重要代偿功能，如肺动脉瓣闭锁伴房间隔缺损、主动脉瓣闭锁伴室间隔缺损、完全性大血管转位等。动脉导管未闭是沟通体、肺循环的途径。另外，动脉导管未闭还可能与其他单纯先天性心脏病同时存在，如房间隔缺损。

在某些患者的检查中，这种典型的管状沟通可观察不到，其原因可能有：①成年肥胖患者，透声条件差；②异位导管；③声束不能完全通过整个导管。

（乔　伟，任卫东）

第24章
先天性主动脉口狭窄

先天性主动脉口狭窄包括主动脉瓣膜狭窄、主动脉瓣下狭窄和主动脉瓣上狭窄。其发病率占先天性心血管畸形的3%～10%，男性多见。

主动脉瓣膜狭窄

一、病理解剖和病理生理

主动脉瓣膜狭窄最为常见，占先天性主动脉狭窄的83%。其主要病变是主动脉瓣膜发育畸形，主动脉瓣可融合成一单个瓣叶，或呈二瓣叶、三瓣叶，甚至呈四瓣叶。瓣口一般狭小，而主动脉瓣环多发育正常。主动脉瓣膜发育畸形中多以二叶瓣畸形最常见，占50%～70%。二叶瓣又有多种形态，见图24-1。

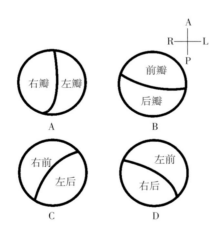

图24-1 二叶主动脉瓣畸形示意图

Ⅰ型横裂式，二叶瓣舒张期对合线呈水平状，由前、后两个瓣叶构成，左、右冠状动脉起始于前窦。

Ⅱ型纵裂式，二叶瓣舒张期对合线呈垂直状，由左、右两个瓣叶构成。左、右冠状动脉起始于左、右两个窦。

Ⅲ型斜裂式，二叶瓣舒张期对合线呈斜形，右

前至左后或左前至右后，二瓣叶分别由左前瓣叶和右后瓣叶或右前瓣叶和左后瓣叶构成。左、右冠状动脉起始于左、右两个窦。

约30%的患者主动脉瓣由三叶组成，每个瓣叶大小相似，三个瓣叶交界部的边缘部分相互融合，中央部分向升主动脉隆起呈拱顶状，圆顶的中心为狭小的瓣口。少数患者主动脉瓣呈单叶型或四叶瓣型。

多数主动脉瓣叶畸形的患者在成人之前可无临床表现。成人以后，由于血液湍流造成的瓣膜损伤、瓣叶增厚、纤维化或钙化，瓣口逐渐狭窄或关闭不全。单叶瓣由于狭窄较重，在婴儿期即可出现瓣口狭窄的症状。

先天性主动脉瓣狭窄的病理生理与获得性主动脉瓣狭窄相似。狭窄轻度时可不引起血流动力学改变。狭窄较重时，可引起左心室壁心肌向心性肥厚，升主动脉窄后扩张等。

二、切面超声图像

经胸检查时，采用主动脉根部短轴切面、左心室长轴切面和心尖五腔切面。在左心室长轴切面能显示主动脉瓣开放受限，瓣尖呈圆顶状，瓣叶开放距离缩短。二叶、四叶或单叶瓣型可见舒张期关闭线偏移。升主动脉可有不同程度的狭窄后扩张，取决于主动脉瓣狭窄的程度。

主动脉根部短轴切面能显示主动脉瓣的个数，瓣叶的大小及其开放，关闭的动态过程。二叶瓣关闭时对合线呈直线状，三叶瓣呈Y状，单叶瓣无关闭线，四叶瓣呈十字状。瓣叶开放时可见瓣叶的交界处有不同程度的粘连、融合，开口面积明显减小。同时可见增厚的条状浅嵴及左、右冠状动脉的起始部。

有时经胸检查不易清楚显示主动脉瓣，经食管超声心动图能弥补这一限制。可选择心底部主动脉

瓣短轴及长轴切面。

图24-2为横裂式二叶主动脉瓣畸形的经食管切面超声图像。

经食管超声心底主动脉瓣短轴切面显示舒张期主动脉由前、后两窦组成，二叶主动脉瓣关闭对合线呈水平状，同时可见前瓣左侧有条状浅嵴的回声，呈线条样，箭头示，图24-2-A。图24-2-B为

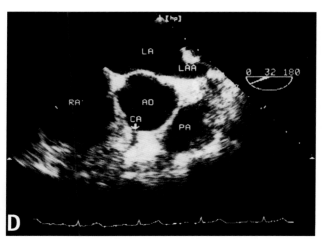

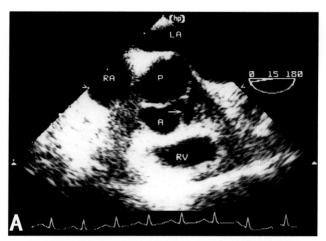

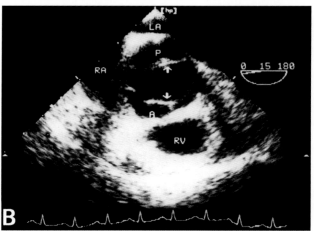

图24-2 横裂式二叶主动脉瓣畸形的经食管切面超声图像
A：前叶；AO：主动脉；CA：冠状动脉；LA：左心房；LAA：左心耳；P：后叶；PA：肺动脉；RA：右心房；RV：右心室

同一切面的收缩期，可见二叶主动脉瓣分别向前、后开放，箭头示，开放不充分，有一定程度的狭窄。同时可见前瓣上的条状浅嵴回声，向下垂直箭头所指处。图24-2-C和图24-2-D分别显示左冠状动脉和右冠状动脉起始于前窦的左侧和右侧，箭头示。

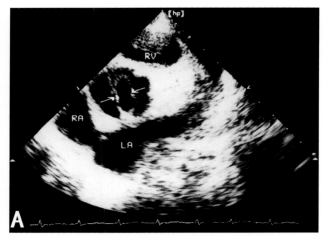

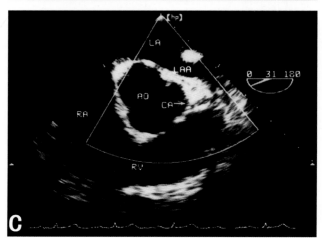

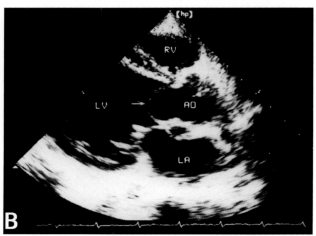

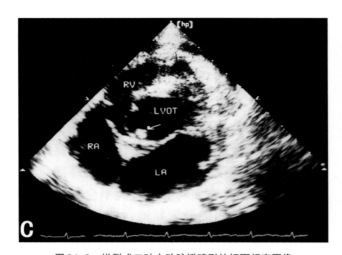

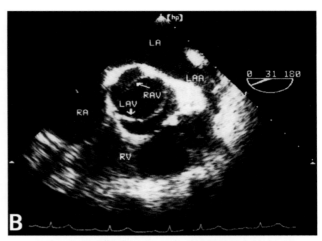

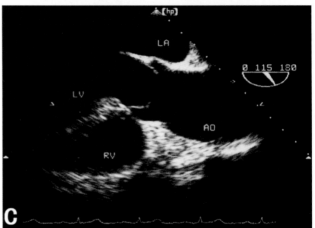

图24-3 纵裂式二叶主动脉瓣畸形的切面超声图像

AO：主动脉；LA：左心房；LV：左心室；LVOT：左心室流出道；RA：右心房；RV：右心室

图24-3为纵裂式二叶主动脉瓣畸形的切面超声图像。患者为女性儿童。图24-3-A为经胸左心室短轴切面，于收缩期显示瓣叶分为左右，箭头示，呈竖立状，开放明显受限。图24-3-B为左心室长轴切面，显示舒张期瓣叶突入左心室流出道。同时见左心室、左心房明显扩大。图24-3-C在胸骨旁非标准切面上显示主动脉瓣上附加有团块状强回声，结合患者长期发烧史等临床表现，诊断为赘生物附着。

图24-4为斜裂式二叶主动脉瓣畸形的经食管切面超声图像。图24-4-A为心底部主动脉瓣短轴。舒张期主动脉瓣关闭线由左后到右前，分主动脉为右后、左前窦。图24-4-B为同一切面的收缩期，显示两瓣叶分别向右后和左前方向开放，箭头示，开放程度受限。图24-4-C为心底部主动脉长

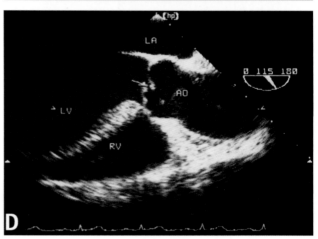

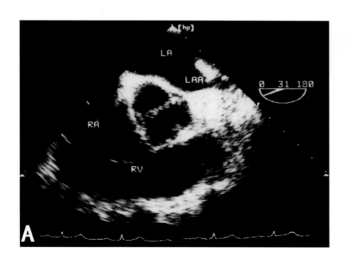

图24-4 斜裂式二叶主动脉瓣畸形的经食管切面超声图像

AO：主动脉；LA：左心房；LAA：左心耳；LAV：左前叶；LV：左心室；LVOT：左心室流出道；RA：右心房；RAV：右后叶；RV：右心室

轴切面，显示收缩期主动脉瓣开放受限，瓣尖呈圆顶状，箭头示。图24-4-D为舒张期，显示二叶主动脉瓣关闭时错位、对合不良，有明显的缝隙，箭头示。其彩色血流图像参见图24-10。

　　图24-5为MFS患者合并斜裂式二叶主动脉瓣畸形的经食管切面超声图像。图24-5-A为心底部主动脉瓣短轴切面，显示舒张期二叶瓣关闭对合线由右后至左前，将主动脉分成右前和左后两个窦，箭头示两叶瓣左前结合处有部分纤维化和钙化。图24-5-B为于收缩期见两瓣叶分别朝左后和右前方向开放，箭头示，开放幅度明显受限。

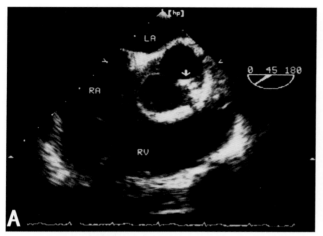

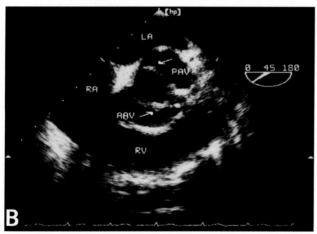

图24-5　MFS患者合并斜裂式二叶主动脉瓣畸形的
经食管切面超声图像

AAL：前叶；LA：左心房；LV：左心室；PAV：后叶；RA：右心房；RV：右心室

　　图24-6为单叶主动脉瓣畸形的切面超声图像。图24-6-A为左心室长轴切面，显示收缩末期主动脉呈连续的膜样回声。图24-6-B为主动脉根部短轴切面，显示收缩期主动脉瓣开口呈圆形，位于中央偏后，与主动脉壁间只有一个附着点。主动脉瓣开放面积明显减小。其彩色血流图像参见图24-11。

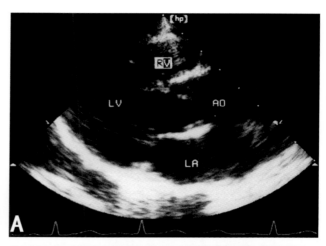

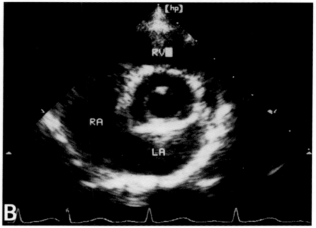

图24-6　单叶主动脉瓣畸形的切面超声图像

AO：主动脉；LA：左心房；LV：左心室；RA：右心房；RV：右心室

　　图24-7四叶主动脉瓣畸形的经食管切面超声图像。图24-7-A为主动脉根部短轴切面，显示舒张期4个瓣叶关闭对合线呈十字形，十字交叉处有明显的对合不良裂隙。图24-7-B为收缩期，4个主动脉瓣叶开放呈四边形，与主动脉壁间有4个附着点，分

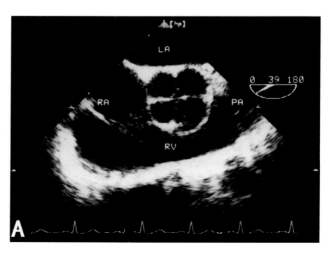

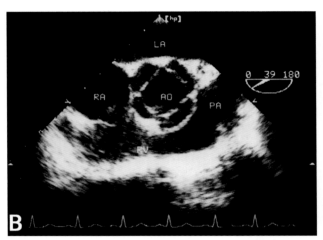

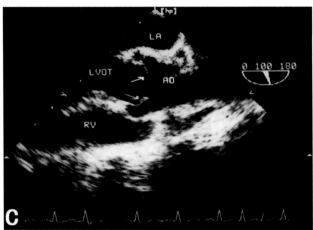

图24-7 四叶主动脉瓣畸形的经食管切面超声图像

AO：主动脉；LA：左心房；LVOT：左心室流出道；PA：肺动脉；RA：右心房；RV：右心室

别为前、后、左、右。图24-7-C为心底部主动脉长轴切面，显示瓣叶开放明显受限，瓣尖呈圆顶状。

三、频谱多普勒超声图像

与获得性主动脉瓣狭窄的频谱多普勒图像相似。由于左心室流出道受阻，主动脉瓣跨瓣压差明显增大，主动脉瓣口血流速度明显加快。表现为收缩期单峰，高速血流频谱。当伴有主动脉瓣关闭不全时，可探及舒张期左心室流出道内的湍流频谱。由于血流速度较快，探查时一般选择连续波多普勒方法。

图24-8与图24-6为同一患者单叶主动脉瓣畸形的主动脉瓣口连续波多普勒血流频谱图像。在心尖五腔切面上设置连续波取样线，频谱显示为负向、单峰、上升支与下降支基本对称的高速血流频谱，实测峰速度约为3.0 m/s。

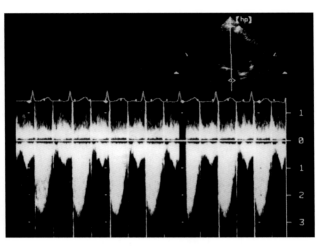

图24-8 单叶主动脉瓣畸形的主动脉瓣口连续波多普勒血流频谱图像

四、彩色多普勒血流图像

主动脉瓣畸形主要引起主动脉瓣狭窄和主动脉瓣反流。主动脉瓣狭窄时，收缩期主动脉瓣口的血流速度快，表现为瓣口及其上方的色彩混叠。在二叶瓣或单叶瓣畸形时，由于其开口方向有明显变化，其瓣口射流束常呈偏心状，冲击某一侧主动脉壁。伴有主动脉瓣关闭对合不良时，可显示主动脉瓣对合处及左心室流出道内的反流束。

图24-9与图24-2为同一患者横裂式二叶主动脉瓣畸形的经食管彩色血流图像。心底部主动脉长轴切面上显示收缩期主动脉瓣口射流束指向主动脉后壁，达壁后折返向前。色彩由左心室流出道内的黄红色到主动脉瓣口以蓝黄色为主的高速射流，折返后再演变为以蓝色为主，同时可见升主动脉狭窄后扩张。

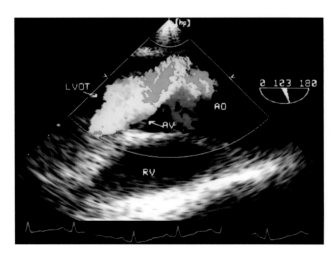

图24-9 横裂式二叶主动脉瓣畸形的经食管彩色血流图像

AO：主动脉；AV：主动脉瓣；LVOT：左心室流出道；RV：右心室

图24-10与图24-4为同一患者斜裂式二叶主动脉瓣畸形合并主动脉瓣关闭不全的经食管彩色血流图像。心底部主动脉长轴切面显示舒张期源于瓣叶对合不良处的反流束。主动脉内的血逆流至主动脉瓣口，此时显示为红黄色，再沿主动脉瓣关闭错位的缝隙走行，显示为极窄的蓝黄色混叠色彩，箭头示。最后进入左心室流出道，反流束面积迅速增加，流满左心室流出道，显示为蓝、黄、红相间的混叠色彩。同时可见升主动脉明显的窄后扩张。

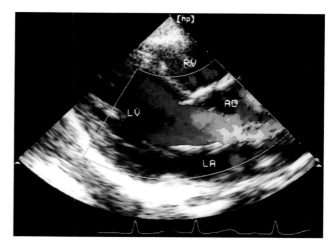

图24-11　单叶主动脉瓣畸形主动脉瓣口的彩色血流图像
AO：主动脉；LA：左心房；LV：左心室；RV：右心室

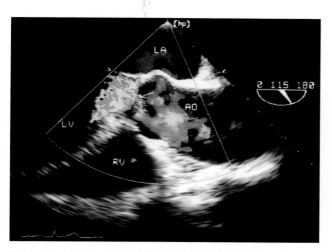

图24-10　斜裂式二叶主动脉瓣畸形合并主动脉瓣关闭不全的经食管彩色血流图像
AO：主动脉；LA：左心房；LV：左心室；RV：右心室

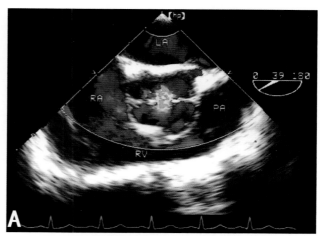

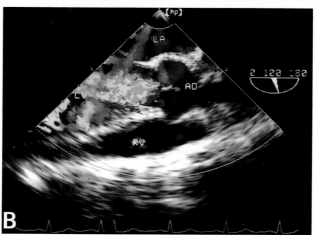

图24-11与图24-6为同一患者单叶主动脉瓣畸形主动脉瓣口的彩色血流图像。在左心室长轴切面上，于收缩期显示左心室内血流通过主动脉瓣口时速度明显加快，并明显偏心，冲击主动脉后壁。由于开口面积较小，血流束较窄，为蓝、黄、红相间的混叠色彩。同时可见其前方反方向的红黄色血流，表明此处有旋流。

图24-12与图24-7为同一患者四叶主动脉瓣畸形伴主动脉瓣反流的经食管彩色血流图像。图24-12-A为心底部主动脉瓣短轴切面，显示舒张期四叶瓣关闭对合不良裂隙处的反流彩色图像，表现为以蓝黄色为主的混叠色彩。图24-12-B为心底部主动脉长轴切面，显示主动脉瓣关闭线仍位于中央，主动脉瓣反流束源于瓣叶对合处，呈放射状进入左心室内，表现为蓝、黄、红相间的混叠色彩。

图24-12　四叶主动脉瓣畸形伴主动脉瓣反流的经食管彩色血流图像
AO：主动脉；LA：左心房；LV：左心室；PA肺动脉；RA：右心房；RV：右心室

主动脉瓣下狭窄

一、病理解剖和病理生理

主动脉瓣下狭窄占先天性主动脉狭窄的8%～30%，根据形态可将主动脉瓣下狭窄分两种类型（图24-13）：①隔膜型主动脉瓣下狭窄；②管型（纤维肌型）主动脉瓣下狭窄。肥厚型心肌病导致主动脉瓣下流出道狭窄不在此类。

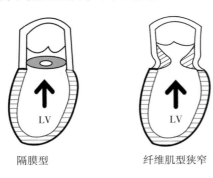

隔膜型　　　　　纤维肌型狭窄

图24-13　主动脉瓣下狭窄分型示意图
LV：左心室

二、切面超声图像

取左心室长轴、左心室流出道短轴及心尖五腔切面。在左心室流出道内可见异常的条状或线状回声，回声可强可弱。纤维肌型表现为室间隔上部肌组织突入左心室流出道内。心室肌多呈向心性肥厚，多对称。少数患者以室间隔肥厚为主。由于心内膜下供血不足可致心肌纤维化。

图24-14为主动脉瓣下隔膜型狭窄的切面超声图像。患者为9岁女孩。左心室长轴切面图像上显示主动脉瓣下方左心室流出道前壁发出一膜性条状回声，达左心室流出道中部，箭头示。左心室流出道变窄，实测值6 mm。同时见左心室各壁心肌明显向心性肥厚，室间隔与左心室后壁实测值均为8 mm。

图24-15为主动脉瓣下隔膜型狭窄的经胸和经食管切面超声图像。图24-15- A为经胸左心室长轴切面，显示左心室流出道内有一较厚的膜样回声，位于左心室流出道中央，与左心室流出道前后壁无连接，箭头示。左心室各壁明显肥厚，实测值室间隔厚度14 mm，左心室后壁厚度13 mm。图24-

15-B为心底部左心室流出道短轴切面，显示左心室流出道内有一左右走行的横膈膜，回声较强，将左心室流出道分隔成前、后两个部分，箭头示。其彩色血流图像参见图24-17。

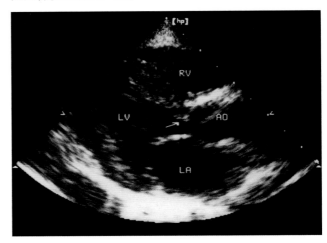

图24-14　主动脉瓣下隔膜型狭窄的切面超声图像
AO：主动脉；LA：左心房；LV：左心室；RV：右心室

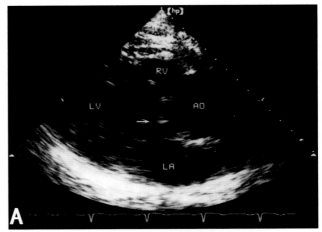

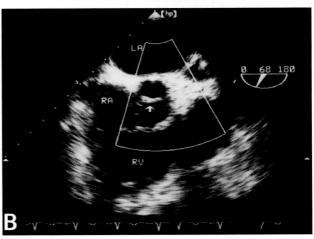

图24-15　主动脉瓣下隔膜型狭窄的经胸和经食管切面超声图像
AO：主动脉；LA：左心房；LV：左心室；RA：右心房；RV：右心室

三、频谱多普勒图像

脉冲多普勒可定位湍流频谱起始于左心室流出道内，而不是起始于主动脉瓣上。但脉冲多普勒方法不能探查高速血流，需用连续波多普勒方法探查。在没有主动脉瓣狭窄时，其获得的频谱可代表左心室流出道梗阻的血流频谱。

图24-16与图24-14为同一患者主动脉瓣下隔膜型狭窄的左心室流出道梗阻的连续波多普勒频谱图像。在心尖五腔切面上设置连续波取样线，频谱为收缩期负向单峰，血流速度明显加快，实测值约为5.2 m/s。该患者无主动脉瓣狭窄。

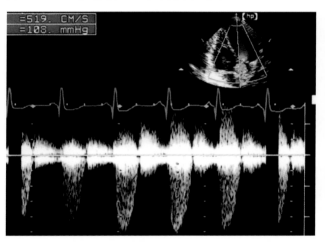

图24-16　主动脉瓣下隔膜型狭窄的左心室流出道梗阻的
连续波多普勒频谱图像

四、彩色多普勒血流图像

可选择心尖五腔切面、左心室长轴切面及左心室流出道短轴切面。可显示异常血流起始于左心室流出道，多为蓝、黄、红相间的混叠色彩，可持续至主动脉瓣口及瓣上。

图24-17与图24-15为同一患者主动脉瓣下隔膜型狭窄的经胸和经食管彩色血流图像。图24-17-A为心尖五腔切面，显示左心室血在隔膜处出现会聚，然后被隔膜分成两股血流，绕过隔膜进入升主动脉，箭头示。图24-17-B为经食管心底部左心室流道短轴切面，显示左心室流出道内收缩期混叠色彩。

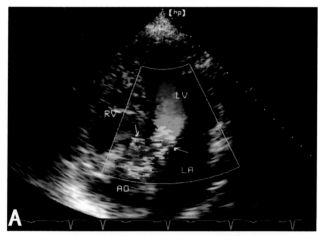

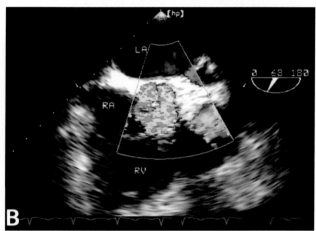

图24-17　主动脉瓣下隔膜型狭窄的经胸和经食管彩色血流图像
AO：主动脉；LA：左心房；LV：左心室；RA：右心房；RV：右心室

主动脉瓣上狭窄

一、病理解剖

主动脉瓣上狭窄占先天性主动脉狭窄的5%～10%。病变多为局限型，占90%左右。根据病变不同分为沙漏型、隔膜型、发育不全型，见图24-18。

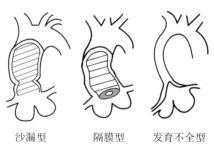

沙漏型　　　隔膜型　　　发育不全型

图24-18　主动脉瓣上狭窄分型示意图

1. 沙漏型：即瓣上环形狭窄，最常见，占66%，表现为主动脉窦上方窦管交界附近局限性主动脉壁环状增厚，形成峰状管腔内狭窄。

2. 隔膜型：又称主动脉瓣上隔膜样狭窄，为纤维或纤维肌性半圆形或环形隔膜样病变，中央部位有大小、形状不同的开口，隔膜通常紧靠主动脉瓣的上方。主动脉外径正常。

3. 发育不全型：即主动脉瓣上缩窄，较少见。狭窄部位的长度不等，一般可累及整个升主动脉，有时可同时累及主动脉弓起始部，甚至降主动脉。病变部位的主动脉管腔呈管状或弥漫性狭窄。

二、切面超声图像

选择胸骨旁左心室长轴切面、升主动脉短轴切面和胸骨上窝主动脉弓长轴切面。病变位于主动脉瓣上方，膜性或肌性结构，主动脉内径局限性狭窄，其远端或窄后扩张，或发育不良。左右冠状动脉可有扩张，走行迂曲。

图24-19为隔膜型主动脉瓣上狭窄，二维超声心动图左心室长轴切面见主动脉瓣上两个隔膜状高回声光带，通过彩色多普勒可见血流从两隔膜中间加速前行，频谱多普勒可见该处血流速度加快。

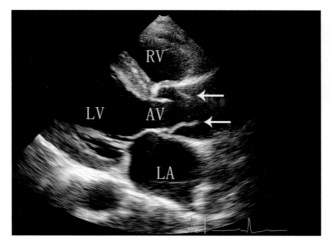

图24-19 隔膜型主动脉瓣上狭窄
AV：主动脉瓣；LA：左心房；LV：左心室；RV：右心室

图24-20为沙漏型主动脉瓣上狭窄，其左心室长轴切面可见主动脉瓣上窦管结合部局限环状狭窄，血流速度加快。

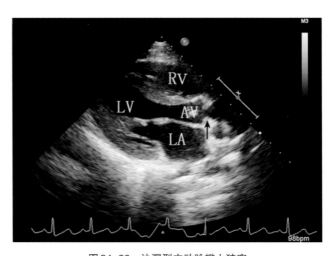

图24-20 沙漏型主动脉瓣上狭窄
AV：主动脉瓣；LA：左心房；LV：左心室；RV：右心室

图24-21为发育不全型主动脉瓣上狭窄，通过非标准左心室长轴切面可显示主动脉瓣上弥漫性狭窄，病变部位的主动脉管腔呈管状狭窄，前向血流速度加快。

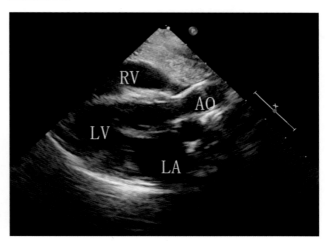

图24-21 发育不全型主动脉瓣上狭窄
AO：主动脉；LA：左心房；LV：左心室；RV：右心室

三、多普勒超声图像

脉冲波多普勒可判定主动脉瓣上狭窄的部位，连续波多普勒可探测到狭窄处的收缩期高速血流频谱。彩色血流图像见主动脉瓣上狭窄的收缩期异常高速血流束，以混叠色彩为主。

图24-22为主动脉瓣上狭窄血流频谱，于心尖五腔心切面，主动脉瓣上窦管结合部局限性环状狭窄处测量，收缩期血流速度明显加快，灰度增强。

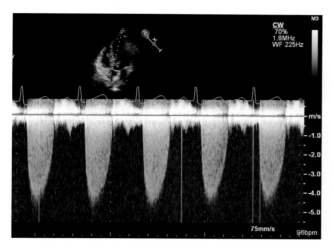

图24-22　主动脉瓣上狭窄血流频谱

图24-23为沙漏型主动脉瓣上狭窄，该患者左心室长轴切面可显示主动脉瓣上窦管结合部局限环状狭窄，其狭窄处呈花色血流。

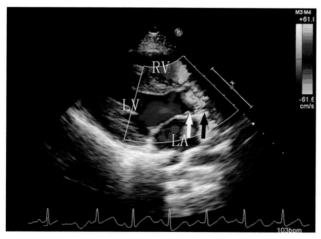

图24-23　沙漏型主动脉瓣上狭窄

LA：左心房；LV：左心室；RV：右心室

图24-24为发育不全型主动脉瓣上狭窄，该患

者于胸骨上窝切面可见病变部位的主动脉管腔呈弥漫管状狭窄，其内呈花色湍流。

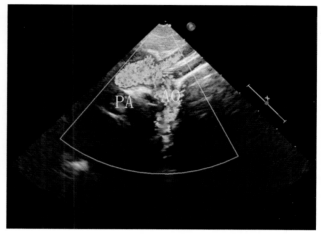

图24-24　发育不全型主动脉瓣上狭窄

AO：主动脉；PA：肺动脉

四、诊断和鉴别诊断

诊断时首先要区别是主动脉瓣还是主动脉瓣下或瓣上狭窄。主动脉瓣狭窄时，经胸检查效果一般较差，可选用经食管超声方法。需要与肥厚型心肌病伴左心室流出道梗阻和后天性主动脉瓣狭窄，如风湿性、老年退行性等进行鉴别。

另外，主动脉瓣下狭窄时，常伴有其他先天性心血管畸形，如室间隔缺损、主动脉弓离断、动脉导管未闭和法洛四联症等。主动脉瓣上狭窄时常伴有肺动脉瓣及主肺动脉异常、主动脉弓分支狭窄、主动脉缩窄或室间隔缺损。

（李　颖，任卫东）

第 25 章
主动脉窦动脉瘤

一、病因、病理解剖和病理生理

主动脉窦动脉瘤是先天性心脏病之一，占1.2%～1.8%，在我国该病的发病率高于西方国家。常合并室间隔缺损、主动脉瓣关闭不全等畸形。在胚胎发育期，主动脉窦的基底部发育不全，遗留缺乏中层弹性纤维的薄弱组织。出生后，该薄弱组织受到高压力的血液冲击，逐步向外膨胀，形成主动脉窦动脉瘤。当主动脉窦动脉瘤瘤壁不断膨胀，变薄后，可在主动脉内压力突然增加时破裂。

主动脉窦瘤破裂多发生在右冠状动脉窦和无冠状动脉窦，前者约占75%，很少发生在左冠状动脉窦。右冠状动脉窦瘤多数破入到右心室，约占80%，少数破入到右心房。无冠状动脉窦瘤多数破入到右心房，约占70%，少数破入到右心室。主动脉窦瘤发生破裂后，血液从高压力的主动脉内向低压力的心腔内灌注，形成左向右分流，血流动力学变化与室间隔缺损或房间隔缺损相似。如果破入到右心室或右心房的分流量大，可发生右心衰竭。当破入到心包腔内，则引起心包填塞，发生猝死。

二、切面超声图像

选择胸骨旁左心室长轴切面和主动脉根部短轴切面。前者显示右冠状动脉窦和无冠状动脉窦，或左冠状动脉窦，不能同时显示3个冠状动脉窦。后者可同时显示3个冠状动脉窦，右冠状动脉窦位于前方，无冠状动脉窦位于右后方，左冠状动脉窦位于左侧，偏后。有时为了能更清楚显示窦瘤的破口及相关的血流动力学改变，有必要选择其他切面，包括非标准切面。

正常主动脉冠窦壁连续完整，略向外膨出，该处的主动脉内径略大于其上方的升主动脉内径。当有某一冠状动脉窦动脉瘤形成时，该处的窦壁变薄，并明显向外膨出，形成一囊袋样结构。主动脉

窦动脉瘤未破裂时，窦壁连续完整。破裂后，窦壁出现破口，表现为窦壁不连续，局部有回声失落。破口一般位于囊袋结构的尖端，可大可小。破口处与某一心腔结构相连，与右心室相连时，为窦瘤破入到右心室。与右心房相连时，为破入到右心房。

图25-1为右冠状动脉窦动脉瘤形并破裂。主动脉根部短轴切面显示右冠状动脉窦窦壁明显变薄，回声比其他主动脉窦壁弱，向右心房内突出呈囊袋样，近似球形，其顶端回声失落，较小，约4mm，箭头示。

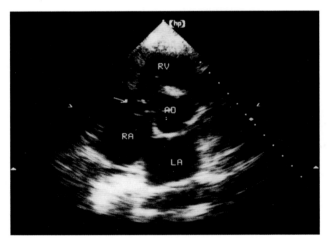

图25-1 右冠状动脉窦动脉瘤形成并破入右心房
AO：主动脉；LA：左心房；RA：右心房；RV：右心室

图25-2为另一主动脉右冠状动脉窦动脉瘤形成并破入右心房的切面超声图像。主动脉根部短轴切面上显示主动脉右冠状动脉窦窦壁变薄，呈细长的囊袋样突入右心房，右心房内的窦瘤壁回声强弱不等，有多个细小的回声失落，图25-2-A。为了与右冠状动脉右心房瘘相区别，图25-2-B显示右冠状动脉起源走行和形态正常，箭头示。其彩色血流图像见图25-7。

图25-3为右冠状动脉窦动脉瘤破入右心室的切面超声图像。图25-3-A为左心室长轴切面显示右冠状动脉窦窦壁有较大的回声失落，实测值

13 mm，箭头示，并可见窦壁残端游离于右心室内。同时见左心室呈球形扩大。图25-3-B为肺动脉长轴切面，显示主肺动脉、左右肺动脉由于左向右分流量较大而显著扩张。其彩色血流图像见图25-8。

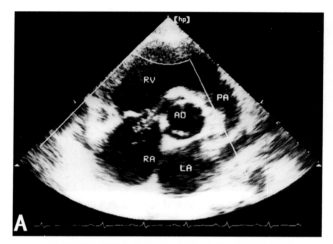

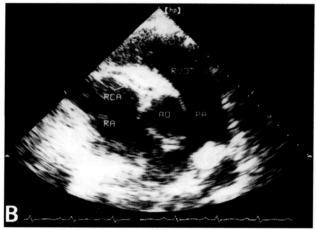

图25-2　右冠状动脉窦动脉瘤形成并破入右心房的切面超声图像
AO：主动脉；LA：左心房；PA：肺动脉；RA：右心房；RCA：右冠状动脉；RV：右心室；RVOT：右心室流出道

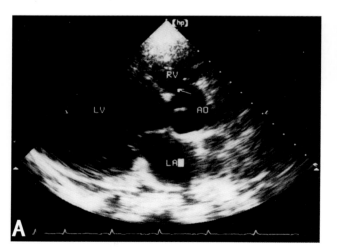

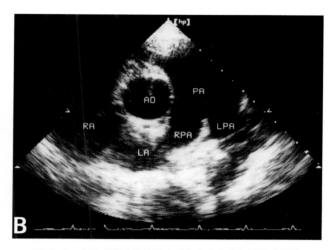

图25-3　右冠状动脉窦动脉瘤破入右心室的切面超声图像
AO：主动脉；LA：左心房；LPA：左肺动脉；LV：左心室；PA：肺动脉；RA：右心房；RPA：右肺动脉；RV：右心室

　　图25-4为右冠状动脉窦动脉瘤破入右心房的经食管切面超声图像。该患者经胸检查时，由于透声条件较差，不能清楚显示主动脉根部结构。频谱多普勒探查到右心房内全心动周期异常血流。经食管超声检查在心底部纵切显示主动脉右冠窦局限性突向右心房内，其顶端有约3 mm的破口。瘤体较小，瘤壁较薄。其彩色血流图像见图25-10。

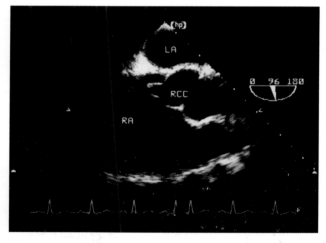

图25-4　右冠状动脉窦动脉瘤破入右心房的经食管切面超声图像
LA：左心房；RA：右心房；RCC：右冠状动脉窦

三、频谱多普勒超声图像

　　当主动脉窦动脉瘤未破裂时，在其周围仅能检测到低速的主动脉壁运动信号。当有窦瘤破裂时，可于破口处记录到全心动周期的高速异常血流。部分窦瘤破口在收缩期被主动脉瓣部分遮盖，其分流频谱以舒张期为主。频谱的方向取决于左向右分流的方向是否朝向或背离探头，有时表现为正负双向。极少数破入到左心室的血流仅出现在舒张期，需与主动脉瓣反流鉴别。

图25-5与图25-2为同一患者的主动脉右冠状动脉窦动脉瘤破入右心房的连续波多普勒血流频谱。表现为全心动周期、双向、波形不整的频谱图像。

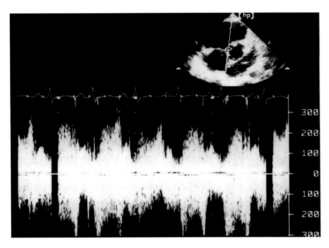

图25-5　主动脉右冠状动脉窦动脉瘤破入右心房的
连续波多普勒血流频谱

图25-6与图25-3为同一患者的主动脉右冠状动脉窦动脉瘤破入右心室的连续波多普勒血流图像。在主动脉根部短轴切面上窦瘤破口处设置取样线，由于分流指向探头，表现为正向的血流频谱。收缩期主动脉瓣部分遮盖窦瘤破口，因而分流主要以舒张期为主，表现为收缩期的频谱速度较低，血流量较少，舒张期频谱速度较高，血流量较多。

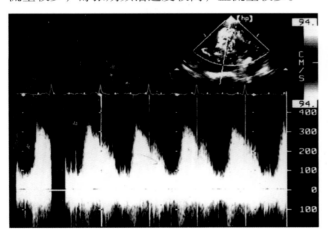

图25-6　主动脉右冠状动脉窦动脉瘤破入右心室的
连续波多普勒血流图像

四、彩色多普勒血流图像

当主动脉窦动脉瘤破裂后，彩色多普勒血流图像能定性判断有无窦瘤的破裂，定位判定破口的位置。同时能显示通过窦瘤破口处的左向右分流的起源、走行、分流束的宽窄及分流的速度和性质。有助于识别切面图像上的回声失落伪差和设置频谱多普勒取样容积或取样线。

主动脉窦动脉瘤破裂入某一心腔时，彩色血流图像表现为该心腔内出现异常的血流色彩，如窦瘤破入到右心室内，右心室腔出现异常血流色彩，如破裂入右心房内，右心房腔出现异常血流色彩。异常血流色彩多为混叠色彩，较亮，尤其是破口处。如果分流朝向探头，则以红色为主，如果分流背离探头，则以蓝色为主。分流量大时，异常血流的色彩面积大，可占据大半个心腔面积。如分流量较小，异常血流色彩常局限在窦瘤破口处。分流量大的窦瘤破裂也常引起其他相邻结构内的血流异常，如窦瘤破裂入右心室的血流量多常引起主肺动脉的血流异常。

图25-7与图25-2为同一患者的主动脉右冠状动脉窦动脉瘤破入右心房的彩色血流图像。在主动脉根部短轴切面，收缩期起源自主动脉右冠状动脉窦的以蓝色为主混叠色彩血流束沿细长的囊袋样瘤体进入右心房内，彩色面积在血流束走行过程中逐渐扩大，占据大部右心房腔面积。

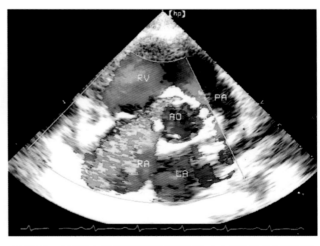

图25-7　主动脉右冠状动脉窦动脉瘤破入右心房的彩色血流图像
AO：主动脉；LA：左心房；PA：肺动脉；RA：右心房；RV：右心室

图25-8与图25-3为同一患者的主动脉右冠状动脉窦动脉瘤破入右心室的彩色血流图像。图25-8-A为左心室长轴切面，收缩期由左心室流出道进入主动脉的血流在右冠状动脉瓣尖处折返向下，经过破裂口处进入右心室，表现为血流的色彩由红色转变为蓝色为主的混叠色彩。由于受右冠瓣的部分遮盖，分流束的起始部较窄，远小于切面图像上的回声失落大小。图25-8-B为主动脉根部短轴切面，收缩期主动脉内的血流经过窦瘤的破口处进入右心室流出道，分流较宽，以红色为主。图25-8-C为收缩期主肺动脉内的彩色血流图像，由于窦瘤分流量较大，主肺动脉明显扩张，其内除左右肺动脉内的蓝色血流外，在主肺动脉中央有红色血流，表明主肺动脉内存在旋流，垂直向上箭头示。

图25-9为较小分流量的主动脉右冠状动脉窦动脉瘤破入右心室腔的彩色血流图像。主动脉根部非标准短轴切面显示舒张期破口处的分流较局限，以蓝色为主的混叠色彩。

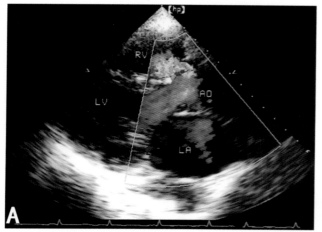

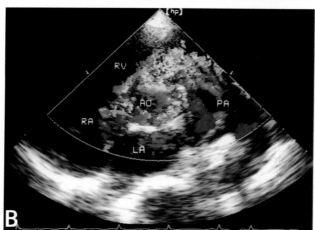

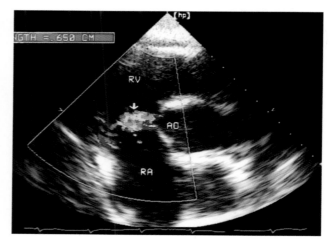

图25-9　较小分流量的主动脉右冠状动脉窦动脉瘤破入右心室腔的彩色血流图像

AO：主动脉；RA：右心房；RV：右心室

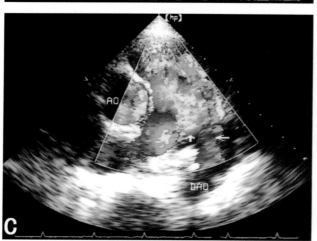

图25-8　主动脉右冠状动脉窦动脉瘤破入右心室的彩色血流图像

AO：主动脉；DAO：降主动脉；LA：左心房；LV：左心室；PA：肺动脉；RA：右心房；RV：右心室

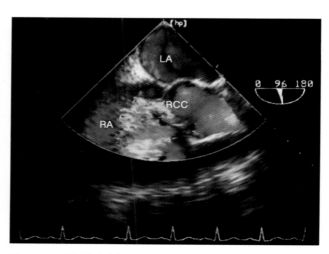

图25-10　右冠状动脉窦瘤破入到右心房的经食管超声彩色血流图像

LA：左心房；RA：右心房；RCC：右冠状动脉窦

图25-10与图25-4为同一患者的右冠状动脉窦瘤破入到右心房的经食管超声彩色血流图像。在心底部纵切面上显示舒张期主动脉血流经窦瘤破口处进入右心房，表现为以蓝色为主的混叠色彩，分流束走行过程中面积逐渐扩大。

五、诊断和鉴别诊断

系统结合切面超声，频谱多普勒和彩色血流图像诊断主动脉窦动脉瘤并不困难。诊断时要明确窦瘤发生在哪个部位、向哪个方向膨出或破入哪个心腔。检测破口时应注意与假性回声失落相区别，因为窦瘤壁一般较薄，增益控制不当易引起假象。

后天性主动脉窦扩张在中老年人中并不少见，尤其是伴有高血压者。但它与窦瘤有明显不同。主动脉窦扩张一般比较弥漫，多同时累及三个冠状动脉窦，其基底较宽，其径大于突出距离，破裂者较少见，图25-11。

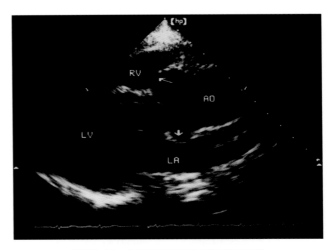

图25-11　主动脉窦扩张的切面超声图像
AO：主动脉；LA：左心房；LV：左心室；RV：右心室

另一个需鉴别的是室间隔膜部缺损，它位于主动脉瓣环下方，分流出现在收缩期，彩色血流图像为左心室→室间隔→右心室。

（詹　莹，任卫东）

第26章
Marfan综合征

Marfan综合征（Marfan's syndrone，MFS）是一种先天性、遗传性、全身性结缔组织疾病，为常染色体显性遗传病，MFS具有高度的外显率，临床表现多样，主要累及骨骼、眼部和心血管等多个系统。本病发病率为（2～3)/万人，没有种族和性别差异。

一、病理解剖和病理生理

MFS的心血管系统基本病理学改变是主动脉根部中层病变，中层弹力组织明显消失，中层囊性坏死，平滑肌破坏和胶原纤维增生。主要表现为弹力纤维断裂、黏多糖沉积以及细胞外基质金属蛋白酶增加，导致弹力纤维和平滑肌明显减少或消失，主动脉壁变薄和弹性强度减低，在长期的高压血流的作用下导致主动脉根部扩张，甚至弥漫性瘤样膨出，主动脉壁变薄而形成主动脉瘤，且随着年龄的增长逐渐加重，如动脉瘤破裂，导致大出血。当伴有动脉内膜的撕裂时，血液流入管壁夹层，形成血肿并扩大，管壁分离为两层，血肿可向两侧扩展，管壁继续剥离，可侵及主动脉瓣、主动脉弓及降主动脉。内膜裂口可扩大，使部分内膜游离，在主动脉腔内漂动或脱落。主动脉夹层破裂可导致猝死。

主动脉瓣可发生变性、变薄或瓣叶畸形，升主动脉瘤及主动脉根部夹层动脉瘤均可侵及主动脉瓣环，使主动脉瓣环过度扩张，导致主动脉瓣闭合不良或脱垂，伴有不同程度的反流。当伴有主动脉瓣关闭不全时，左心室容量负荷明显增加，左心增大进行性代偿，最后导致左心衰。少数患者二尖瓣也同时受累，瓣叶和腱索黏液性变，使瓣叶变薄，腱索伸展而导致二尖瓣脱垂和反流。

二、切面超声图像

胸骨旁左心室长轴切面显示升主动脉根部呈球形扩张，其内径多在40mm以上，少数可达70～80mm，主动脉壁较薄。不伴有夹层动脉瘤时，升主动脉扩张多局限在根部。伴有夹层动脉瘤时，主动脉扩张可随夹层的范围延续至主动脉弓，胸主动脉和腹主动脉。同时在升主动脉内有剥脱的内膜及破口，内膜多较薄，破口较大。可伴有主动脉瓣畸形，二叶主动脉瓣畸形多见。有时可见到主动脉瓣舒张期对合不良的缝隙和主动脉瓣脱垂。主动脉根部短轴切面可见主动脉瓣收缩期开放受限，瓣叶与主动脉窦壁距离较大。伴有主动脉瓣关闭不全时，左心室及左心房扩大，二尖瓣环扩张。

图26-1为MFS的切面超声图像。左心室长轴切面显示升主动脉根部呈球形扩张，主动脉壁较薄，扩张较局限，升主动脉远端内径正常。实测值，扩张处约64mm，升主动脉远端内径约34mm。收缩期主动脉瓣开放受限，瓣叶远离主动脉窦壁。未见夹层样改变。

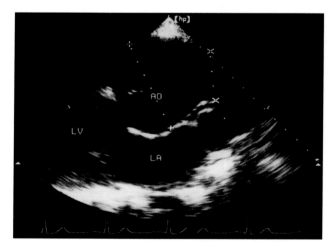

图26-1　MFS的切面超声图像
AO：主动脉；LA：左心房；LV：左心室

图26-2为MFS合并DeBaKey Ⅰ型夹层动脉瘤的切面超声图像。图26-2-A中左心室长轴切面图像上显示升主动脉根部呈球形扩张，其内可见到剥脱的动脉内膜，假腔位于后方。图26-2-B为升主动脉短轴切面，见动脉内膜大部游离于主动脉腔内，较薄，将主动脉分成真腔（TC）和假腔（FC）。内膜

的破口较大，箭头示。该夹层延伸至腹主动脉末端。图26-2-C为主动脉根部短轴切面，收缩期主动脉瓣开放受限，瓣远离窦壁。其彩色血流图像参见图26-7。

球形扩张，左心室心肌轻度增厚。图26-3-B为非标准左心室长轴切面，可见主动脉瓣根部呈球样扩张，延续至升主动脉后逐渐恢复到正常宽度。图26-3-C为主动脉短轴切面，显示二叶主动脉瓣畸形，分为右前叶和左后叶。

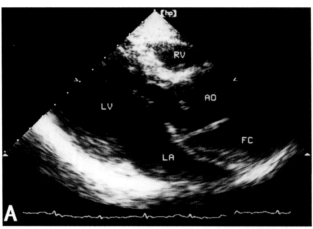
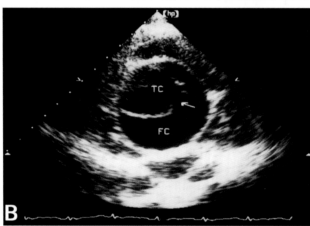
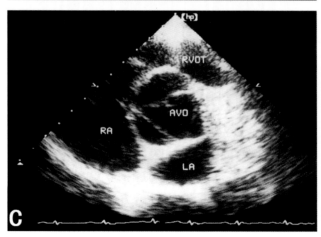
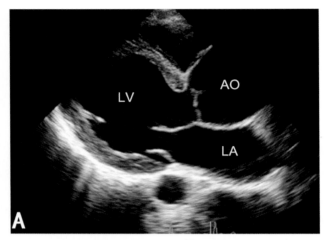
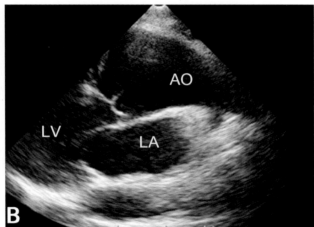
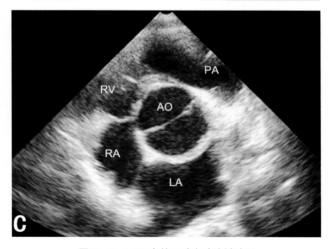

图26-2　MFS合并DeBaKey I型夹层动脉瘤的切面超声图像

AO：主动脉；AVO：主动脉瓣口；LA：左心房；LV：左心室；RA：右心房；RV：右心室；RVOT：右心室流出道

图26-3为MFS合并二叶主动脉瓣畸形。图26-3-A中左心室长轴切面图像上显示升主动脉根部呈

图26-3　MFS合并二叶主动脉瓣畸形

AO：主动脉；LA：左心房；LV：左心室；PA：肺动脉；RA：右心房；RV：右心室

图26-4为MFS合并二尖瓣异常。图26-4-A为左心室长轴切面图像收缩早期，显示升主动脉根部呈球形扩张，主动脉瓣变薄，二尖瓣后叶脱向于左心房。图26-4-B为二尖瓣短轴切面，显示二尖瓣冗长。

流从真腔进入假腔，表现为负向湍流频谱。

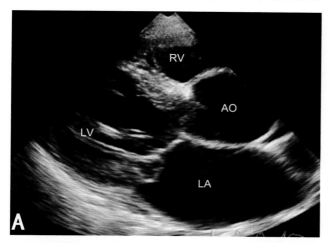

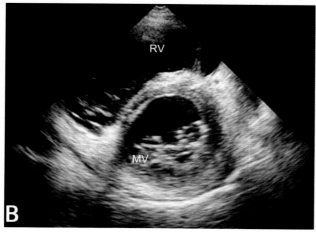

图26-4　MFS合并二尖瓣异常

AO：主动脉；LA：左心房；LV：左心室；MV：二尖瓣；RV：右心室

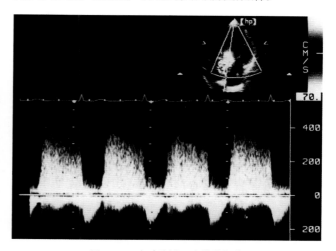

图26-5　主动脉瓣口连续波频谱

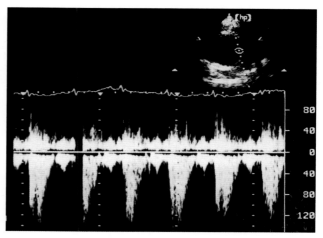

图26-6　MFS合并夹层主动脉瘤入口处的脉冲波
多普勒血流频谱

三、频谱多普勒超声图像

主动脉瓣口血流速度加快，升主动脉内血流紊乱。伴有主动脉瓣关闭不全时，左心室流出道或左心室内可探及主动脉瓣反流频谱。脉冲波多普勒可探及夹层破口处的交通血流。

图26-5与图26-1为同一患者的主动脉瓣口连续波频谱。收缩期主动脉瓣血流速度加快，实测值约1.8 m/s，舒张期反流频谱，峰速度约4 m/s。

图26-6与图26-2为同一患者MFS合并夹层主动脉瘤入口处的脉冲波多普勒血流频谱。取样容积设置在升主动脉内膜破口处假腔侧，显示收缩期血

四、彩色多普勒血流图像

主要用于显示主动脉瓣反流和夹层动脉瘤的交通血流。

图26-7与图26-1为同一患者主动脉瓣反流彩色血流图像。左心室长轴显示主动脉瓣舒张期反流束起源于瓣叶对合处，经左心室流出道，沿二尖瓣前叶走行入左心室。表现为以蓝色为主的混叠色彩。

图26-8与图26-2为同一患者MFS合并De-BaKey Ⅰ型夹层动脉瘤的彩色血流图像。图26-8-A/B分别为经胸升主动脉短轴切面收缩期和舒张期的图像。收缩期真腔的血经动脉内膜破口进入假腔，表现为蓝色血流束。舒张期假腔内的血经破口回到真腔，表现为红色血流，箭头示。图26-8-C

为经食管超声检测胸主动脉短轴的彩色血流图像，显示收缩期真腔内血经破口进入到假腔，表现为蓝黄色为主的混叠色彩血流束，动脉内膜较薄。图26-8-D为经腹主动脉下段短轴切面，显示夹层动脉瘤最远端的两个出口，箭头示。真腔到假腔的血流为两股蓝色血流束，出现时相延迟，位于收缩末

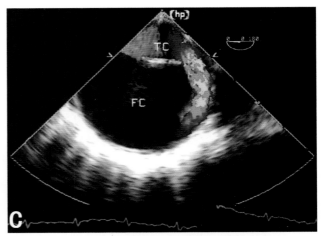

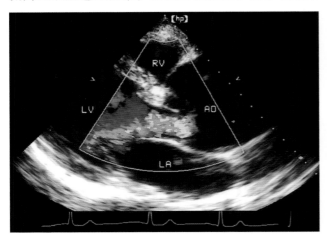

图26-7 主动脉瓣反流彩色血流图像
AO：主动脉，LA：左心房，LV：左心室，RV：右心室

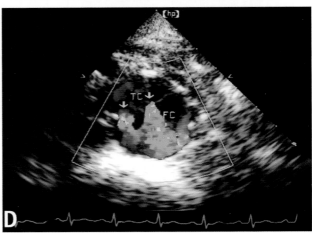

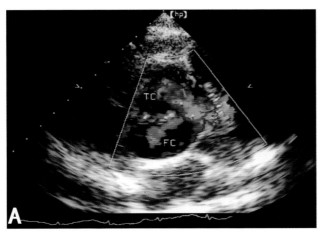

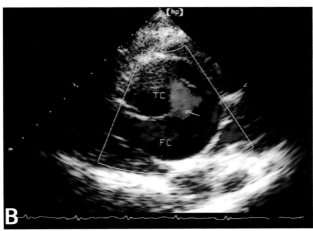

图26-8 MFS合并DeBaKey I型夹层动脉瘤的彩色血流图像
TC：真腔，FC：假腔

期至舒张早期。该患者自升主动脉至腹主动脉末端多发动脉内膜破裂，真假腔间多发交通血流。

五、诊断和鉴别诊断

MFS患者并非都伴有明显的心血管异常，诊断应结合骨骼及眼部异常改变。

超声诊断要点：①主动脉根部呈底大口小的球形动脉瘤形态，多局限，呈球形，壁较薄；②不同程度的主动脉瓣和（或）二尖瓣异常，以主动脉瓣反流和二尖瓣反流为主，可伴有二尖瓣脱垂，以后叶多见；③可出现左心室和（或）左心房增大；④有主动脉夹层分离者可发现相应征象；⑤其他心血管畸形。

主要与各种动脉瘤或动脉硬化所致的主动脉弥漫性扩张相鉴别，Marfan主动脉瘤有特征性超声表现，有特征性的骨骼、眼异常表现和家族史。

（范　苗，陆恩祥）

第27章
冠状动脉异常

冠状动脉异常主要为先天性，包括：①起源异常；②终止部位异常；③行径或分布异常；④动脉瘤。后天性较少见，如川崎病（Kawasaki Disease）。本章只简要介绍冠状动脉终止部位异常或冠状动脉瘘和川崎病中的冠状动脉异常改变。

冠状动脉瘘

一、病理解剖和病理生理

冠状动脉瘘是指左、右冠状动脉主干或分支直接与心腔、肺动脉、肺静脉、冠状静脉窦、上腔静脉或支气管血管相通。右冠状动脉主干及分支最常受累，占50%~55%。左冠状动脉或其分支约占35%，左、右冠状动脉同时受累者占5%。90%的冠状动脉瘘通入右心室、右心房、肺动脉或上腔静脉。通入右心室最多见，约占40%；右心房次之，约占25%；肺动脉占15%~20%；通入左心者少见。

冠状动脉瘘通入右侧心腔、肺动脉或体循环静脉系统时，可产生左向右分流。分流可出现在全心动周期，以舒张期为主。分流量取决于瘘口的大小及两侧的压差。一般分流量较少，肺、体循环血流量比率很少超过1.8。

二、切面超声图像

取胸骨旁左心室长轴切面、主动脉根部短轴切面、心尖部四腔或五腔切面。

受累的冠状动脉扩张，其起始部更明显。动脉管壁多光滑、平直，也可有局限性膨出呈瘤样改变。管壁较薄，似静脉壁回声。瘘管一般较长，走行有迂曲改变，如瘘管较短，可无迂曲改变。调整切面可连续显示受累冠状动脉的走行。瘘口一般为其终端，单个瘘口多见，直径为2~5 mm，瘘口周边有回声较强的纤维组织。

继发的腔室径改变包括右心轻度扩大、冠状静脉窦扩张、上腔静脉扩张等，取决于瘘口的部位、瘘管的长度及左向右分流量的多少。

图27-1为右冠状动脉-右心房瘘的切面超声图像。图27-1-A为左心室长轴切面图像显示主动脉根部右冠状动脉起始部明显扩张，箭头示。图27-1-B为胸骨旁四腔切面显示右冠状动脉走行进入右心房，并开口于右心房内侧，箭头示。动态观察右冠状动脉扩张，管腔内径较均匀，无扭曲现象，无限局狭窄。

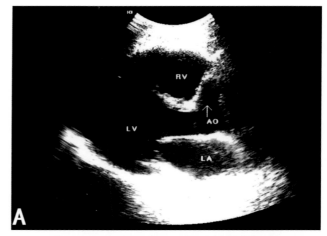

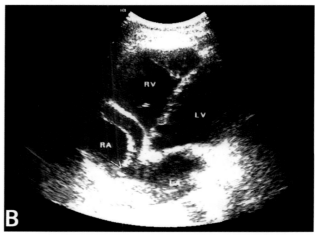

图27-1　右冠状动脉-右心房瘘的切面超声图像
AO：主动脉；LA：左心房；LV：左心室；RA：右心房；RV：右心室

三、频谱和彩色多普勒血流图像

彩色血流图像直观显示扩张的冠状动脉内的血流及瘘口处的高速分流。其色彩取决于冠状动脉的走行及瘘口部位。右冠状动脉瘘入右心室时，冠状动脉内血流及瘘口分流束多显示为红色，瘘口处以红色为主的相间色彩。右冠状动脉瘘入右心房时，右冠状动脉的近心段显示为红色，其远心段血流呈蓝色。瘘口处为以蓝色为主的相间色彩。

连续多普勒可检测扩张的冠状动脉内的血流及瘘口处的分流束。通常当瘘入右心系统时，取样容积设置在冠状动脉内或瘘口处，可记录到从舒张期至收缩期，以舒张期为主的连续左向右分流信号。瘘口处的血流速度明显加快。当瘘入左心室时，可记录舒张期的分流频谱。连续波多普勒主要用于检测瘘口处的高速分流频谱，一般在 3～4 m/s。

图 27-2 为右冠状动脉-右心房瘘的彩色多普勒血流图像。图 27-2-A 为主动脉根部短轴切面显示右冠状动脉起始部明显扩张，箭头示。其内充满红色血流，此时 Nyquist 极限为 92.3 cm/s。图 27-2-B 为胸骨旁四腔切面显示右冠状动脉入右心房的蓝色血流，此时 Nyquist 极限为 76.9 cm/s，图 27-2-C。

图 27-3 为右冠状动脉-右心室瘘的彩色多普勒血流图像。双室短轴切面可见右冠状动脉扩张，通过彩色多普勒可见右冠状动脉流入右心室。

图 27-4 为右冠状动脉-左心房瘘的彩色多普勒血流图像。主动脉短轴切面可见右冠状动脉扩张，彩色多普勒显示扩张的右冠状动脉经过右心房与主动脉之间流入左心房。

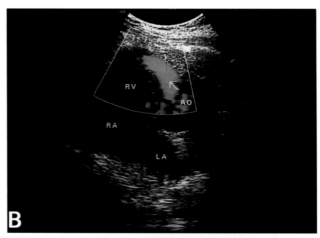

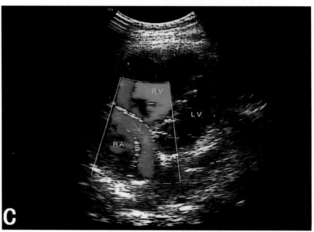

图 27-2　右冠状动脉-右心房瘘的彩色多普勒血流图像

AO：主动脉；LA：左心房；LV：左心室；RA：右心房；RV：右心室

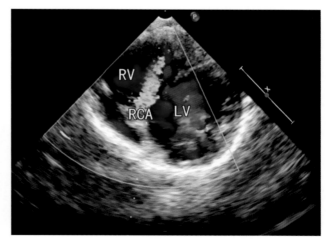

图 27-3　右冠状动脉-右心室瘘的彩色多普勒血流图像

LV：左心室；RCA：右冠状动脉；RV：右心室

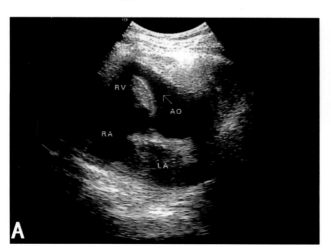

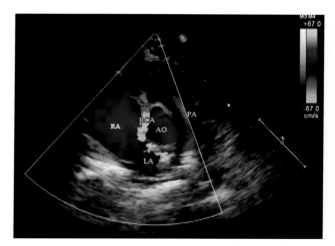

图27-4 右冠状动脉-左心房瘘的彩色多普勒血流图像

AO：主动脉；LA：左心房；PA：肺动脉；RA：右心房；RCA：右冠状动脉

图27-5为右冠状动脉-左心室瘘的彩色多普勒血流图像。彩色多普勒示扩张的冠状动脉走行异常，最终汇入左心室后壁。

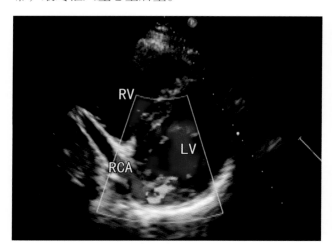

图27-5 右冠状动脉-左心室瘘的彩色多普勒血流图像

LV：左心室，RCA：右冠状动脉；RV：右心室

图27-6为左冠状动脉分支-肺动脉瘘的彩色多普勒血流图像。于舒张期可同时见到左冠状动脉分支流向主肺动脉及肺动脉瓣反流指向右心室流出道的血流，前者连续多普勒可测及双期频谱，后者仅为舒张期频谱，以此确定前者为左冠状动脉分支-肺动脉瘘。

图27-7为左冠状动脉-右心室瘘的彩色多普勒血流图像。主动脉短轴切面可见左冠状动脉扩张，并走行迂曲，彩色多普勒示冠状动脉经过冠状沟最终汇入右心室。

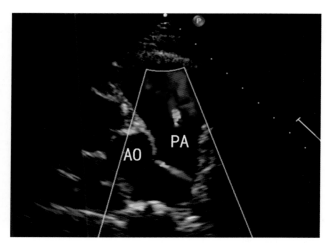

图27-6 左冠状动脉分支-肺动脉瘘的彩色多普勒血流图像

AO：主动脉；PA：肺动脉

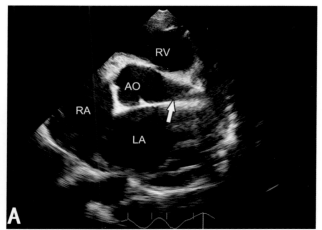

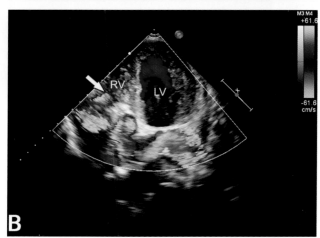

图27-7 左冠状动脉-右心室瘘的彩色多普勒血流图像

AO：主动脉；LA：左心房；LV：左心室；RA：右心房；RV：右心室

图27-8为左冠状动脉-左心室瘘的彩色多普勒血流图像。彩色多普勒示扩张的冠状动脉走行至室间隔内，然后瘘入左心室，频谱多普勒显示为舒张

期频谱。

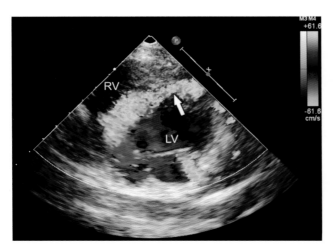

图27-8　左冠状动脉-左心室瘘的彩色多普勒血流图像

LV：左心室；RV：右心室

图27-9为左冠状动脉-冠状静脉窦瘘的彩色多普勒血流图像。二维超声于非标准左心室长轴切面显示扩张的左冠状动脉连于冠状静脉窦，彩色多普勒显示左冠状动脉汇入冠状静脉窦内。

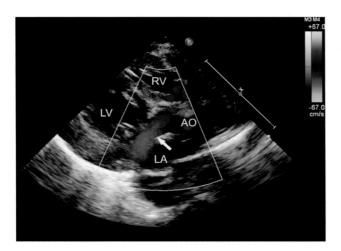

图27-9　左冠状动脉-冠状静脉窦瘘的彩色多普勒血流图像

AO：主动脉；LA：左心房；LV：左心室；RV：右心室

图27-10及图27-11分别为右冠状动脉-左心房瘘及左冠状动脉-左心室瘘瘘口处频谱，前者频谱示分流呈双期连续性血流，后者仅见于舒张期血流频谱。

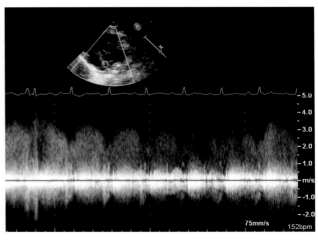

图27-10　右冠状动脉-左心房瘘瘘口处频谱

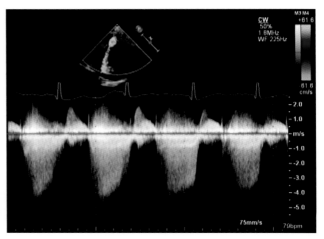

图27-11　左冠状动脉-左心室瘘瘘口处频谱

四、诊断和鉴别诊断

病变冠状动脉近端的异常扩张、迂曲走行和远端瘘口处的异常分流是诊断本病的要点。本病应与冠状动脉异常起源于肺动脉、冠状动脉瘤、动脉导管未闭、主动脉Valsalva窦瘤破裂等疾病相鉴别。

川崎病

川崎病（KD）是一种原因不明的自限性全身血管炎性综合征，临床特征为发热、皮疹、皮肤黏膜病损、淋巴结肿大，故又称皮肤黏膜淋巴结综合征，其主要并发症为冠状动脉病变，包括冠状动脉扩张、冠状动脉瘤形成、冠状动脉狭窄等。在1967年由日本儿科教授Tomisaku Kawasaki首次报道。

一、病理解剖和病理生理

川崎病的主要病理改变为血管炎，主要侵犯中等肌性动脉、小血管，全身各个脏器的血管都可受累，以冠状动脉损害（CAL）的后果最为严重。本病的血管炎病变可分为4期：

（1）初期：发病1~2周，弥漫性心肌炎，微血管、小动静脉、大中型动脉内膜和血管周围炎为主。

（2）急性期：发病3~4周，微血管炎减轻，但中型动脉出现全层炎，以冠状动脉最明显，可发生动脉瘤和血栓栓塞。

（3）肉芽期：发病4~7周，小动脉炎消退，小血管炎中型动脉肉芽形成。

（4）末期：发病7周以后，中型动脉管壁瘢痕化，内膜增厚、钙化、狭窄、血栓闭塞，遗留缺血性心脏病。

二、切面超声图像

患儿处于安静或睡眠状态，取仰卧位或左侧卧位，探头置于胸骨左缘第3、4肋间，显示胸骨左缘心底短轴切面。声束方向稍指向左外上方，在主动脉根部短轴切面4~5点位置，可探及左冠状动脉开口，起源于左冠状动脉窦，主干向左走行，随后按顺时针稍转探头，即可探查到主干分叉为左前降支及左回旋支。在此基础上探头方向稍指向右肩，在主动脉根部短轴观10~11点位置，可探及右冠状动脉开口和主干。正常冠状动脉超声心动图表现为两条平行的线状回声，壁薄，内膜光滑，管腔内无附加回声，见图27-12。图27-12-A显示左冠状动脉（LCA）起始于升主动脉短轴圆形的4点位置，向左，略偏前近水平走行，箭头示，管壁呈平行的线样结构，管腔内为无回声区，图27-12-B显示右冠状动脉（RCA）起始于10~11点位置，向右水平走行，箭头示。测量左右冠状动脉内径，观察冠状动脉内膜回声是否均匀，冠状动脉是否扩张，是否合并血栓，测量房室大小，心包腔是否有积液以及心脏各瓣膜是否有反流。

1.冠状动脉病变诊断标准及分级

（1）<5岁患儿冠状动脉内径>3.0 mm，≥5岁患儿冠状动脉内径>4.0 mm，或任一段冠状动脉内径是临近段的1.5倍。

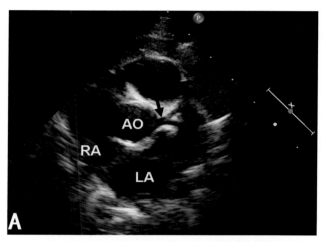
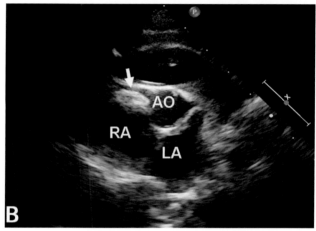

图27-12　正常冠状动脉超声图像

AO：主动脉；RA：右心房；LA：左心房

（2）冠状动脉瘤：动脉瘤内径<5 mm为小型动脉瘤，5~8 mm为中型动脉瘤，>8 mm为巨大型动脉瘤，见图27-13。

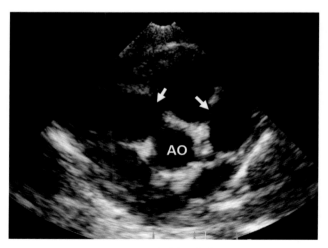

图27-13　冠状动脉瘤超声图像

AO：主动脉

（3）2012年，国内相关专业专家制定了《川崎病冠状动脉病变的临床处理建议》，将冠状动脉病变严重程度分为Ⅰ～Ⅴ级，见表27-1。

表27-1　川崎病冠状动脉病变严重程度分级表

Ⅰ级	任何时期冠状动脉均无扩张
Ⅱ级	急性期冠状动脉有轻度扩张，在病程30天内恢复正常
Ⅲ级	单个小至中型冠状动脉瘤
Ⅳ级	≥1个大的冠状动脉瘤（包括巨大冠状动脉瘤）或一支冠状动脉内多个动脉瘤，但无狭窄
Ⅴ级	冠状动脉造影显示有狭窄或闭塞（Ⅴa不伴心肌缺血，Ⅴb伴心肌缺血）

2. 冠状动脉病变的并发症

（1）冠状动脉内血栓形成：冠状动脉瘤内可形成血栓，使冠状动脉管腔变窄，阻塞冠状动脉血流，多见于左冠状动脉主干和前降支分叉处，见图27-14。

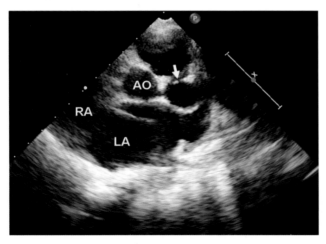

图27-14　冠状动脉瘤伴瘤内血栓超声图像
AO：主动脉；LA：左心房；RA：右心房

（2）心肌梗死：冠状动脉内形成血栓阻塞血流导致心肌梗死。冠状动脉瘤内血栓脱落也可导致远端冠状动脉阻塞，发生心肌梗死。表现为心室壁的节段性变薄及运动异常，见图27-15。

3. 心脏功能改变

川崎病急性期可出现心肌炎，即使没有冠状动脉病变也会出现心肌功能的改变。有研究表明处于川崎病急性及恢复期的患儿左心室心肌应变及扭转功能均较正常儿童减低。

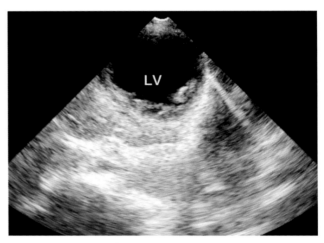

图27-15　心室壁节段性变薄
LV：左心室

4. 川崎病伴有冠状动脉病变的患儿应密切随访，定期复查超声心动图。发病2个月内，每两周随访1次；病程2～6个月，每1～2个月1次；病程6个月～1年，每3个月1次；病程1年之后，根据情况进行随访。

三、诊断和鉴别诊断

本病主要通过临床表现及冠状动脉的改变进行诊断，其主要与先天性冠状动脉瘤和冠状动脉瘘相鉴别，前者应结合病史及有无川崎病的症状和体征相鉴别。后者冠状动脉为全层扩张，于冠脉瘘的瘘口处也可有冠状动脉瘤形成，冠状动脉瘘与心腔及大血管有异常交通。极少数川崎病的冠状动脉瘤破裂可形成冠状动脉瘘。

（肖杨杰，任卫东）

第28章
肺动脉瓣口狭窄

肺动脉瓣口狭窄指右心室漏斗部、肺动脉瓣和肺动脉主干及其分支等处的狭窄。肺动脉瓣狭窄最常见，其次是右心室漏斗部狭窄，肺动脉干及其分支狭窄很少见。肺动脉瓣口狭窄的发病率约占先天性心脏病的10%，可单独存在或伴随其他的血管畸形，如法洛四联症、大动脉转位等。

右心室漏斗部狭窄

一、病理解剖和病理生理

漏斗部狭窄可分为两个类型。第一类为隔膜型，在右心室流出道的入口处，增厚的室上嵴与右心室前壁束间形成一环形纤维肌肉隔膜，把右心室分为大小不等的两个心腔，其上方为膨大的漏斗部，隔膜中心有狭小的孔，大小在3～15 mm之间。该型常与肺动脉瓣狭窄同时共存，称混合型狭窄。第二类为管型狭窄，右心室流出道呈弥漫性肌肉肥厚，突向管腔，形成一个较长的狭窄通道。该型常伴有肺动脉瓣环及肺动脉主干发育不良，故无肺动脉窄后扩张。

漏斗部狭窄时，右心室流出梗阻，右心室腔压力增高。隔膜型的压力阶差出现在环形狭窄的两侧，下方为高压腔，上方为低压腔。管型狭窄的压力阶差出现在右心室腔与肺动脉瓣之间。

由于右心室流出梗阻，右心室负荷加重，排血量也减少。长期的右心室负荷过重将导致右心室肥大，心肌劳损，三尖瓣环扩大，三尖瓣关闭不全。右心房压也随之增高，最终导致右心衰竭。

二、切面及M型超声图像

取胸骨旁主动脉根部短轴切面，胸骨旁和剑突下右心室流出道长轴切面。

隔膜型漏斗部狭窄时，切面图像上显示漏斗部的入口处呈环形狭窄。右心室前壁心肌肥厚，向下突入管腔，室上嵴增厚，向上突入管腔，两者内缘之间为狭窄的孔道。由于长期血流冲击，其心内膜增厚，回声增强。右心室流出道多轻度向外膨大，壁变薄，形成第三心室。

管型漏斗部狭窄时，显示右心室流出道中部的肌肉明显肥厚，突向管腔内，形成局部狭窄，其范围较隔膜型大，多呈管样狭窄。

右心室肌肥厚，右心腔增大。当伴有肺动脉瓣狭窄时，肺动脉内径明显增宽。

图28-1为隔膜型漏斗部狭窄的切面超声图像。胸骨旁主动脉根部短轴切面显示舒张期漏斗部入口处心肌肥厚，突向管腔，呈环形狭窄，箭头示。该处右心室前壁和室上嵴的心内膜增厚，回声增强。右心室流出道略向外膨出，形成第三心室。该患者同时合并肺动脉瓣狭窄，可见肺动脉增宽。

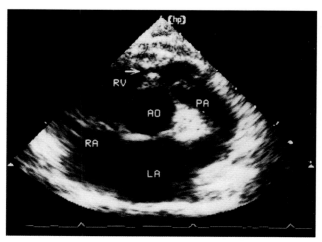

图28-1 隔膜型漏斗部狭窄的切面超声图像

AO：主动脉；LA：左心房；PA：肺动脉；RA：右心房；RV：右心室

图28-2与图28-1为同一患者的M型超声图像，显示漏斗部入口处明显狭窄，收缩期狭窄的孔径更小。右心室壁肥厚，心内膜增厚，回声增强。

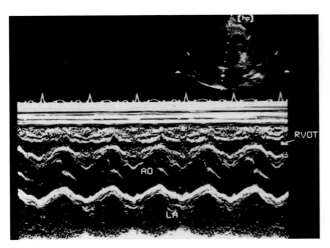

图28-2　隔膜型漏斗部狭窄的M型超声图像

AO：主动脉；LA：左心房；RVOT：右心室流出道

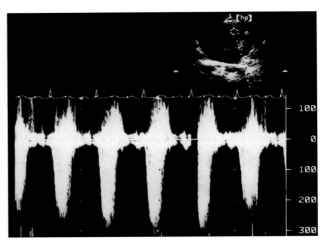

图28-3　隔膜型漏斗部狭窄的脉冲波多普勒频谱图像

三、频谱多普勒和彩色多普勒血流图像

在胸骨旁主动脉根部短轴切面上，隔膜型漏斗部狭窄距探头较近，其彩色多普勒血流图像一般较清晰、完整。在狭窄处的高压腔侧，血流速度较低，由于其流动方向朝向探头，显示为红色。右心室血流到达狭窄处时，呈会聚色彩。狭窄处的血流方向虽与声束垂直，但色彩仍较完整，呈多色相间的混叠色彩，其宽度与狭窄的孔径相近。血流经过狭窄处后，呈喷射状冲击右心室流出道前壁，血流束扩散，并沿其向肺动脉瓣处流动，部分血流折返，形成涡流。不论肺动脉瓣有无狭窄，受右心室流出道湍流的影响，肺动脉瓣口血流多呈紊乱状态，速度较快。

管型狭窄时，在右心室流出道中部血流呈高速湍流的混叠色彩，较窄，直接指向肺动脉瓣口。

脉冲波多普勒可检测狭窄前的低速血流和狭窄后的高速湍流。连续波多普勒检测狭窄处的峰速度。隔膜型狭窄时，在主动脉根部短轴切面，狭窄处的血流方向多与声束垂直，测量狭窄处峰速度时常常出现低估。

图28-3为隔膜型漏斗部狭窄的脉冲波多普勒频谱图像。在胸骨旁右心室流出道长轴切面，取样容积设置在狭窄口处，频谱呈收缩期负向、充填的高速湍流。收缩中晚期呈正向的湍流频谱，表现右心室流出道内有涡流。

图28-4为隔膜型漏斗部狭窄的彩色血流图像。胸骨旁主动脉根部短轴切面显示漏斗部入口处（相当于主动脉短轴12点位置前方）血流束最窄，呈多色相间的混叠色彩。狭窄前血流呈会聚状态，狭窄后血流束迅速扩散，彩色面积扩大。血流冲击右心室流出道前壁，并沿其外侧壁流向肺动脉瓣口，部分血流折返向上，呈现出右心室流出道内前外侧为蓝黄色血流，后内侧为红色血流。

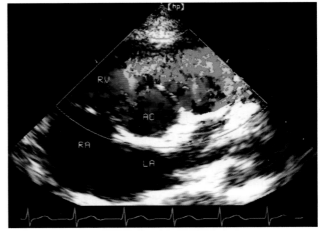

图28-4　隔膜型漏斗部狭窄的彩色血流图像

AO：主动脉；LA：左心房；RA：右心房；RV：右心室

肺动脉瓣狭窄

一、病理解剖和病理生理

狭窄的肺动脉瓣口由三叶瓣或二叶瓣组成，前者多见，后者少见。3个瓣叶交界融合成圆顶状增

厚的隔膜，突向主肺动脉内，瓣口面积明显减小，孔径一般在 5~12 mm。二叶瓣时，瓣缘常增厚，有疣状小结节。

肺动脉瓣狭窄时，瓣口血流速度加快，多呈偏心方向，冲击肺动脉主干的外侧壁，使之向外膨出。肺动脉主干及左肺动脉呈现窄后扩张。

长期的右心室流出道梗阻导致右心室肥大，最终导致右心衰竭。

二、切面超声图像

选择胸骨旁主动脉根部短轴切面、肺动脉根部短轴切面分别显示肺动脉瓣及肺动脉主干和分支结构。

肺动脉瓣狭窄时，瓣膜的回声有两种变化，瓣膜回声正常或回声增强。回声正常的瓣膜仅表现为瓣尖粘连，瓣体运动弹性良好，呈圆顶样突向主肺动脉内。回声增强的瓣膜常伴有瓣膜增厚，瓣体弹性减低。当某一瓣膜发育不良时，由于瓣叶较小，回声常模糊不清。

不论瓣叶的回声如何、弹性如何，肺动脉瓣狭窄时最主要的超声表现是肺动脉瓣口的收缩期开放受限和面积明显减小。在肺动脉瓣短轴切面可定量评估狭窄面积的百分比。在肺动脉瓣长轴切面上可测量瓣口的最大开放距离。狭窄的瓣口多位于中央，也可呈偏心状，两者的开口方向多朝向肺动脉外侧壁。

主肺动脉一般呈明显的狭窄后扩张，外侧壁较薄，向外明显膨出。左肺动脉多同时扩张，右肺脉多正常。

长期的肺动脉瓣狭窄导致右心室肥厚，肥厚的心肌可累及右心室流出道，造成继发性右心室流出道狭窄。右心室腔一般不大，右心房腔可增大。

图 28-5 为肺动脉瓣狭窄的切面超声图像，取胸骨旁主动脉根部短轴切面。图 28-5-A 显示肺动脉瓣较薄，回声较弱，瓣体弹性良好，收缩期瓣尖粘连，开放受限，呈圆顶样突向主肺动脉内，主肺动脉狭窄后扩张。图 28-5-B 为另一病例，肺动脉瓣轻度增厚，回声增强、瓣体弹性不良，回声呈直线样。狭窄的瓣口朝向肺动脉外侧壁。

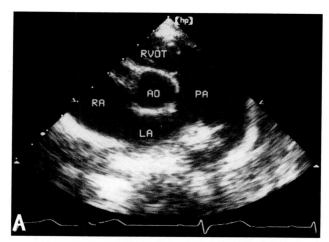
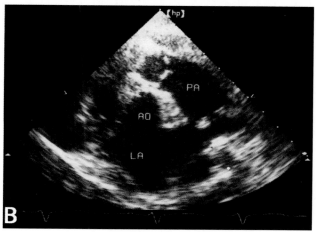

图 28-5　肺动脉瓣狭窄的切面超声图像

AO：主动脉；LA：左心房；PA：肺动脉；RA：右心房；RVOT：右心室流出道

三、频谱多普勒和彩色多普勒血流图像

肺动脉瓣狭窄使瓣口两侧出现明显的压差，收缩期瓣口血流速度明显加快。应用脉冲波多普勒时，取样容积先设置在肺动脉瓣下的右心室流出道内，显示正常低速的血流频谱。移动取样容积至肺动脉瓣口时，血流速度突然加快，超过 Nyquist 极限，出现混叠频谱。移动取样容积至主肺动脉常能记录到两种不同的血流频谱。当取样容积近肺动脉外侧壁时，记录到收缩期肺动脉瓣狭窄后的高速、负向湍流频谱。当取样容积近肺动脉内侧壁时，记录到收缩期正向的低速血流频谱，是狭窄后的高速血流在主肺动脉内引起的旋流所致，其流动方向为肺动脉瓣口→肺动脉外侧壁→肺动脉分叉处→肺动脉内侧壁→肺动脉瓣口。

连续波多普勒用于检测狭窄瓣口的峰值血流速度、峰压差等血流动力学指标。瓣口的血流速度与狭窄的程度成正比，多在 4～6 m/s。有时狭窄的瓣口朝向肺动脉外侧壁，狭窄处的血流方向与声束方向的夹角较大，检测时出现低估。另外，在伴有三尖瓣反流时，还可通过简化的 Bernoulli 方程间接估测右心室收缩压。右心室收缩压小于 75 mmHg 为轻度狭窄，大于 100 mmHg 为重度狭窄，两者之间为中度狭窄。

彩色血流图像能直观地显示狭窄的瓣口血流进入肺动脉的走行过程和血流性质。狭窄血流束的起始处较窄，进入主肺动脉内后迅速扩散。可沿肺动脉外侧壁向下走行，并在主肺动脉内形成旋流，表现为红色与蓝色血流并存。此时应与动脉导管未闭的分流束相区别。

图 28-6 为肺动脉瓣狭窄的连续波多普勒频谱图像。在胸骨旁主动脉根部短轴切面上近主肺动脉外侧壁设置取样线，频谱显示为负向的收缩期单峰，上升支与下降支基本对称，灰度略弱，峰速度近 6 m/s。

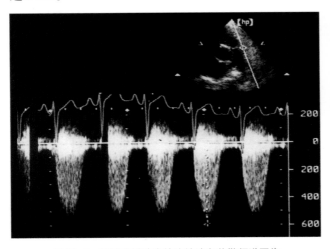

图 28-6　肺动脉瓣狭窄的连续波多普勒频谱图像

图 28-7 为肺动脉瓣狭窄时主肺动脉内旋流的脉冲波血流频谱图像。取样容积设置在近肺动脉分叉处的主肺动脉内侧，显示收缩期朝向瓣口流动的低速血流，持续到舒张早期。其频谱特征与动脉导管未闭的分流束频谱有很大不同。参见图 28-8。

图 28-8 为肺动脉瓣狭窄伴动脉导管未闭的连续波多普勒频谱图像。收缩期有两种灰度的频谱，其中灰度强的为肺动脉瓣狭窄频谱，呈正负双向，

正向频谱覆盖了部分导管未闭的收缩期频谱。灰度较弱的为导管未闭的全心动周期高速频谱，衬托在肺动脉瓣狭窄的正向频谱之后。

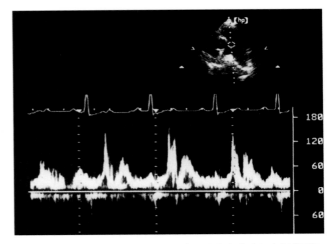

图 28-7　肺动脉瓣狭窄时主肺动脉内旋流的脉冲波血流频谱图像

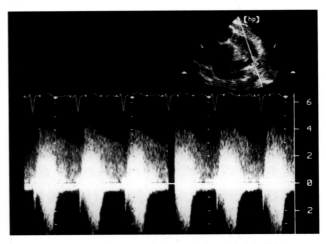

图 28-8　肺动脉瓣狭窄伴动脉导管未闭的连续波多普勒频谱图像

图 28-9 为肺动脉瓣狭窄伴三尖瓣反流的连续波频谱图像。心尖四腔心切面上将取样线设置在三尖瓣口，显示收缩期高速的负向频谱。峰速度近 6 m/s。间接估测右心室收缩压约 154 mmHg，为重度狭窄。

图 28-10 为肺动脉瓣狭窄的彩色血流图像。图 28-10-A 为收缩期，显示血流经狭窄的瓣口后，先近水平向外走行，然后沿向外膨出的肺动脉外侧壁向下走行，到达肺动脉分叉处后，折返向上，沿肺动脉内侧壁走行至肺动脉瓣口，形成一个彩色血流圈。其大半圈由背离探头的蓝色血流束构成，箭头示。蓝色血流束的前半段速度较快，性质为湍流。呈现出蓝、黄、红相间的色彩。后半段血流速度明

显减慢，血流恢复为层流，呈现出纯蓝色。彩色血流圈的余下部分由靠内侧的红色血流束构成，速度较低。在彩色血流圈中央的血流速度极低或无流动，呈现出暗红色、暗蓝色和黑色。图28-10-B为

舒张期，显示单一的红色血流束，箭头示。此红色血流束需与动脉导管未闭的分流束相区别，参见图28-11。

图28-11为肺动脉瓣狭窄伴动脉导管未闭的彩色血流图像。图28-11-A为收缩期，显示肺动脉瓣狭窄后主肺动脉内的蓝、黄、红相间的混叠色彩，掩盖了动脉导管未闭的分流束。图28-11-B为舒张期，显示动脉导管未闭的分流束，其起源靠外侧壁，血流呈多色相间的高速湍流，沿肺动脉内侧壁走行，血流速度逐渐减低，呈黄红色。其频谱多普勒图像参见图28-8。

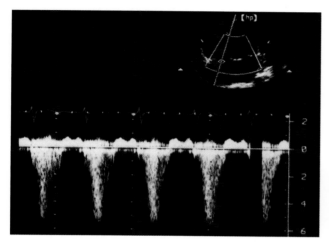

图28-9 肺动脉瓣狭窄伴三尖瓣反流的连续波频谱图像

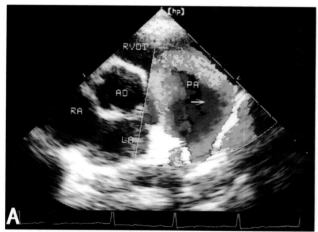

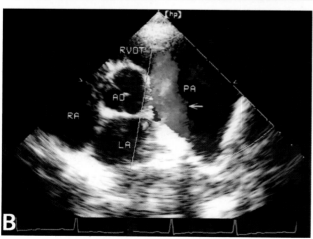

图28-10 肺动脉瓣狭窄的彩色血流图像

AO：主动脉；LA：左心房；PA：肺动脉；RA：右心房；RV-OT：右心室流出道

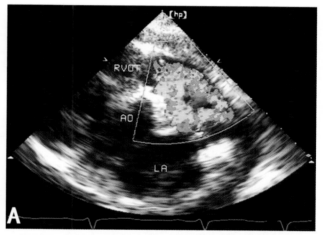

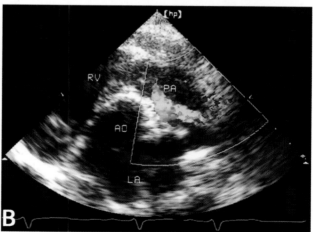

图28-11 肺动脉瓣狭窄伴动脉导管未闭的彩色血流图像

AO：主动脉；LA：左心房；PA：肺动脉；RV：右心室；RVOT：右心室流出道

四、诊断和鉴别诊断

诊断肺动脉瓣口狭窄时要准确判定狭窄的部位。瓣膜狭窄最常见，漏斗部狭窄次之，两者同时

存在也不少见。当在肺动脉瓣口探测到狭窄的异常血流时，要注意检查右心室流出道内是否也有异常高速血流。

评估肺动脉瓣口狭窄的程度需参考下列指标，狭窄前后的峰压差和平均压差，三尖瓣反流的峰速度。其中平均压差较为准确。

鉴别诊断包括右心室内异常肌束造成的双腔右心室，主要表现为右心室流出道与流入道之间有增粗的异常肌束，将右心室分成两个腔，两腔之间可由一个或多个狭窄的孔相通。血流动脉力学改变类似右心室漏斗部狭窄。

另外，还有各种原因引起的右心室容量负荷过重所导致的肺动脉瓣相对狭窄和动脉导管未闭。肺动脉瓣相对狭窄的流速仅轻度增加，多在 2 m/s 以下，血流性质为层流。切面超声图像上无右心室流出道和肺动脉瓣的形态学异常。

肺动脉主干及其分支狭窄

一、病理解剖和病理生理

较少见，多与其他畸形同时存在，根据狭窄部分可分为 3 型。

（1）主干型：狭窄位于肺动脉主干，约占 54.4%。

（2）周围型：狭窄位于肺段，约占 22.2%。

（3）中间型：狭窄位于左右分叉部，约占 23.3%，常伴有狭窄后扩张。

长期的右心室负荷过重将导致右心室肥大，心肌劳损，三尖瓣环扩大，三尖瓣关闭不全。右心房压也随之增高，最终导致右心衰竭。

二、切面超声图像

于主动脉根部短轴切面仔细扫查肺动脉主干及左、右肺动脉，注意观察狭窄位置，狭窄可位于主肺动脉、肺动脉分叉处及左、右肺动脉等处，管腔狭窄长度不一。

图 28-12 为主动脉根部短轴切面示肺动脉瓣上狭窄图像。主肺动脉内狭窄，管壁宽度在正常范围内，仅在主动脉瓣上见一隔膜样结构，狭窄较为局限。

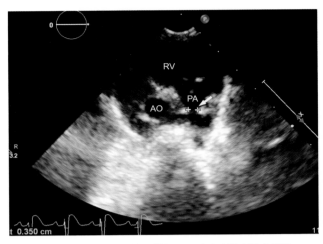

图 28-12　主动脉根部短轴切面示肺动脉瓣上狭窄图像
AO：主动脉；PA：肺动脉；RV：右心室

三、频谱多普勒和彩色多普勒血流图像

彩色多普勒收缩期可于狭窄处探及较细的多色混叠血流，同时，连续波多普勒可探及高速血流频谱。应注意部分新生儿右肺动脉血流速度增快多为正常现象，随年龄增长可消失。

图 28-13 与图 28-12 为同一患者，图 28-13A 为彩色血流图像于狭窄处可探及彩色血流会聚，狭窄远端出现多色血流混叠。图 28-13B 为连续波多普勒于狭窄处可探及高速血流频谱，其峰值速度和跨狭窄压差可评估狭窄程度。

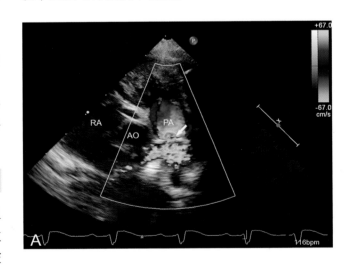

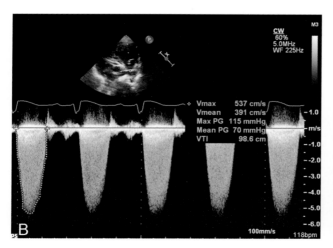

图28-13　非标准主动脉根部短轴切面彩色及连续多普勒
示肺动脉瓣上狭窄

AO：主动脉；PA：肺动脉；RA：右心房

四、三维超声检查

图28-14与图28-12为同一患者，通过实时三维超声心动图直观察狭窄处的解剖结构。

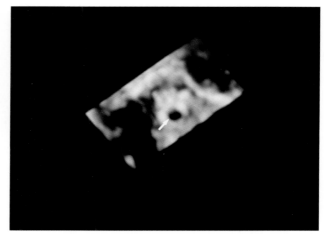

图28-14　三维超声心动图示肺动脉瓣上狭窄

（张　晶，张立敏）

第 29 章
三尖瓣闭锁

三尖瓣闭锁排在发绀型先天性心脏病中的第三位，发病率仅次于法洛四联症和大动脉转位。

一、病理解剖和病理生理

三尖瓣闭锁时，正常情况下见到的三尖瓣瓣膜组织和三尖瓣口消失，代之以肌性或纤维膜性组织。该组织将右心房与右心室隔开，两者之间不能直接沟通。卵圆孔未闭或房间隔缺损是右心房血流唯一的出口。左心房同时接受来自体、肺静脉的回心血。二尖瓣比正常者大，有时有 3 个或 4 个瓣叶，并可能骑跨在室间隔上方。左心室多增大、肥厚，可伴有室间隔缺损。大动脉关系多数正常，可有右转位或左转位。肺动脉可发育正常，也可有肺动脉瓣狭窄或闭锁。传统分类（Edwards-Burchell）首先按大动脉位置关系分型，其次根据有无合并肺动脉闭锁或狭窄分为亚型。

1. Ⅰ型

大动脉位置关系正常，占 60 %～70 %，左心室的血液通过室缺经漏斗部到肺动脉，升主动脉直接起源于左心室。

（1）ⅠA 型：室间隔完整伴肺动脉闭锁。右心室仅为裂隙样心腔，肺动脉的血液来自未闭的动脉导管及支气管动脉侧支循环。

（2）ⅠB 型：小室间隔缺损伴肺动脉狭窄。室间隔缺损＜ 5 mm，部分患者合并肺动脉发育不良或小的动脉导管未闭。

（3）ⅠC 型：大室间隔缺损，肺动脉正常。右心室缩小不显著，通过室间隔缺损进入到肺动脉的血流无梗阻，肺血正常或增多。

2. Ⅱ型

大动脉右转位，左心室的血液通过室缺到右心室漏斗部和主动脉，肺动脉直接起源于左心室。

（1）ⅡA 型：肺动脉闭锁。

（2）ⅡB 型：肺动脉狭窄。肺动脉狭窄分瓣膜、瓣下或混合型 3 种类型。

（3）ⅡC 型：肺动脉正常。肺动脉内径可大于主动脉内径，常合并主动脉发育不良或主动脉瓣口狭窄。

3. Ⅲ型

大动脉左转位或错位，常伴有心脏复杂病变，如共同动脉干，心内膜垫缺损等。

（1）ⅢA 型：肺动脉瓣或瓣下狭窄。

（2）ⅢB 型：主动脉瓣或瓣下狭窄。

（3）ⅢC 型：肺动脉及肺动脉瓣无狭窄。

三尖瓣闭锁的形态包括肌性闭锁、膜型或瓣膜型闭锁、房室隔型或三尖瓣下移型闭锁。

三尖瓣闭锁的血流动力学有 3 种改变：①房间隔缺损较小，体循环静脉压升高导致右心衰；②左心房、左心室为动静脉混合血，可出现不同程度的发绀，伴肺动脉瓣狭窄者发绀较重；③由于右心室发育较小，左心室完成两侧心室的收缩和舒张功能，出现左心室扩大，左心衰。

二、切面超声图像

选择心尖，胸骨旁或剑下四腔切面，显示正常随心动周期而启闭的三尖瓣膜结构消失，右心房与右心室之间无直接交通，两者被一隔膜样回声分开。如果为肌性闭锁，该隔膜样回声较宽、较强，无活动度，见图 29-1。如果为膜性闭锁，该隔膜较薄，可有轻度运动，图 29-2。

房间隔缺损是同时存在的畸形，一般较大。室间隔缺损是右心室的唯一入口，可大、可小，可位于主动脉瓣下，也可位于肺动脉瓣下。

大动脉关系多正常，也可有右转位或左转位。肺动脉瓣可正常、狭窄或闭锁。

左心室明显扩大，右心室较小，有或无发育不全的乳头肌。右心房和左心房增大，下腔静脉增宽。

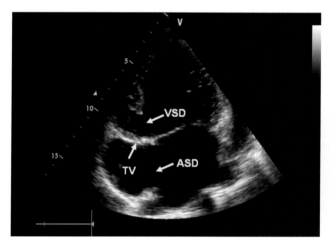

图29-1 肌型三尖瓣闭锁二维超声图像

ASD：房间隔缺损；TV：三尖瓣；VSD：室间隔缺损

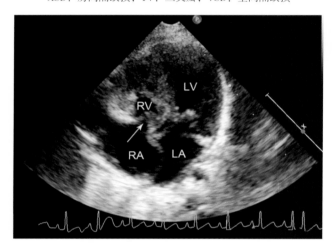

图29-2 瓣膜型三尖瓣闭锁二维超声图像

LA：左心房；LV：左心室；RA：右心房；RV：右心室

三、频谱多普勒和彩色多普勒血流图像

脉冲波和连续波多普勒均探测不到右心房经三尖瓣进入右心室的血流。彩色多普勒血流图像无右心房与右心室间的直接血流交通，可显示右心房内的血经房间隔缺损处进入左心房，并与左心房血一起经二尖瓣口进入左心室。进入左心室内的血再通过室间隔缺损处进入发育较小的右心室。如果有肺动脉瓣狭窄，肺动脉瓣口呈现混叠色彩。肺动脉瓣闭锁时，无右心室至肺动脉内的血流。

图29-3为三尖瓣闭锁的切面及彩色血流图像。左图为收缩期，右图为舒张期，在心尖四腔切面上显示三尖瓣口无瓣叶结构，右心房与右心室之间无直接交通，两者被一隔膜样较粗的纤维强回声

结构分开，箭头示。舒张期也无右心房至右心室的彩色血流图像。同时可见房间隔较大的回声失落及室间隔上部回声失落，表明同时存在房间隔缺损和室间隔缺损。

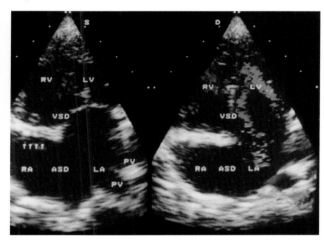

图29-3 三尖瓣闭锁彩色超声图像

AO：主动脉；ASD：房间隔缺损；LA：左心房；PA：肺动脉；RA：右心房；RV：右心室

四、三维超声心动图

实时三维超声心动图可动态立体显示房室瓣的结构和形态，特别是能够显示三尖瓣闭锁的形态，可见闭锁的三尖瓣像一面墙壁一样，未见瓣叶结构，见图29-4。实时三维超声心动图还有助于观察三尖瓣瓣下结构，对有无乳头肌、腱索、三尖瓣闭锁、三尖瓣无孔、三尖瓣缺如等进行鉴别。

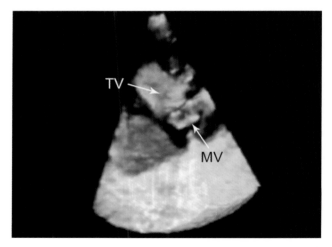

图29-4 三尖瓣闭锁实时三维超声图像

MV：二尖瓣；TV：三尖瓣

五、诊断

三尖瓣闭锁比较有特点，超声诊断并不困难。但由于三尖瓣闭锁的其他合并畸形变异较大，诊断时应仔细判定。

（杨　焕，马春燕）

第 30 章
三尖瓣下移畸形

三尖瓣下移畸形，又称之为 Ebstein 畸形，是一种少见的先天性心脏畸形。

一、病理解剖和病理生理

Ebstein 畸形的基本病变是三尖瓣的瓣叶附着点从瓣环处下移至右心室壁上，导致三尖瓣关闭不全及右心室功能不全。三尖瓣瓣叶增大或变小，可增厚，变形缩短。病变多累及隔叶，其次是后叶、前叶。下移的瓣叶使右心室分成两部分，瓣叶上方扩大的心室功能与右心房相似，称房化右心室；瓣叶下方为功能右心室。扩大的右心房与房化的右心室连成一大心腔。三尖瓣前叶增大，与下移的隔叶和后叶形成右心室流入口，其方向变异较大，可朝向右心室侧壁或右心室流出道。瓣口有不同程度的狭窄和关闭不全。正常情况下，三尖瓣的隔叶附着点略低于二尖瓣前叶的附着点，两者相距不超过 10 mm。三尖瓣下移畸形的诊断标准：下移距离/体表面积> 0.8 mm/m²。患者可合并卵圆孔未闭或房间隔缺损等。

三尖瓣下移畸形的血流动力学改变主要取决于三尖瓣关闭不全的程度和房间隔缺损的大小及右心室功能受累的程度。主要表现为右心房扩大，压力增高，最终导致右心衰竭。

二、切面超声图像

检测切面包括心尖四腔、胸骨旁四腔、主动脉根部短轴、右心长轴和左心室长轴切面等。特征性改变为三尖瓣隔叶及后叶的下移，附着点不在三尖瓣环上，而是附着于室间隔及右心室壁上。在心尖四腔切面上显示三尖瓣隔叶附着点与二尖瓣前叶附着点间的距离增大，一般在 15 mm 以上。右心长轴切面上三尖瓣后叶附着于右心室壁上，远离三尖瓣环，多在 2～3 cm 以上。常能见到三尖瓣后瓣环增厚，回声增强的残端。三尖瓣环明显扩张。房化的右心室与扩大的右心房连成一个大房腔，其面积远

大于功能性右心室腔。三尖瓣前叶长大，与下移的隔叶和后叶构成右心室流入口，瓣叶位置明显下移，开口方向改变。有不同程度的狭窄和关闭不全。前叶运动幅度明显增强，舒张期瓣体突向右心室内。极少数患者有瓣叶部分或全部缺如。当伴有房间隔缺损时，房间隔有回声失落。也可见其他畸形的改变，如室间隔缺损、肺动脉狭窄、动脉导管未闭等。

图 30-1 为 Ebstein 畸形的切面超声图像。图 30-1-A 为左心室长轴切面，显示右心室扩大。图 30-1-B 为心尖四腔切面，三尖瓣隔叶下移，附着于室间隔中部，与二尖瓣前叶附着点间距离明显增大，箭头示三尖瓣隔叶和二尖瓣前叶附着点。三尖瓣前

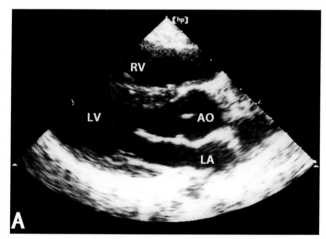

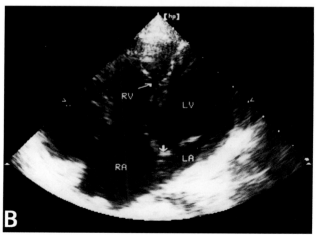

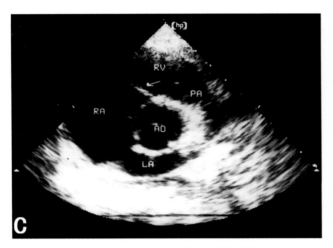

图30-1　Ebstein畸形的切面超声图像

AO：主动脉；LA：左心房；LV：左心室；PA：肺动脉；RA：右心房；RV：右心室

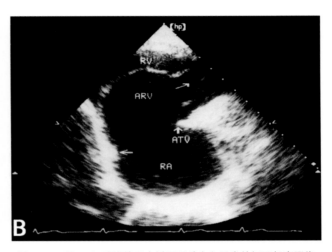

图30-2　Ebstein畸形伴三尖瓣口开放方向异常的切面超声图像

ARV：房化右心室；ATV：三尖瓣前叶；LA：左心房；LV：左心室；RA：右心房；RV：右心室；TV：三尖瓣

叶附着点正常。右心增大，以右心房为主，三尖瓣口开放方向正常。图30-1-C为主动脉根部短轴切面，三尖瓣隔叶附着点下移，至11点位置。

图30-2为Ebstein畸形伴三尖瓣口开放方向异常的切面超声图像。图30-2-A为心尖四腔切面，左图为收缩期，三尖瓣前叶与隔叶关闭错位，并有较大裂隙，箭头示隔叶附着处。右图为舒张期，三尖瓣隔叶与后叶融合，位于右心室流入道下方，与前叶形成的三尖瓣口位于右侧方，箭头示。图30-2-B为右心长轴切面，显示三尖瓣后叶明显下移，附着于右心室壁上，与隔叶融合形成的大瓣位于右心室流入道下方，与前叶形成的三尖瓣口位于前侧方，斜上箭头示。三尖瓣环扩张，可见后瓣环处的残端，水平箭头示。房化的右心室（ARV）与扩大的右心房连成一大房腔。

三、频谱多普勒和彩色多普勒血流图像

频谱多普勒及彩色多普勒血流图像用于检测三尖瓣口血流方向、速度及反流。三尖瓣反流的起源位置较低。如伴有房间隔缺损或室间隔缺损时，检测房室水平的分流及分流方向。

图30-3为Ebstein畸形的彩色血流图像。图30-3-A为心尖四腔切面，显示舒张期二尖瓣口开放左心房血进入左心室时，三尖瓣处于关闭状态，表明右心室充盈延迟。右心房内为暗蓝色的血流。图30-3-B为右心长轴切面，显示右心房内的血经房化的右心室进入功能性右心室，箭头示。

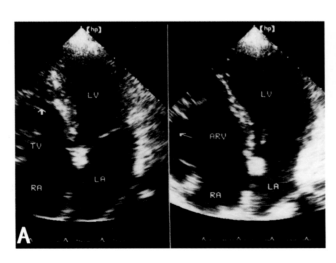

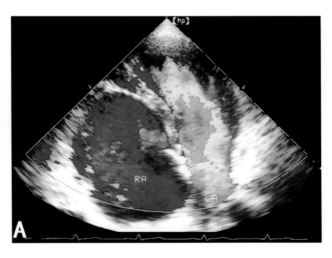

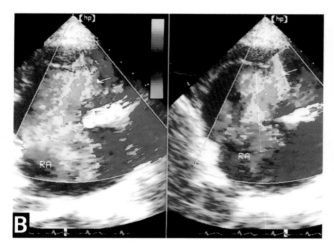

图30-3　Ebstein畸形的彩色血流图像

LA：左心房；RA：右心房

图30-4为Ebstein畸形伴三尖瓣反流和房间隔缺损右向左分流的彩色血流图像。图30-4-A为胸骨旁四腔切面上显示收缩期源于低位三尖瓣口的反流束，水平箭头示三尖瓣对合处。反流束以混叠色彩为主，呈喷射状。右心房腔面积明显增大。垂直箭头示二尖瓣前叶附着处。图30-4-B为主动脉根部短轴切面上显示收缩期右心房内的血经房间隔缺损处进入左心房，速度较低，呈现为暗蓝色的分流束，箭头示。

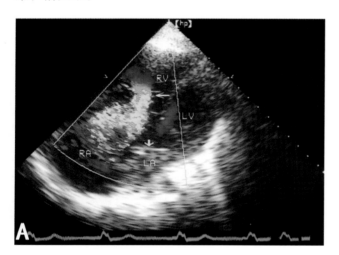

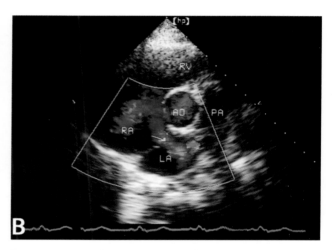

图30-4　Ebstein畸形伴三尖瓣反流和房间隔缺损右向左分流的彩色血流图像

AO：主动脉；LA：左心房；LV：左心室；PA：肺动脉；RA：右心房；RV：右心室

四、诊断和鉴别诊断

Ebstein畸形在超声检查中有特征性改变，典型者诊断较容易。但应注意该病的解剖改变颇多差异，三尖瓣叶的畸形变化较多。同时还需仔细探查可能存在的其他心脏畸形。

（陈　昕）

第 31 章
法洛四联症

法洛四联症（TOF）是常见的先天性心脏血管畸形，在发绀型先心病中居首位。其基本病变为室间隔缺损、肺动脉狭窄、主动脉骑跨和右心室壁肥厚。

一、病理解剖和病理生理

法洛四联症中两个主要解剖异常为右心室流出梗阻和室间隔缺损，且变异较大。

右心室流出梗阻包括漏斗部狭窄、肺动脉瓣膜部狭窄、肺动脉瓣环狭窄和肺动脉总干狭窄，有时两处狭窄并存。

室间隔缺损累及室间隔的膜部、肌部和漏斗部。由于三部间隔未能在同一平面对拢，室间隔缺损一般较大，位置靠前。

主动脉起源于两侧心室，骑跨于室间隔上。主动脉根部内径增大并呈顺钟向转位。冠状动脉常迂曲扩大。

右心室肥厚，与左心室相近或更厚。右心室流入道增宽。

法洛四联症的血流动力学改变主要取决于右心室流出梗阻所致右心室压力升高的程度。梗阻轻度者，肺血流量减少不明显，以室水平左向右分流为主；梗阻中度者，室水平呈双向分流；重度者，右心室收缩期压力增高显著，右心室血部分进入主动脉，肺动脉血流量减少。

二、切面超声图像

检测切面有左心室长轴、主动脉根部短轴和心尖四腔切面等。在实际检测中，显示右心室流出梗阻和判定其程度是最重要的，也是最困难的。75%的患者有肺动脉瓣膜部狭窄，瓣叶多为两叶，有不同程度的增厚和回声增强。瓣叶活动受限，瓣口狭小。大多数漏斗部狭窄与肺动脉瓣狭窄并存，由肥厚的壁束、隔束和室上嵴所致。漏斗部狭窄与肺动脉瓣之间常形成大小不等的第三心室。如漏斗部发育不良，呈现弥漫的细而长的管状狭窄，无第三心室。肺动脉总干可发育不良，内径较小。极少数病例肺动脉瓣环上方血管壁局部增厚，回声增强，突向管腔，形成瓣上狭窄。

左心室长轴切面显示室间隔上部较大回声失落，其断端常指向主动脉腔中央位置，骑跨约50%。骑跨率为主动脉前壁至室间隔左心室面的垂直距离占主动脉内径的百分比。主动脉根部内径多较宽，一般与室间隔缺损的大小相近。

右心室游离壁及室间隔明显肥厚，右心房扩大。左心腔相对较小。

图 31-1 为法洛四联症的切面超声图像。图 31-1-A 为左心室长轴切面，显示主动脉位置前移，根部内径增宽，骑跨于室间隔之上，同时与左心室和右心室相通。实测骑跨率约55%。主动脉瓣关闭线略偏后。室间隔与主动脉壁不连续，较大的回声失落。右心室前壁和室间隔明显肥厚，实测值分别为 8 mm 和 7 mm。右心室腔明显变小。图 31-1-B 为心底部非标准斜切面显示漏斗部肌性狭窄，箭头示。图 31-1-C 为主、肺动脉根部短轴切面示肺动脉瓣为前后两叶，瓣膜增厚，回声增强，瓣叶开放明显受限，瓣口面积（PAO）减小。其频谱和彩色多普勒血流图像参见图 31-3 和图 31-5。

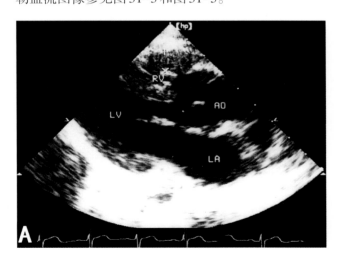

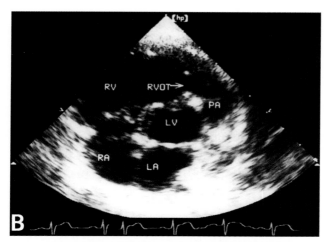

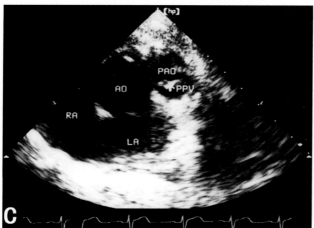

图31-1 法洛四联症的切面超声图像

AO：主动脉；LA：左心房；LV：左心室；PA：肺动脉；PAO：肺动脉瓣瓣口面积；PPV：肺动脉瓣后叶；RA：右心房；RV：右心室；RVOT：右心室流出道

三、频谱多普勒超声图像

频谱多普勒用于检测室间隔缺损处的分流和右心室流出梗阻的异常血流。法洛四联症的多数病例两室间的压力阶差不大，因而分流速度较低。通常在左心室长轴上显示室间隔缺损处，用脉冲波检测室水平的分流方向和速度。收缩期左心室的血部分进入肺动脉，右心室的血部分进入主动脉。舒张期分流的方向取决于此时右心室与左心室间的压差。如右心室压高于左心室，表现为右向左分流；如左心室压高于右心室，表现为左向右分流。

检测右心室流出梗阻的异常血流需结合应用连续波和脉冲波多普勒技术，选择主动脉根部短轴切面，尽可能完整地显示右心室流出道，肺动脉瓣和肺动脉总干。脉冲波多普勒用于定位异常血流的起

源和方向。当漏斗部狭窄和肺动脉瓣窄同时存在时，应结合切面超声图像。连续波多普勒可检测右心室流出梗阻的程度。设置连续波取样线时应尽可能与血流方向一致，或在彩色血流图像基础上完成。频谱为收缩期，负向，单峰。峰速度取决于狭窄的程度，成正比，多在4 m/s以上。有时重度狭窄的患者的峰速度反而较低，频谱灰度较弱。

图31-2为法洛四联症患者室间隔缺损处室水平双向分流的脉冲波多普勒频谱图像。在左心室长轴切面上将取样容积设置在室间隔缺损处的右心室面。频谱显示收缩期向下（右向左分流）和舒张晚期向上（左向右分流）的双向分流。速度较低，右向左分流速度约为2 m/s，左向右分流速度约为1.7 m/s，频带较窄。

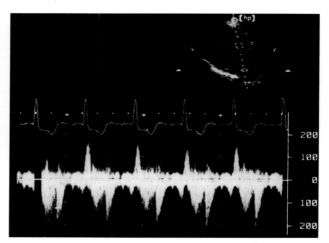

图31-2 法洛四联症患者室间隔缺损处室水平双向分流的脉冲波多普勒频谱图像

图31-3为法洛四联症患者右心室流出梗阻的

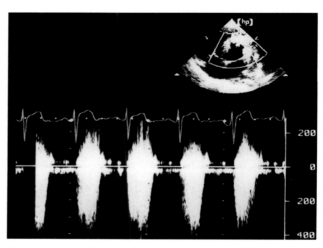

图31-3 法洛四联症患者右心室流出梗阻的连续波多普勒频谱图像

连续波多普勒频谱图像。在主动脉根部短轴切面彩色血流引导下设置取样线，右心室流出梗阻的频谱为单峰，负向，持续收缩期，峰速度近 4 m/s。其彩色血流图像参见图31-5。

四、彩色多普勒血流图像

更直观地显示室间隔缺损处的双向分流和右心室流出梗阻的异常血流，有助于判定异常血流的起源、走行和性质。

图31-4为法洛四联症患者室间隔缺损处双向分流的彩色血流图像。图31-4-A为收缩早期，在左心室长轴切面上显示室间隔缺损处左向右分流的红色血流。图31-4-B为收缩中期，同一切面显示右心室的血经室间隔缺损处进入主动脉，表现为蓝色的右向左分流。

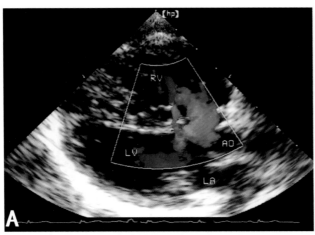

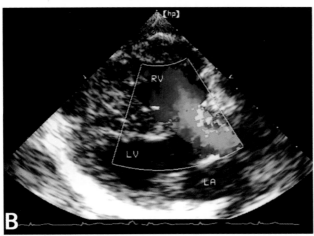

图31-4　法洛四联症患者室间隔缺损处双向分流的彩色血流图像

AO：主动脉；LA：左心房；LV：左心室；RV：右心室

图31-5为与图31-1和图31-3同一患者的法洛

四联症右心室流出梗阻的彩色血流图像。胸骨旁心底部非标准斜切面，图31-5-A为收缩中期，左心室内的血经室间隔缺损处进入右心室，表现为以红为主的红、黄、蓝相间的混叠色彩。由于缺损较大，分流束较宽。漏斗部的室上嵴及右心室壁肥厚，并突向腔内，造成肌性狭窄，该处血流束变窄，高度混叠状态，呈喷射状进入第三心室及主肺动脉。表现为以蓝色为主的蓝、黄、红相间的高速湍流色彩。图31-5-B为同一切面于舒张末期，显示暗蓝色的右向左分流束，较宽。三尖瓣处于开放状态，右心房到右心室的红色血流。同时可见漏斗部的肌性狭窄，箭头示。

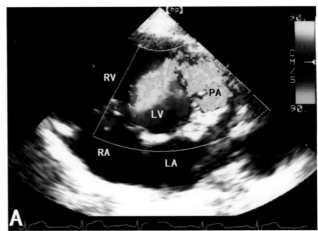

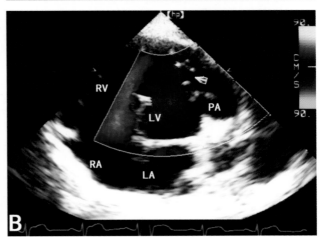

图31-5　法洛四联症右心室流出梗阻的彩色血流图像

LA：左心房；LV：左心室；PA：肺动脉；RA：右心房；RV：右心室

五、诊断和鉴别诊断

法洛四联症的超声诊断主要依据其4种基本病变。能完整地、清晰地显示右心室流出梗阻的部位，形态和程度是关键，实际检查中做到这一点有一定难度。准确地检测室水平双向分流的速度和量，有助于间接评价右心室流出梗阻的程度。

当法洛四联症伴有房间隔缺损，称之为法洛五联症。

鉴别诊断包括右心室双出口、较大室间隔缺损伴Eisenmenger's综合征等。

（刘　慧，任卫东）

第32章
右心室双出口

右心室双出口属复杂先天性心脏血管畸形，为不完全型大动脉转位，是少见的发绀型先天性心脏病之一，临床发病率占先天性心脏病的1%～3%。

一、病理解剖和病理生理

右心室双出口时主动脉和肺动脉均起源于右心室，或一根大动脉和另一根大动脉的大部分起源于右心室。室间隔缺损为左心室唯一的出口，其口径多大于主动脉内径。大部分室间隔缺损位于主动脉瓣下方，少部分位于肺动脉瓣下方。极少数室间隔缺损位于室间隔中下部，远离大动脉开口。

大动脉位置异常，主动脉和肺动脉常并排于同一水平，也可表现为前后位、左转位或右转位。少数患者大动脉关系正常位。

大动脉可骑跨在室间隔缺损之上，如肺动脉骑跨，又称之为Taussing-Bing综合征。

90%的病例房室关系一致，右心房与右心室相连，左心房与左心室相连。约10%的病例房室关系不一致。

右心室双出口可按照两条大动脉的相互位置关系以及室间隔缺损相对于两条大动脉的位置关系进行病理分型。

1. 按照两条大动脉位置关系分型

（1）并列型：主动脉开口位于肺动脉开口右侧，此型为经典的右心室双出口大动脉关系。

（2）右位型：主动脉开口位于肺动脉开口右前方或前方。

（3）左位型：主动脉开口位于肺动脉开口左方或左前方。

（4）关系正常型：主动脉开口位于肺动脉开口的右后方，此型的大动脉包绕关系可保持存在。

2. 按照室间隔缺损的位置分型

（1）主动脉瓣下型室缺：缺损离主动脉瓣较近，远离肺动脉瓣。此型最为常见。

（2）肺动脉瓣下型室缺：缺损距离肺动脉瓣较近。缺损位于室上嵴之上时，该型右心室双出口在血流动力学上等同于Taussing-Bing综合征。

（3）室缺位于双动脉瓣下：一般缺损很大，与两个半月瓣的距离均很近。

（4）室缺远离两条大动脉：此型最为罕见。缺损远离两个半月瓣，可位于室间隔的后部或肌部。

右心室双出口的血流动力学改变主要取决于室间隔缺损的位置和大小，是否合并有肺动脉狭窄及其程度。当缺损位于主动脉瓣下而无肺动脉狭窄时，左心室血大部分直接进入主动脉，右心室血主要进入肺动脉，发绀较轻。当缺损位于肺动脉下且无肺动脉狭窄时，左心室血主要进入肺动脉，右心室血主要进入主动脉，临床上与完全性大动脉转位合并室间隔缺损相似。当有肺动脉狭窄时，无论室间隔缺损大小、位置如何，临床类似严重的法洛四联症，有肺缺血和严重发绀。

二、切面超声图像

检测切面包括胸骨旁左心室长轴、主动脉根部短轴、心尖四腔和五腔心切面等。有时为了判定大动脉及其关系，需选择非标准切面。

右心室双出口的切面超声改变包括：①两条大动脉完全或一条完全，另一条75%以上起源于右心室；②室间隔上部有较大的回声失落；③主、肺动脉关系多变，包括正常位、平行位、右转位、左转位、前后位等；④部分患者有肺动脉狭窄或肺动脉扩张；⑤右心室增大，右心室壁肥厚；⑥二尖瓣前叶与主动脉后壁连续消失，相应位置由回声增强的纤维结构代替；⑦大动脉骑跨，主动脉和肺动脉均可骑跨于室间隔之上，骑跨率大于75%；⑧少数病例可有房室连接异常。

检查时常应正确地判定哪条动脉是主动脉，哪条动脉是肺动脉，哪个是二尖瓣和左心室，哪个是三尖瓣和右心室。主要的识别标志为：①肺动脉根部短轴不能显示冠状动脉起源，肺动脉长轴显示肺动脉分支发出较早，左右两支基本对称，呈人字形；②主动脉根部短轴切面显示左、右冠状动脉起源，主动脉长轴显示主动脉分支发出较晚，较细，非人字形；③三尖瓣隔瓣根部附着点比二尖瓣低；④二尖瓣、三尖瓣有相应数量的瓣叶和乳头肌（参见第19章）。

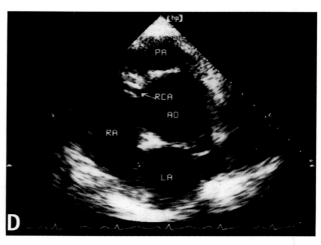

图32-1 右心室双出口的切面超声图像
AO：主动脉；LA：左心房；LV：左心室；RA：右心房；RCA：右冠状动脉；RV：右心室；VSD：室间隔缺损

图32-1为右心室双出口的切面超声图像。图32-1-A为左心室长轴切面显示主动脉大部起始于右心室，骑跨率约85%，室间隔上部回声失落，箭头示。图32-1-B为心尖四腔心切面示室间隔上部较大回声失落，实测值27 mm。图32-1-C为心尖三腔心切面，显示主动脉起始于右心室，向左上走行。图32-1-D为大血管根部短轴切面，主动脉位于肺动脉后方，略偏左。箭头示右冠状动脉起始处。肺动脉内径明显小于主动脉，实测值约20 mm。

图32-2为右心室双出口的切面超声图像。图32-2-A为左心室长轴切面，主动脉位置前移，完全起始于右心室，二尖瓣前叶与主动脉后壁连续消失，代之以回声增强、增厚的纤维样结构。室间隔上部回声失落。右心室壁肥厚。图32-2-B为大动脉根部短轴切面，主、肺动脉呈平行位，主动脉略

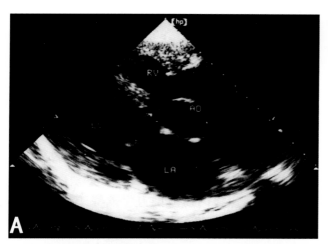

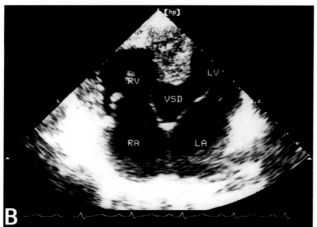

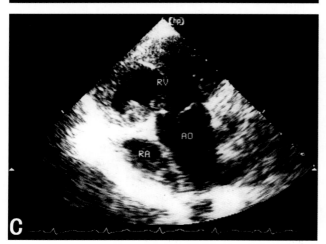

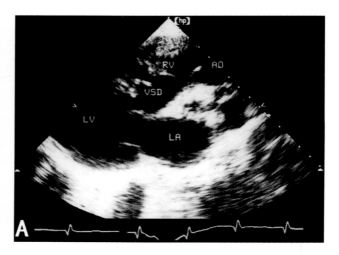

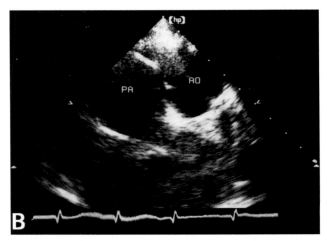

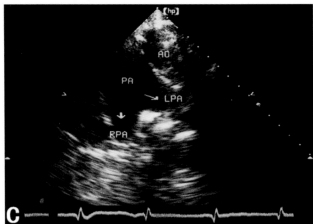

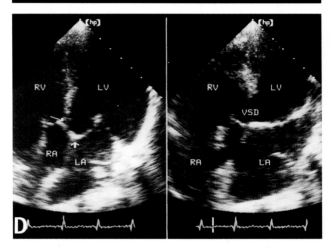

图32-2 右心室双出口的切面超声图像

AO：主动脉；LPA：左肺动脉；LV：左心室；PA肺动脉；RA：右心房；RPA：右肺动脉；RV：右心室；VSD：室间隔缺损

偏前，肺动脉扩张，其内径大于主动脉。图32-2-C为非标准切面显示主肺动脉主干较早发出左、右肺动脉，箭头示，呈人字形，其分叉处及左、右肺动脉分别位于主动脉的右后方和正后方。图32-2-D为心尖四腔心切面，左图显示三尖瓣隔瓣附着点

比二尖瓣前叶附着点低，箭头示。右心房经三尖瓣与右心室相连，表明房室关系正常。右图显示室间隔上部较大回声失落。其彩色血流图像参见图32-4。

三、频谱多普勒超声图像

右心室双出口时，室间隔缺损是左心室血流的唯一出口，频谱多普勒可检测室水平左向右分流速度。无论有无肺动脉狭窄，右心室的收缩压均明显增高。因此，室水平左向右分流速度一般较低，可用脉冲波多普勒。分流速度超过2 m/s的用连续波多普勒。通过室水平左向右分流速度的大小能间接估测右心室收缩压的高低。

当伴有肺动脉狭窄时，频谱多普勒可检测其狭窄程度。由于肺动脉走行的变异，检测肺动脉狭窄有一定难度和误差，应同时结合切面超声图像。

图32-3为右心室双出口室间隔缺损处左向右

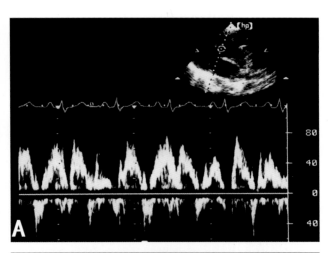

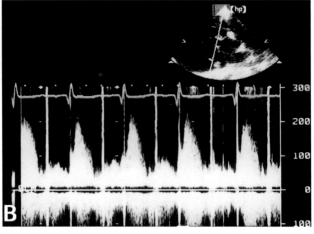

图32-3 右心室双出口室间隔缺损处左向右分流的频谱多普勒图像

分流的频谱多普勒图像。图32-3-A与图32-1为同一患者，脉冲波多普勒频谱显示左向右分流速度较低，峰速度仅为0.8 m/s。左向右分流出现在收缩期和舒张期。图32-3-B与图32-2为同一患者，连续波多普勒频谱显示左向右分流速度较快，超过2 m/s，表明右心室收缩压升高程度较前一患者轻。左向右分流主要在收缩期，舒张期分流只占一小部分，形态上表现为一高一低的双峰。

四、彩色多普勒血流图像

通过彩色血流图像判定右心室双出口的心内及大血管血流走行状态具有重要的临床意义。其中包括：①左心室的血经室间隔缺损是否直接进入大动脉；②过隔分流束进入哪条大动脉；③肺动脉狭窄程度。

室间隔上部缺损时，距主、肺动脉较近，过隔分流束多直接进入大动脉。当主动脉的开口与过隔分流束方向一致时，分流束主要进入主动脉；当肺动脉开口与过隔分流束方向一致时，分流束主要进入肺动脉。低位的室间隔缺损距主、肺动脉较远，其分流束不直接进入大动脉，而是先进入右心室。

过隔的分流束色彩取决于其速度，如果速度低，以红色为主；如果速度高，表现为多色相间的混叠色彩。分流束可出现在收缩期和舒张期，以收缩期为主。分流束的宽度与室间隔缺损的口径相同。

在显示过隔分流束的同时，变换切面追踪显示过隔分流束的整个走行过程及进入哪条大动脉。

当伴有肺动脉狭窄时，可显示右心室流出道或肺动脉内出现高速湍流的混叠色彩。

图32-4为右心室双出口的彩色血流图像。左心室长轴切面上显示收缩期室间隔过隔分流束为纯红色，宽度与室间隔缺损大小相吻合，向上箭头示。其血流方向朝向主动脉瓣口，在瓣下与右心室的部分血流（向下箭头示）汇合共同进入主动脉，表现为浅蓝色为主的轻度混叠色彩。

图32-5为右心室双出口的彩色血流图像。与图32-2和图32-3-B为同一患者。图32-5-A为左心室长轴切面显示收缩期（右图）左心室内的血在室间隔缺损左心室侧呈会聚状态，过隔血流束经过缺损时中央为纯蓝色，进入右心室后演变为红、黄、蓝相间的混叠色彩，并直接进入前位的主动

脉。舒张期（左图）仍可见低速的红黄色左向右分流束。图32-5-B为非标准切面显示右心室流入道和肺动脉长轴，显示收缩期（右图）右心室的血直

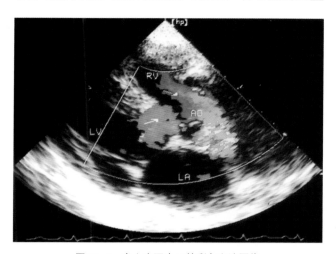

图32-4　右心室双出口的彩色血流图像
AO：主动脉；LA：左心房；LV：左心室；RV：右心室

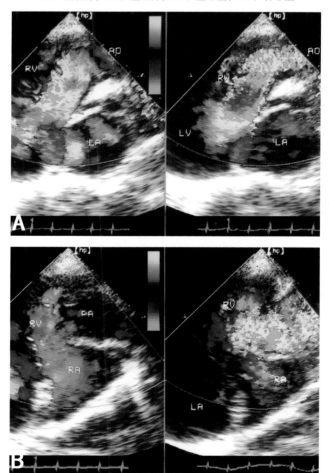

图32-5　右心室双出口的彩色血流图像
AO：主动脉；LA：左心房；LV：左心室；PA：肺动脉；RA：右心房；RV：右心室

接进入肺动脉，呈现为混叠色彩。肺动脉起始部以蓝色为主，由于肺动脉向上走行，演变为以红色为主。同时可见轻度的三尖瓣反流。左图显示舒张期右心房内的血经三尖瓣进入右心室，呈现为纯红色血流束，此时肺动脉内无血流色彩。

五、诊断和鉴别诊断

右心室双出口的诊断要点为两条大动脉完全或一条大动脉完全，另一条大部分起源于右心室，室间隔缺损是左心室流出的唯一通道。

由于右心室双出口的解剖异常变化较多，诊断时应仔细识别主、肺动脉及其关系，过隔血流束与大动脉的关系，以及房室关系。

鉴别诊断有法洛四联症、完全大动脉转位和大室间隔缺损伴 Eisenmenger's 综合征。

（张立敏，任卫东）

第 33 章
大动脉转位

大动脉转位（transposition of the great artery，TGA）是一种复杂的发绀型先天性心血管畸形，主要表现为主动脉和肺动脉起源异常，即主动脉起源于右心室，肺动脉起源于左心室。可分为完全型、矫正型和不完全型大动脉转位。右心室双出口属于不完全型，在第32章中描述。

完全型大动脉转位

一、病理解剖和病理生理

完全大动脉转位是指两根大动脉位置错换，主动脉起源于右心室，接受体静脉回心血。肺动脉起源于左心室，接受肺静脉回心血。主动脉开口位于肺动脉的右侧，称为右袢型大动脉转位（D-TGA）。当心室左袢，主动脉开口位于肺动脉的左前方，称之为左袢型大动脉转位（L-TGA）。

完全大动脉转位时，体、肺循环完全隔绝，即右心房→右心室→主动脉→体动静脉→右心房；左心房→左心室→肺动脉→肺动静脉→左心房，为无效循环。生存的必需条件是在两个循环之间有沟通。常见的有卵圆孔未闭、室间隔缺损、房间隔缺损、动脉导管未闭等。这些沟通单独或两个同时并存。部分患者有肺动脉狭窄。

冠状动脉起源和走行变异较大，但其开口多面向肺动脉主干。冠状动脉可从一个窦发出。左旋支可从右冠窦发出。

二、切面超声图像

检测切面包括左心室长轴、主动脉根部短轴、心尖四腔、五腔切面和非标准切面。

完全型大动脉转位的超声图像表现包括：①主动脉在前，完全起始于右心室，内径较宽；②肺动脉在后，完全起始于左心室，内径较窄，常伴有肺动脉狭窄；③二尖瓣前叶与主动脉后壁连续消失，与肺动脉后壁呈连续状态；④大动脉短轴显示主动脉位于肺动脉右前或左前方；⑤心室、心房关系多正常，左心房经二尖瓣与左心室相连，右心房经三尖瓣与右心室相连；⑥显示卵圆孔未闭，室间隔缺损，房间隔缺损，动脉导管未闭单独或两者同时并存，缺损一般较大；⑦冠状动脉起源和走行可正常或异常；⑧右心室腔明显扩大，右心室壁肥厚。右心房增大。左心房室腔相对变小。

完全型大动脉转位的解剖变异较大，可同时有内脏-心房、心房-心室、心室-大动脉和大动脉间的关系异常。因此，检查时正确地判定内脏、心房、心室、大动脉及其关系是明确诊断的前提。

诊断完全型大动脉转位应从腹部检查开始，一步步向上逐级确定心脏结构及其关系（参照第19章）。

图33-1为完全型大血管转位的切面超声图像。图33-1-A为左心室长轴切面舒张期，较宽的主动脉完全自右心室发出，肺动脉位于主动脉后方，内径较窄，完全自左心室发出。二尖瓣前叶与肺动脉后壁连续。室间隔上部有较大的回声失落，箭头示。图33-1-B为胸骨旁四腔切面显示肺动脉完全自左心室发出，肺动脉瓣增厚，回声增强，收缩期瓣膜开放明显受限。垂直箭头和斜箭头分别示

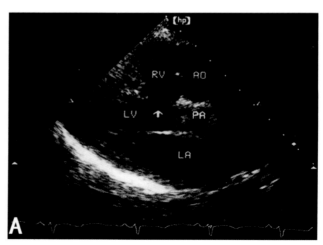

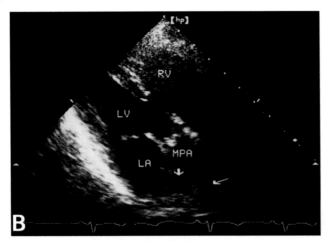

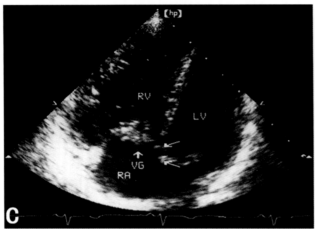

图33-1　完全型大血管转位的切面超声图像

AO：主动脉；LA：左心房；LV：左心室；MPA：主肺动脉；PA：肺动脉；RA：右心房；RV：右心室；VG：三尖瓣隔瓣

左右肺动脉。图33-1-C为非标准心尖四腔切面显示收缩期瓣叶呈关闭状态，斜下箭头示三尖瓣隔瓣附着点明显低于二尖瓣前叶附着点（斜上箭头示）。右心室腔增大，右心室壁明显肥厚。

三、频谱多普勒和彩色多普勒血流图像

频谱多普勒和彩色血流图像用于检测体、肺循环间的异常沟通和肺动脉狭窄。当伴有室间隔缺损，收缩期左心室的血部分进入肺动脉，部分经过缺损处进入前位的主动脉。当伴有肺动脉狭窄时，收缩期大部血流进入到主动脉，主动脉内径增宽。舒张期由于右心室的压力高于左心室，出现右向左分流。由于两室间压力阶差较小，不论是左向右分流，还是右向左分流的速度均较低，表现为纯红或纯蓝色。同样多普勒方法可检出房间隔缺损，动脉

导管未闭的分流。

当肺动脉狭窄时，彩色血流图像可显示肺动脉内收缩期血流束较窄，呈多色相间的混叠色彩。连续波多普勒可测量其峰速度，一般大于3 m/s。

图33-2为完全型大动脉转位室间隔缺损的双向分流频谱。脉冲波多普勒取样容积设置在室间隔缺损处，频谱显示室水平双向低速分流，收缩期左向右，基线上方，速度在0.3 m/s以下。舒张期右向左，基线下方，速度在0.5 m/s以下。

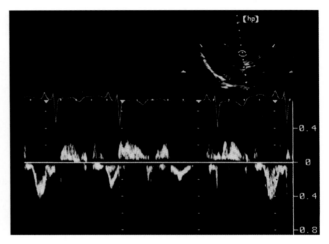

图33-2　完全型大动脉转位室间隔缺损的双向分流频谱

图33-3为完全型大动脉转位伴室间隔缺损和肺动脉瓣狭窄的彩色血流图像。与33-1和图33-2为同一患者。图33-3-A为显示收缩期过隔的红色血流束。同时显示蓝色的进入主动脉的血流，斜下箭头示。肺动脉瓣口呈蓝、黄、红相间的混叠色彩，血流束较窄，斜上箭头示。图33-3-B显示舒张期右心室的血经室缺处进入到左心室，呈纯蓝色，同时可见主动脉瓣反流的红黄色反流束。

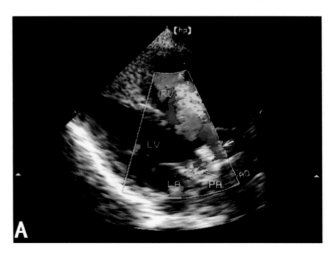

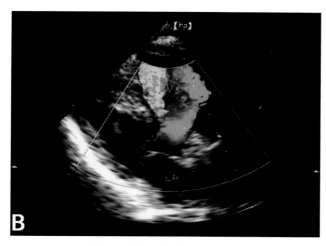

图33-3　完全型大动脉转位伴室间隔缺损和肺动脉瓣狭窄的彩色血流图像

AO：主动脉；LA：左心房；LV：左心室；PA：肺动脉；RV：右心室

图33-4为完全型大动脉转位伴室间隔缺损和肺动脉干发育不良的彩色血流图像。收缩期左心室内的血经较大的缺损处进入右心室、斜上箭头示，之后与右心室血一起共同进入前位增宽的主动脉，呈浅蓝和黄色。肺动脉位于主动脉之后，肺动脉前后壁增厚，管腔明显窄小，其内的血流束极窄，呈细条样。由于重度狭窄，肺动脉血流速度反而较低。呈现为暗蓝色，垂直向上箭头示。

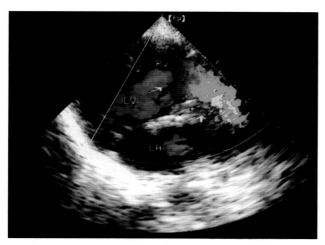

图33-4　完全型大动脉转位伴室间隔缺损和肺动脉干发育不良的彩色血流图像

LA：左心房；LV：左心室；RV：右心室

矫正型大动脉转位

一、病理解剖和病理生理

在原始心管的发育过程中，如果心管弯曲向右侧（右袢），则右心室位于右前，左心室位于左后，即正常位。如心管弯曲突向左侧（左袢），则右心室位于左后，成为动脉系统的心室。左心室位于右前，成为静脉系统的心室。同时伴有大动脉转位，肺动脉起始于左心室，位于右后，主动脉起始于右心室，位于左前。这样，尽管有心室及大动脉的位置异常，血流方向在生理上得到了纠正。即腔静脉血回流入右心房，经二尖瓣进入左心室，再由肺动脉进入肺循环。肺静脉血进入左心房，经三尖瓣进入右心室，再由主动脉进入体循环。

矫正型大动脉转位若不伴其他畸形，可无症状。大部分患者合并其他心血管畸形，如室间隔缺损、房间隔缺损、动脉导管未闭、肺动脉狭窄、主动脉狭窄等。这些畸形可单独或两个同时并存。

二、切面超声图像

由于心室及大动脉位置的异常，许多常用的标准切面在正常位置均无法显示。应根据需要用非标准切面逐一显示心脏某一结构。

先将探头置于心尖处，尽可能显示标准心尖四腔切面，以判定房、室及其关系。在内脏一心房位正常时，右心房经二尖瓣与左心室相连。左心房经三尖瓣与右心室相连。然后探头略向前上倾斜，显示心尖五腔心切面，观察到较宽主动脉由左侧的右心室发出，肺动脉由右侧的左心室发出。

将探头上移至大动脉根部，取短轴及每条大动脉的长轴切面，判定两大动脉及其相互关系。主动脉位于肺动脉的左前方。肺动脉位于主动脉的右后方。主动脉呈环形包绕肺动脉短轴。

图33-5为矫正型大动脉转位伴室间隔、房间隔缺损的切面超声图像。大动脉根部短轴切面显示主动脉内径较大，位于肺动脉的左前方，肺动脉内径较小，位于主动脉的后方，与正常关系相反，如图33-5-A。

图33-5-B为主动脉长轴切面，显示主动脉呈环形包绕肺动脉短轴，其外侧有头臂干动脉的分支发出，箭头示。图33-5-C为心尖四腔心切面，心房-内脏位正常，右心房经二尖瓣与左心室相连，左心房经三尖瓣与右心室相连。右心室腔扩大，右心室壁肥厚。室间隔中上较大的回声失落。图33-5-D为舒张期心尖四腔切面显示心室、心房间隔缺损，箭头示。

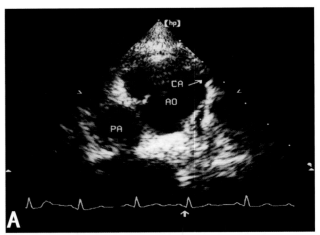

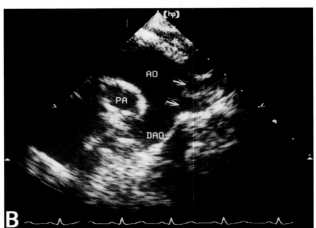

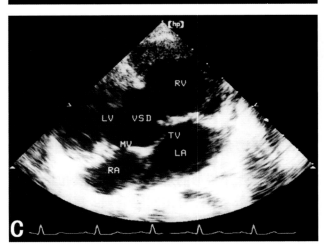

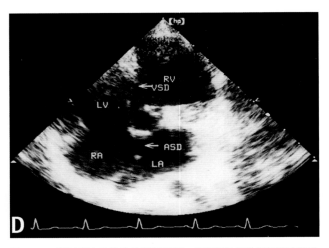

图33-5　矫正型大动脉转位伴室间隔、房间隔缺损的切面超声图像

AO：主动脉；ASD：房间隔缺损；CA：冠状动脉；DAO：降主动脉；LA：左心房；LV：左心室；MV：二尖瓣；PA：肺动脉；RA：右心房；RV：右心室；TV：三尖瓣；VSD：室间隔缺损

三、频谱多普勒和彩色多普勒血流图像

不伴有合并畸形的矫正型大动脉转位的心内血流为正常状态。当伴有室间隔缺损、房间隔缺损等畸形时，频谱多普勒及彩色血流图像能检测其分流情况。室间隔缺损时，收缩期右心室的血进入左心室，舒张期左心室的血可进入右心室。房间隔缺损时，表现为左向右分流。

图33-6为矫正型大动脉转位室间隔缺损双向分流频谱图像。脉冲波取样容积设置在室间隔缺损处，频谱显示室水平双向分流，收缩期右心室内的血进入左心室，呈负向的单峰，速度较低，垂直向上箭头示。舒张期左心室血进入右心室，呈正向双峰波形，速度较低，水平箭头示。其彩色血流图像参见图33-7。

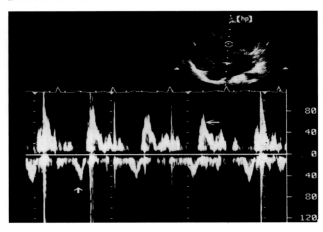

图33-6　矫正型大动脉转位室间隔缺损双向分流频谱图像

图33-7为矫正型大动脉转位伴室间隔、房间隔缺损的彩色血流图像。心尖四腔切面显示收缩期右心室血经室缺处进入左心室，呈蓝色过隔分流束。同时见左心房内血经心房间隔下部的缺损处进入右心房，过隔处呈红色，进入右心房后，演变为蓝色，箭头示。

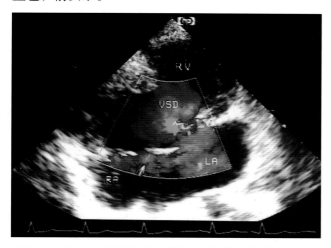

图33-7　矫正型大动脉转位伴室间隔、房间隔缺损的彩色血流图像
LA：左心房；LV：左心室；RA：右心房；RV：右心室；VSD：室间隔缺损

四、诊断和鉴别诊断

大动脉转位的超声诊断有一定的难度。由于心脏及大血管的解剖学异常改变，需逐一判定各解剖结构及相互关系。同时要检查合并的各种心血管畸形。

鉴别诊断包括法洛四联症、右心室双出口、共同动脉干等。

（李方方，任卫东）

第 34 章
主肺间隔缺损

主肺间隔缺损（APSD）为主动脉与肺动脉之间的分隔发育异常导致出生后升主动脉与主肺动脉之间遗留的先天性缺损，又称主肺动脉窗或主肺动脉瘘。该病较罕见，发病率约占先天性心脏病的 0.15%，男性多见。

一、病理和病理生理

若圆锥动脉干间隔发育不完整将导致出生后的主肺动脉之间存在缺损。缺损多为圆形或类圆形，单个多见，偶可见双孔或筛孔样缺损。该病的主要病理改变为升主动脉与主肺动脉之间存在缺损和分流，分流量大小和方向取决于缺损大小和主肺动脉间的压力差。早期升主动脉压力在整个心动周期均高于肺动脉，大动脉水平左向右分流，引起肺循环血流量增加，导致动力型肺动脉高压，出现左心室增大和充血性心力衰竭。该病以较大的缺损多见，分流量较大，产生动力型肺高压的时间较早，当肺动脉压力高于主动脉时，开始出现大动脉水平双向分流或右向左分流，继续发展导致肺小动脉病理性增厚病变，引起阻力型肺动脉高压，出现右心室肥大和右心衰竭。

主肺间隔缺损的分型包括 Mori 分型和 Berry 分型。

1. Mori 分型根据缺损部位分 3 型（图 34-1）：

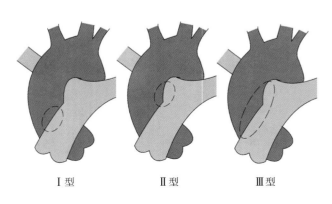

Ⅰ型　　Ⅱ型　　Ⅲ型

图 34-1　主肺间隔缺损的 Mori 分型

（1）Ⅰ型：近端缺损型，缺损紧邻半月瓣上方。此型最常见。

（2）Ⅱ型：远端缺损型，缺损位于升主动脉远端与主肺动脉分叉处之间。

（3）Ⅲ型：混合型，主肺间隔几乎完全缺如。

2. Berry 对 Mori 分型的补充　因Ⅱ型主肺间隔缺损常合并右肺动脉起源异常，Berry 等根据右肺动脉的起源在 1982 年对 Mori 分型进行补充，将Ⅱ型分为 2 个亚型（图 34-2）：

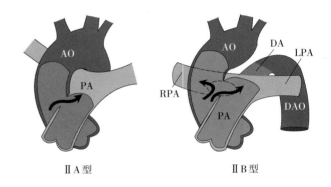

ⅡA 型　　　　　ⅡB 型

图 34-2　经 Berry 等补充后的 Mori 分型

AO：主动脉；DA：动脉导管；DAO：降主动脉；LPA：左肺脉；PA：肺动脉；RPA：右肺动脉

（1）ⅡA 型：右肺动脉仍与肺动脉及左肺动脉相连。主动脉弓可正常或缩窄。

（2）ⅡB 型：右肺动脉异常起源于升主动脉，左右肺动脉起始端分开，但后壁仍相连。易合并主动脉弓发育不良或离断。

二、切面超声图像

左心室长轴切面可出现左心室增大、左心室心肌及二尖瓣运动幅度增强、左心室流出道增宽等左心容量负荷增加的声像图，此时除了排查常见的动脉导管未闭、室间隔缺损之外，还应想到是否存在主肺间隔缺损，可将探头上移一个肋间以便更好地显示主肺间隔。

大动脉短轴切面、右心室流出道长轴切面和肺动脉长轴切面可显示该病的主要诊断依据，即升主动脉与主肺动脉之间的间隔出现回声中断。可在此切面基础上将探头上移一个肋间，显示两条大动脉短轴切面。结合以上切面可测量缺损大小，并根据缺损部位进行分型，同时观察两组半月瓣的发育情况。胸骨上窝切面能显示主动脉弓发育情况，声窗好的患者甚至能显示两根大动脉的全程，并在同一切面上显示缺损、主动脉弓及肺动脉分支。心尖五腔心切面上继续向左转动探头，部分患者可见双动脉流出道长轴切面，显示两组半月瓣和两根大动脉，半月瓣上方可见主肺动脉间隔的缺损。

图34-3为Ⅰ型主肺间隔缺损，肺动脉发出起始部之后即可见主肺动脉间隔之间回声失落（箭头所示），主肺间隔的延长线将右肺动脉开口隔于肺动脉侧。

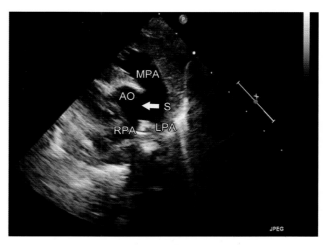

图34-4　大动脉短轴切面示ⅡB型主肺间隔缺损
AO：主动脉；MPA：主肺动脉；S：间隔；LPA：左肺动脉；RPA：右肺动脉

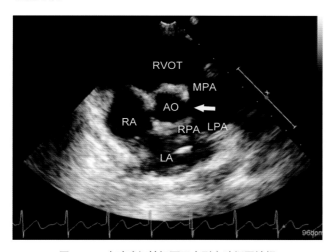

图34-3　大动脉短轴切面示Ⅰ型主肺间隔缺损
LA：左心房；RA：右心房；RVOT：右心室流出道；AO：主动脉；MPA：主肺动脉；LPA：左肺动脉；RPA：右肺动脉

图34-4为ⅡB型主肺间隔缺损，邻近肺动脉分叉处可见主肺动脉间隔之间存在回声失落（箭头所示），右肺动脉近心端的右侧壁与残存的主肺间隔有对合错位，远端主肺间隔缺损的边缘直达肺动脉分叉部，左右肺动脉分支分别起自肺动脉主干和升主动脉，两者开口处紧邻或略分开，但左右肺动脉分支的后壁是连续的，残存的主肺间隔的延长线可将右肺动脉开口的部分或完全隔于主动脉侧。

三、频谱多普勒和彩色多普勒血流图像

频谱多普勒表现：可检测缺损处分流频谱的特征，判断分流的方向、速度等。该病大多缺损较大，小缺损相对少见，因此主肺动脉间的分流峰速一般 < 2.5 m/s，脉冲及连续多普勒表现为连续低速频谱。同时可应用频谱多普勒估测肺高压的程度。当存在主动脉缩窄时，可检测缩窄部位及缩窄处的收缩期高速血流，峰速 > 2 m/s。

彩色多普勒可显示缺损处的分流，观察分流的方向，当主动脉压力仍然高于肺动脉压力时为连续性左向右分流信号，呈彩色混叠样，较大缺损者可呈层流样，较小缺损者可在缺损处看到彩色会聚点。应注意右肺动脉内的血流来源，ⅡA型的右肺动脉血流主要来自主肺动脉干，ⅡB型的右肺动脉血流部分或全部来自升主动脉，而肺动脉主干血流顺延进入左肺动脉内（图34-5）。

四、经食管超声

当主肺间隔缺损较小或经胸超声图像质量欠佳时，可进一步经食管超声明确诊断。重点探查大动脉短轴和肺动脉长轴切面，探头置于距门齿35～40 cm的135°左右切面时可显示升主动脉与主肺动脉的间隔。探头置于食管上段0°～40°显示的肺动脉长轴切面能同时显示升主动脉、肺动脉干及左右分支，可诊断Ⅱ型缺损及有无右肺动脉起源

异常。

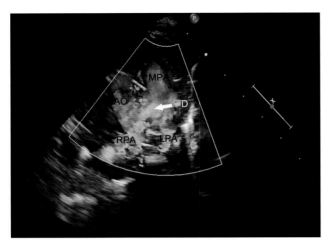

图34-5 大动脉短轴切面示ⅡB型主肺间隔缺损处（箭头所示）呈大动脉水平层流样双向低速分流

MPA：主肺动脉；LPA：左肺动脉；RPA：右肺动脉；AO：主动脉；D：缺损处

五、诊断要点和鉴别诊断

Ⅰ型主肺间隔缺损需与干下型室缺鉴别，后者的回声失落部位及彩色会聚点一定是在肺瓣下，而前者是在肺瓣上。

ⅡB型主肺间隔缺损中缺损位于肺动脉分叉部，右肺动脉被部分分隔到主动脉侧，右肺动脉主要接受主动脉内的血流但是仍然与肺动脉主干及左肺动脉相通，并且左右肺动脉分支的后壁仍然是连续的，类似主肺动脉及两个分支整体向主动脉侧移位。而若是右肺动脉不与肺动脉主干及左肺动脉相通，则应单纯诊断为右侧肺动脉异位起源于升主动脉，而不属于主肺间隔缺损。

Ⅲ型主肺间隔缺损应与Ⅰ型共干相鉴别。两者均可见一扩张的动脉干，在大动脉短轴切面，前者可见两组瓣环和瓣叶，且两瓣环的位置大多正常，后者仅可见一组瓣环和瓣叶。

此外，该病还需和回声失落伪像、动脉导管未闭鉴别。伪像可通过变换角度和切面，结合彩色及频谱多普勒超声进行排除。动脉导管的起源点多位于左肺动脉起始处，血流方向是从降主动脉向肺动脉分流，多沿主肺动脉外侧壁走行。但在重度肺动脉高压时，导管和主肺间隔缺损的分流都不明显，在发现导管后应继续探查肺动脉主干，以免遗漏合并的主肺间隔缺损。

（毕文静，任卫东）

第35章
共同动脉干

共同动脉干（AC）简称"共干"，又称永存动脉干和主动脉-肺动脉共同干，为两侧心室底部仅发出有一组瓣膜的一条动脉干。另外两种类型称之为假性动脉干，包括孤立性主动脉伴肺动脉闭锁和孤立性肺动脉伴主动脉闭锁。绝大多数（96.5%）合并室间隔缺损，室缺多为共瓣下的高位缺损。肺动脉发自共干的不同部位。本病少见，占先天性心脏病的1%～5%，无性别差异，预后极差。

一、病理解剖和病理生理

共干的形成由胚胎期圆锥动脉干的发育异常所致，即圆锥动脉干的间隔发育出现障碍或停止，同时由于肺动脉圆锥远端发育不良或发育终止，未能与圆锥间隔融合而导致室间隔的圆锥部发育不良或未发育，形成共干下方的较大室缺。共干骑跨在室缺上接受来自两侧心室的血液，再输出到冠脉循环、体循环、肺循环。共同动脉干有两种分型，Collett和Edwards根据肺动脉起始部位的不同分为3型（图35-1）；Van Praagh结合主动脉的发育情况，将伴有室缺的称为A组（96.5%），将不伴有室缺的称为B组，再根据肺动脉起源不同分为4型（图35-2）。

共干患者因肺动脉起源于主动脉，体、肺循环承受相同的压力，因此存在肺动脉高压。肺高压的程度取决于患者年龄、肺血管的反应性、肺小动脉发生病理改变的速度和程度。早期肺循环内接受来自共干内血流的高流量灌注，血管床增粗，血流量加大，肺循环压力升高，但阻力升高不明显，称之为"动力型肺动脉高压"。随着肺阻力逐渐升高，肺小动脉收缩，肺血管床管径变小，肺血流量不增多反而减少，该阶段称之为"阻力型肺动脉高压"，此为不可逆性改变，患儿失去手术机会。上述两种类型肺高压也可同时存在，此时可应用右心导管测量肺循环压力及阻力进行判断，指导治疗方案。

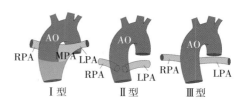

图35-1　Collett和Edwards分型示意图

AO：主动脉；LPA：左肺动脉；MPA：主肺动脉；RPA：右肺动脉

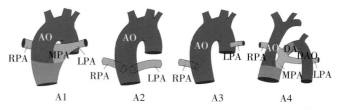

图35-2　Van Praagh分型示意图

AO：主动脉；DA：动脉导管；DAO：降主动脉；LPA：左肺动脉；MPA：主肺动脉；RPA：右肺动脉

当伴有明显的肺动脉狭窄时，肺血流量可正常或减少，多数患儿可不出现或晚出现充血性心力衰竭，但可出现明显的发绀，发绀的程度与肺血流量的减少成正比，活动时加重。

因共干内是混合血，右心室的静脉血进入体循环越多，体循环的血氧饱和度就越低。此外，共瓣反流会加重左心扩大和左心衰竭的程度。主动脉弓缩窄或离断会加重肺动脉高压情况，上述情况均可导致死亡率增高。

二、切面超声图像

检查时要重点探查共干的解剖结构特点，其中肺动脉起源部位的确定是检查中的重点和难点。同时应判断共干的骑跨程度、共瓣的数目和开闭功能、室缺的大小和部位，并注意探查有无主动脉弓畸形的存在。最后应评估肺高压的程度。

共干图像特征主要为单一大动脉结构、单组房室瓣、不同类型的肺动脉发出和大室间隔缺损。胸骨旁左心室长轴切面和心尖五腔心切面均可显示室间隔缺损及两心室底部仅发出一条共同动脉干结构，无论如何调整探头均未见肺动脉发自于右心室，并可见共干骑跨于室缺之上并可估测骑跨率，同时观察共瓣是否存在狭窄或闭合不良。胸骨旁大动脉短轴切面可显示大动脉关系异常，失去正常两条大动脉的环抱关系，同时可进一步观察共瓣的瓣叶数目及动脉窦数目，观察瓣叶的开闭形态。心尖或胸骨旁四腔切面可显示房室连接。胸骨上窝切面显示升主动脉、主动脉弓、降主动脉及肺动脉和头臂血管的发出情况。

图35-3为非标准心尖五腔心切面示Ⅰ型共同动脉干，共同动脉干的长轴以及与心室的连接，可见共同动脉干发出不久分出肺动脉短干及左右肺动脉分支（箭头所示）。

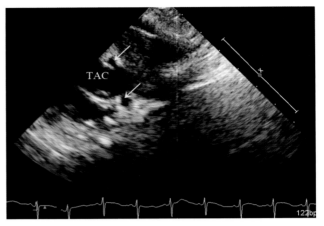

图35-4　Collett和Edwards Ⅲ型共同动脉干
TAC：共同动脉干

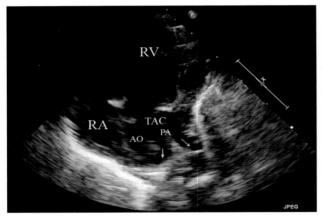

图35-3　非标准心尖五腔心切面示Ⅰ型共同动脉干
AO：主动脉；PA：肺动脉；RA：右心房；RV：右心室；TAC：共同动脉干

图35-4为Collett和Edwards Ⅲ型共同动脉干，可见从共干的两侧壁分别直接发出左右肺动脉分支（箭头所示），未见短小主肺动脉干。

图35-5为特殊类型的共干，检查中发现右肺动脉发自于升主动脉，而左肺动脉发自于降主动脉。两支肺动脉不在同一水平发出，且无短小肺动脉干样结构。

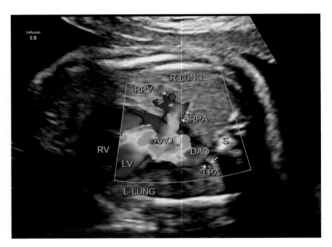

图35-5　胎儿超声心动图示肺动脉不同水平发出
AAO：升主动脉；DAO：降主动脉；LPA：左肺动脉；L-LUNG：左肺；LV：左心室；RPA：右肺动脉；RPV：右肺静脉；R-LUNG：右肺；RV：右心室

三、频谱多普勒和彩色多普勒血流图像

可检测室缺分流频谱的特征，判断分流的方向、速度等信息。同时可检测共瓣的跨瓣血流速度。当存在肺动脉高压时，可根据室缺分流速度的减低（一般小于1～1.5 m/s）和三尖瓣反流速度估测肺高压的程度。当存在肺动脉或主动脉缩窄时，可检测缩窄存在的部位及缩窄处的收缩期高速血流。

彩色多普勒直接显示室水平分流，分流速度较低时显示为纯红或纯蓝色，分流速度较快时，显示为彩色混叠血流信号。图35-6显示左右心室的血流同时进入增粗的共干内，彩色多普勒也可评价共瓣是否存在狭窄及反流程度。主动脉缩窄时可根据彩色血流的会聚点判断缩窄部位。同时可探查是否合并房水平及大动脉水平的分流信号。

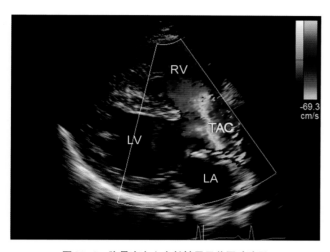

图35-6　胸骨旁左心室长轴显示共同动脉干

TAC：共同动脉干；LV：左心室；LA：左心房；RV：右心室

四、诊断要点和鉴别诊断

鉴别的疾病包括主肺间隔缺损、一侧肺动脉异常起源于主动脉、室缺合并肺动脉闭锁（即所谓"假性共干"）等。主肺间隔缺损有两组半月瓣、两心室流出道。一侧肺动脉异常起源于主动脉中，另一侧肺动脉仍连接主肺动脉并由其延续而来，且仍有两组半月瓣。室缺合并肺动脉闭锁的左右肺动脉均未从升主动脉发出，肺部由降主动脉发出侧支或动脉导管供血，肺动脉根部仍有残迹，患者肺血少、缺氧，肺循环血流量不足，一般肺压力不高。

超声可诊断大部分的共干解剖特点，对于肺动脉起源显示不清或怀疑主动脉缩窄甚至离断的患者可进一步行CTA检查明确诊断。

（孙　璐，任卫东）

第 36 章
肺动脉异常起源

肺动脉异常起源是一类少见的先天性心血管畸形，指肺动脉起源于异常部位，主要包括单支肺动脉异位起源于主动脉（anomalous origin of one pulmonary artery from the aorta，AOPA）、肺动脉吊带（pulmonary artery sling）和先天性单侧肺动脉缺如（unilateral absence of pulmonary artery，UAPA）等。

单支肺动脉异位起源于主动脉

单支肺动脉异位起源于主动脉是一种少见的先天性心血管畸形，患者具有独立的主、肺动脉瓣，且一侧肺动脉异位起源于主动脉，而另一侧肺动脉正常起源于主肺动脉。

一、病理解剖和病理生理

根据其病理解剖异常可将本病分为两型：左肺动脉异位起源于主动脉和右肺动脉异位起源于主动脉，二者所占的比率为 1：5～1：6。根据其异位起源的位置是否靠近主动脉瓣又可将本病分为两型：近端型和远端型，其中近端型较为多见。由此可见，右肺动脉异位起源于主动脉近端型最为多见。临床上，孤立性的单支肺动脉异位起源于主动脉较为少见，本病 50%～85% 的患者常合并其他的心血管畸形。其中，右肺动脉异位起源于主动脉主要合并的畸形有动脉导管未闭和主肺间隔缺损等，左肺动脉异位起源于主动脉主要合并的畸形有法洛四联症和右位主动脉弓等。

在单支肺动脉异位起源于主动脉的患者中，由于患侧肺接受来自主动脉的高压分流，其容量负荷和压力负荷超载，最终导致患侧肺发生肺动脉高压和肺血管改变；健侧肺接受右心室输出的所有血量，从而使健侧肺的容量负荷过重，并最终导致健侧肺发生肺动脉高压和肺血管改变。由此可见，单支肺动脉异位起源于主动脉的主要病理生理改变是双侧肺动脉高压和肺血管的改变。肺动脉高压是本病的显著特征，可导致左、右心室心力衰竭。若不经外科治疗，患者的一年存活率仅为 30% 左右。

二、切面超声图像

单支肺动脉异位起源于主动脉易合并多种心血管畸形，因此超声检查应从腹部开始，探求血流是如何流入、流经和流出心脏的完整过程，包括判定内脏位置、内脏心房连接、心房位置、房室连接、心室位置、心室大动脉连接、大动脉位置及其关系、房室间隔是否连续完整和主动脉弓发育及动脉导管情况等。

1. 近端型：左心室长轴、心尖五腔、剑下或胸骨上窝等切面可显示由主动脉近心端发出的单支肺动脉，异常起源的位置通常位于升主动脉后壁近主动脉瓣侧。大动脉根部短轴切面显示主肺动脉一般无异常表现，但始终未能探及另一支肺动脉。跟踪观察异位起源肺动脉的走向等特征可确定它是左肺动脉还是右肺动脉。

图 36-1 为右肺动脉起源于升主动脉切面图像，非标准胸骨旁五腔心切面显示右肺动脉起源于

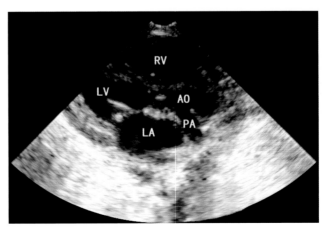

图 36-1 右肺动脉起源于升主动脉切面图像

AO：主动脉；LA：左心房；LV：左心室；PA：右肺动脉；RV：右心室

升主动脉后壁，主动脉瓣上方，后追踪此肺动脉进入肺内，另一条左肺动脉仍发自于主肺动脉。

图36-2为右肺动脉起源于升主动脉切面图像，主动脉弓长轴心切面显示右肺动脉起源于升主动脉后壁，主动脉瓣上方，后追踪此肺动脉进入肺内，于大动脉短轴切面仅见一条左肺动脉发自于主肺动脉。

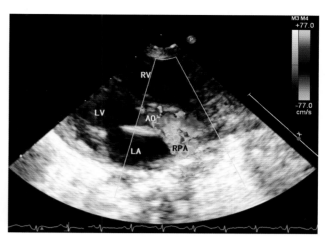

图36-3　彩色多普勒显示异位起源的右肺动脉
AO：主动脉；LA：左心房；LV：左心室；RPA：右肺动脉；RV：右心室

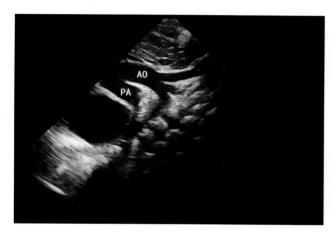

图36-2　肺动脉起源于升主动脉切面图像
AO：主动脉；PA：右肺动脉

2. 远端型：胸骨上窝及非标准切面可显示由主动脉远心端发出的单支肺动脉，异常起源的位置通常位于升主动脉侧壁近无名动脉侧，但位于胸主动脉及腹主动脉的病例也曾有过报道。大动脉根部短轴切面显示主肺动脉一般无异常表现，但始终未能探及另一支肺动脉。跟踪观察异位起源肺动脉的走向等特征可确定它是左肺动脉还是右肺动脉。

合并其他畸形，如动脉导管未闭、主肺间隔缺损、法洛四联症和右位主动脉弓时则有相应的超声图像改变。

三、彩色多普勒图像

彩色多普勒可观察到左心室进入主动脉的血流，在进入主动脉的同时，也进入异位起源的肺动脉。频谱多普勒可探及异位起源肺动脉内的全心动周期血流，以收缩期为主。

图36-3和图36-1为同一患者，彩色多普勒显示异位起源的右肺动脉起源自升主动脉后壁。

图36-4和图36-2为同一患者，彩色多普勒显示异位起源的右肺动脉起源自升主动脉后壁。

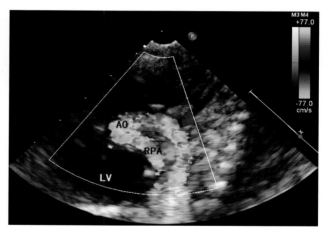

图36-4　彩色多普勒显示异位起源的右肺动脉
AO：主动脉；LV：左心室；RPA：右肺动脉

图36-5为大动脉短轴切面，彩色多普勒显示主肺动脉仅发出一条左肺动脉。

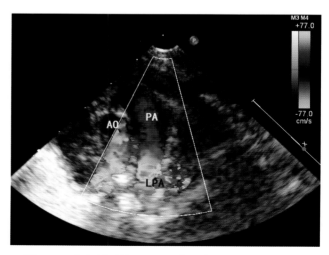

图36-5　大动脉短轴切面显示一条左肺动脉起源于主肺动脉
AO：主动脉；RPA：肺动脉

四、诊断和鉴别诊断

需鉴别的疾病主要包括动脉导管未闭、主肺动脉窗、共干和一侧肺动脉缺如等。在超声检查中，上述疾病均有比较特异的表现，动脉导管未闭、主肺动脉窗、共干和一侧肺动脉缺如。通过仔细观察大动脉、半月瓣的形态结构，显示观察缺损部位和分流的方向，通常可以相互鉴别。

肺动脉吊带

肺动脉吊带（pulmonary artery sling）是一种非常罕见的先天性心血管畸形，即左肺动脉起源于右肺动脉，随后走行于气管与食管之间，最终到达左侧肺门。

一、病理解剖和病理生理

其病理特征为主肺动脉的位置正常，并与右肺动脉正常连接，而左肺动脉多异常起源于右肺动脉后壁。左肺动脉呈半环状绕过右主支气管起始部，自右向左走行于气管远端与食管之间，最终进入左侧肺门，形成不完全性气管环。当动脉韧带或动脉导管起源于主肺动脉，走行于左主支气管的前上方，并且连接于降主动脉时，则形成完全性气管环，其发病率通常占肺动脉吊带的50%～65%。肺动脉吊带常合并节段性气管支气管狭窄、气管支气管软化及心血管畸形，如动脉导管未闭、房间隔缺损、永存左上腔静脉、室间隔缺损、肺动脉瓣狭窄等，若不经治疗，90%的患儿将在1岁以内死亡。

二、切面超声图像

在超声诊断中，肺动脉吊带可能会在图像中有所显示：胸骨旁大动脉短轴及剑下肺动脉长轴切面可显示正常的肺动脉分叉结构消失，主肺动脉延续为右肺动脉，并且在原左肺动脉起始部未见开口，此时应仔细扫查寻找左肺动脉。然而，单纯应用超声心动图技术对本病进行诊断是十分困难的，必要时需借助心血管造影、MRI和CT等检查方法进行诊断。

图36-6为胸骨旁大动脉短轴切面显示肺动脉吊带。二维超声未显示肺动脉分叉，仅见右肺动脉

延续主肺动脉，右肺动脉起始稍远处，左肺动脉起源、绕行一高回声结构后向左侧走行。

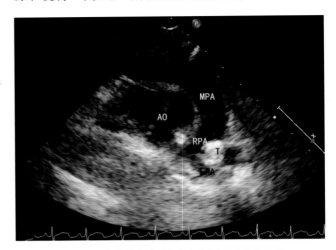

图36-6 胸骨旁大动脉短轴切面显示肺动脉吊带

AO：主动脉；LPA：左肺动脉；MPA：主肺动脉；RPA：右肺动脉；T：气管

图36-7为胸骨旁大动脉短轴切面显示肺动脉吊带，彩色多普勒显示主肺动脉、右肺动脉、异位起源的左肺动脉，可清晰显示绕行血流，绕行处血流加速，呈花色血流。

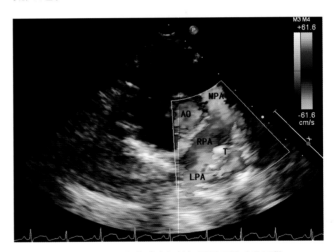

图36-7 胸骨旁大动脉短轴切面显示肺动脉吊带

AO：主动脉；LPA：左肺动脉；MPA：主肺动脉；RPA：右肺动脉；T：气管

图36-8为频谱多普勒显示右肺动脉频谱，可见峰值轻度前移。

大血管疾病的超声显示常常受到气管、肺组织的影响，不能给予明确诊断，必要时需借助心血管造影、MRI和CT等检查方法进行诊断。图36-9为CTA三维重建图像显示肺动脉吊带，左肺动脉起源

于右肺动脉，绕行气管后方（箭头所示）。

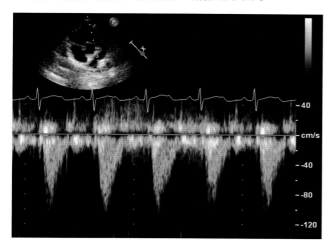

图36-8 频谱多普勒显示右肺动脉频谱

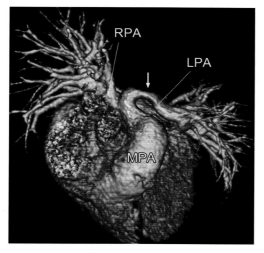

图36-9 CTA三维重建图像显示肺动脉吊带

MPA：主肺动脉；RPA：右肺动脉；LPA：左肺动脉

三、诊断和鉴别诊断

需要与肺动脉吊带相鉴别的疾病主要包括左肺动脉异常起源于主动脉、左肺动脉缺如等。这三种疾病的共同点是超声扫查时均未能探及正常的肺动脉分叉，因此应仔细扫查寻找左肺动脉，并根据左肺动脉的起源及走行异常来区分以上疾病。

单侧肺动脉缺如

单侧肺动脉缺如（unilateral absence of pulmonary artery，UAPA）是一种罕见的先天性心脏病，主要表现为单侧肺动脉的完全缺如，这可能是由于胚胎时期左侧或右侧第六弓近端消失所致，其中以右肺动脉缺如较为常见。由于肺外周血管与左、右肺动脉的胚胎发育过程是相互独立的，所以单侧肺动脉缺如患者的肺外周血管可正常发育。单侧肺动脉缺如较易合并心血管畸形，如法洛四联症、室间隔缺损、大动脉转位和动脉弓畸形等，也可孤立存在。

一、病理解剖和病理生理

在单侧肺动脉缺如的患者中，由于右心室输出的所有血量均进入健侧肺血管内，从而使健侧肺血管的容量负荷过重，并最终导致健侧肺血管改变，进而产生肺动脉高压。而患侧肺动脉的远端部分和肺内血管仍可正常发育，主要通过主动脉、支气管动脉、锁骨下动脉等血管及其分支供血，从而形成主-肺动脉侧支循环，长期的缺血、缺氧易导致肺血管改变，肺血管阻力增加，最终将导致肺动脉高压。

二、超声图像

图36-10为彩色多普勒显示单支右肺动脉缺如图像。在超声检查的过程中，各个切面均未见正常的肺动脉分叉结构，仅可见主肺动脉延续为单支左肺动脉（箭头所示）。此时，不仅要仔细探查并明确是否存在另一支肺动脉，而且要检查是否并存其他心血管畸形。必要时应行胸片、CT及心血管造影等检查辅助诊断。

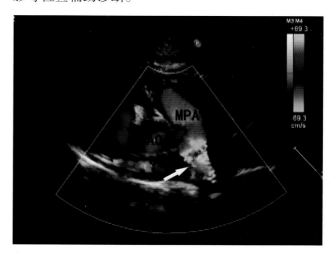

图36-10 彩色多普勒显示单支右肺动脉缺如图像

AO：主动脉；MPA：主肺动脉

（任卫东）

第37章
静脉异位连接

静脉异位连接包括肺静脉异位连接和体静脉异位连接，属少见先天性异常。

肺静脉异位连接

肺静脉异常主要包括：①异位连接；②先天性狭窄；③肺静脉数目异常。本节只简要叙述肺静脉异常连接。

一、病理解剖和病理生理

肺静脉全部或部分与左心房无连接而与右心房或体静脉连接，也称之为完全型肺静脉异位引流（total anomalous pulmonary venous connection，TAPVC）或部分肺静脉异位引流（partial anomalous pulmonary venous connection，PAPVC）。完全型肺静脉异位引流可分为四型，参见图37-1。

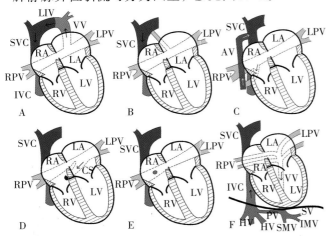

图37-1 完全型肺静脉异位连接的分型示意图

A.垂直静脉型：共同肺静脉干→垂直静脉→左头臂静脉→右上腔静脉→右心房；B.上腔静脉型：共同肺静脉干→右上腔静脉→右心房；C.上腔静脉型：共同肺静脉干→奇静脉→右上腔静脉→右心房；D.冠状静脉窦型：共同肺静脉干→冠状静脉窦→右心房；E.右心房型：共同肺静脉干→右心房；F.门静脉型：共同肺静脉干→门静脉→下腔静脉→右心房

AV：奇静脉；CS：冠状静脉窦；HV：肝静脉；IMV：肠系膜下静脉；IVC：下腔静脉；LA：左心房；LIV：左头臂静脉；LPV：左肺静脉；LV：左心室；PV：门静脉；RA：右心房；RPV：右肺静脉；RV：右心室；SMV：肠系膜上静脉；SVC：上腔静脉；VV：垂直静脉

完全肺静脉异位连接分型：①心上型：肺静脉在左心房后方融合成共同静脉腔，由垂直静脉引流至左头臂干静脉或直接汇入上腔静脉，如图37-1-A/B/C。此型最多见，约占一半以上患者。②心内型：融合的共同肺静脉腔直接引流入右心房或引流入冠状静脉窦，如图37-1-D/E。此型也常见，约占1/3患者。③心下型：融合的共同肺静脉腔向下引流入门静脉或下腔静脉，如图37-1-F，此型少见。④混合型：全部肺静经多种通道分别进入右心房，此型罕见。后两型患者多数在婴幼儿期死亡。合并畸形有房间隔缺损等。

根据Brody分型，部分型肺静脉异位连接可以分为以下五型：①A型：右肺静脉→右上腔静脉→右心房（图37-2-A）；②B型：右肺静脉→右心房（图37-2-B）；③C型：左肺静脉→垂直静脉→左头臂静脉→右上腔静脉→右心房（图37-2C）；④D型：左肺静脉→冠状静脉窦→右心房（图37-2D）；⑤E型：即混合型，存在上述两种或两种以上异位连接类型。

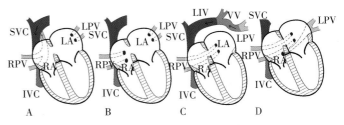

图37-2 部分型肺静脉异位连接示意图

A型：右肺静脉→右上腔静脉→右心房；B型：右肺静脉→右心房；C型：左肺静脉→垂直静脉→左头臂静脉→右上腔静脉→右心房；D型：左肺静脉→冠状静脉窦→右心房。

CS：冠状静脉窦；SVC：上腔静脉；RPV：右肺静脉；LPV：左肺静脉；IVC：下腔静脉；LIV：左头臂静脉；VV：垂直静脉；LA：左心房；LV：左心室；RA：右心房；RV：右心室

少见的有左肺静脉入冠状静脉窦、下腔或上腔静脉，也可入右心房。右肺静脉入冠状静脉窦、奇静脉。

肺静脉异位引流时，肺静脉血全部或部分进入右心房，使右心系统容量负荷过重，出现右心房、右心室扩大，完全型者明显。

二、超声图像

取心尖或剑下四腔或五腔切面，胸骨上窝切面及胸骨旁左心室长轴或四腔切面，经食管超声心底切面。

肺静脉异位引流的主要超声改变有正常连接到左心房的肺静脉入口回声完全或部分消失。完全型者可在左心房后上方见到融合的共同静脉腔。部分患者可见垂直静脉及左头臂干静脉的回声。变换切面及连续追踪检查，有时可见到异位引流的入口。当引流入冠状静脉窦时，冠状静脉窦可明显扩张。

间接超声表现有右心扩大，常合并畸形，房间隔缺损、室间隔缺损等。

频谱多普勒及彩色多普勒血流图像可探测到异常静脉连接的连续，低速血流，受呼吸影响。同时，可探测到合并畸形的异常血流，如房、室间隔缺损的分流信号。

由于肺静脉异位引流的解剖变异较多，诊断时应对各种变化的解剖结构有充分的了解，根据不同的类型，调整合适的超声切面及彩色血流图像。如果心底结构比较复杂，回声条件不好，可选择经食管超声检查。

图37-3为心上型TAPVC超声图像。图37-3-A为胸骨上窝主动脉弓短轴切面，主动脉弓外围可见环形静脉连接结构，共同肺静脉→垂直静脉→左头臂静脉→右上腔静脉→右心房。图37-3-B为胸骨

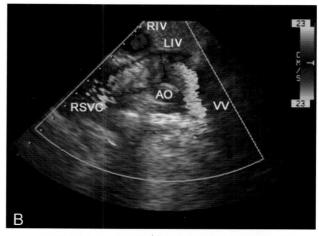

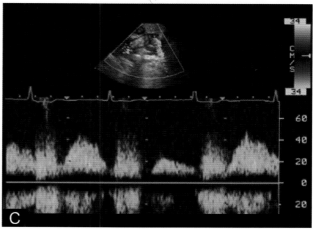

图37-3　心上型TAPVC超声图像

AO：主动脉；VV：垂直静脉；RSVC：右上腔静脉；LIV：左头臂静脉；RIV：右头臂静脉

上窝主动脉弓短轴切面，彩色多普勒显示垂直静脉内的红色为上行血流，上腔静脉内的蓝色为下行血流；图37-3-C为脉冲多普勒于垂直静脉内可探及基线上方连续静脉血流频谱。

图37-4为心内型TAPVC超声图像，图37-4-A

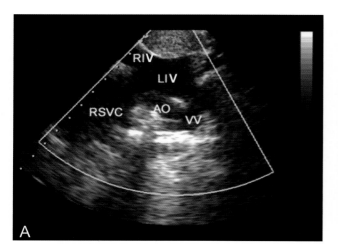

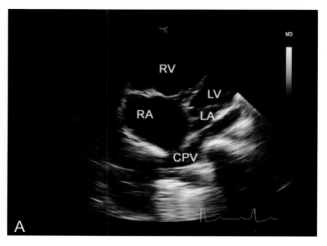

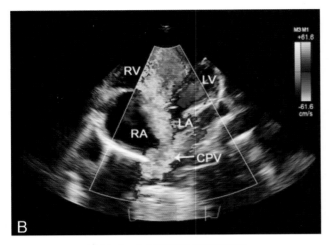

图37-4　心内型TAPVC超声图像

CPV：共同肺静脉干；LA：左心房；LV：左心室；RA：右心房；
RV：右心室

为心尖四腔切面，左心房后方共同肺静脉干直接连接右心房；图37-4-B为彩色多普勒显示共同肺静脉干引流入右心房（箭头所示）。

图37-5心下型TAPVC超声图像。图37-5-A为剑下切面显示共同肺静脉汇入门静脉，并伴有入口处狭窄，门静脉管径窄后扩张，箭头示狭窄部位；图37-5-B为频谱多普勒显示共同肺静脉汇入门静脉入口处狭窄的血流频谱，速度明显加快，接近2 m/s。

图37-6为混合型TAPVC（心内型+心上型）超声图像。图34-6-A为剑下切面，显示共同肺静脉直接引流入冠状静脉窦，冠状静脉窦增宽，箭头所示为共同肺静脉引流口处狭窄，血流速度加快。图37-6-B为胸骨上窝切面，可见左上肺静脉经垂直静脉连接于左头臂静脉。

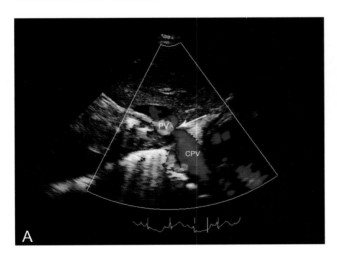

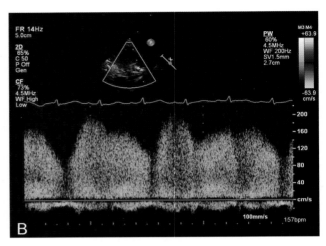

图37-5　心下型TAPVC超声图像

CPV：共同肺静脉；PV：门静脉

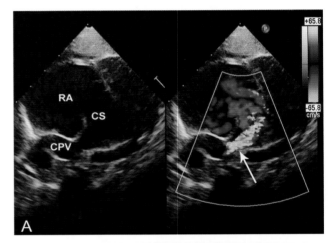

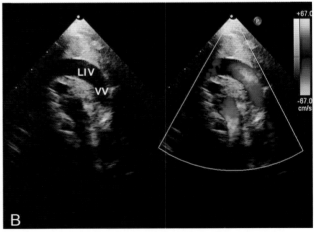

图37-6　混合型TAPVC（心内型+心上型）超声图像

RA：右心房；CS：冠状静脉窦；CPV：共同肺静脉；VV：垂直静脉；LIV：左头臂静脉

图37-7为A型PAPVC超声图像。图37-7-A为心尖四腔心切面显示右肺静脉（细箭头所示）连接上腔静脉（粗箭头所示）后流入右心房。图37-7-

B 为彩色多普勒显示右肺静脉流入上腔静脉。

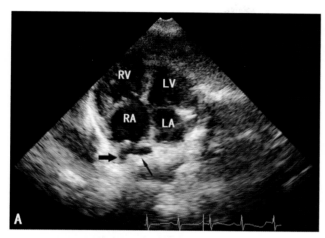

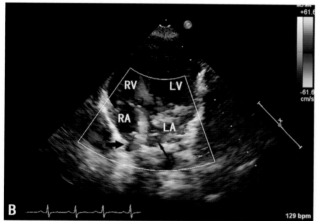

图37-7 A型PAPVC超声图像

LA：左心房；LV：左心室；RA：右心房；RV：右心室

图37-8为B型PAPVC彩色血流图像及术中图片。图37-8A为剑下非标准上下腔切面，可同时显示右侧两支肺静脉及上下腔静脉。图37-8B为术中图片，与超声图像显示一致。

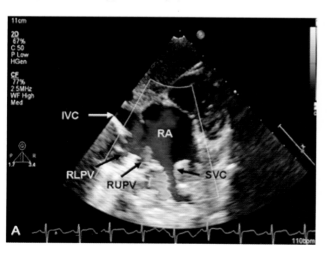

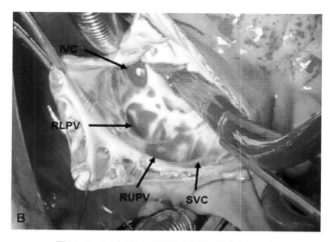

图37-8 B型PAPVC彩色血流图像及术中图片

IVC：下腔静脉；RA：右心房；RLPV：右下肺静脉；RUPV：右上肺静脉；SVC：上腔静脉

图37-9为D型PAPVC超声图像。图37-9-A为彩色多普勒显示左肺静脉（细箭头）流入扩张的冠状静脉窦（粗箭头）。图37-9-B为频谱多普勒显示肺静脉入冠状静脉窦口速度略加快。

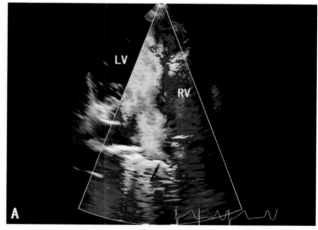

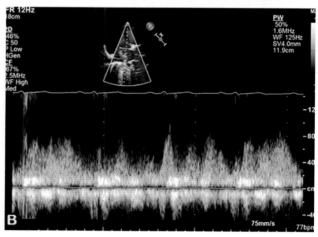

图37-9 D型PAPVC超声图像

LV：左心室；RV：右心室

图 37-10 为心下型 PAPVC 超声图像。右肺静脉连接于下腔静脉，形似弯刀，又称镰刀综合征。细箭头显示肺静脉走行。

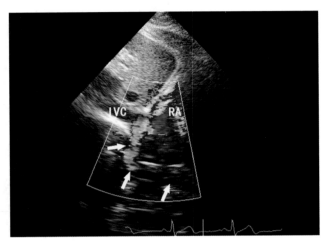

图37-10 心下型PAPVC超声图像
IVC：下腔静脉；RA：右心房

三、诊断要点和鉴别诊断

完全型肺静脉异位连接的诊断要点包括：①4支肺静脉未与左心房连接；②左心房后方异常共同肺静脉干；③共同肺静脉干与体静脉、冠静窦或右心房连接；④房间隔回声失落，房水平右向左分流；⑤右心房、右心室明显扩大，右心室流出道、肺动脉内径明显增宽；⑥左心房、左心室显著缩小；⑦引流部位的体静脉扩张。

部分型肺静脉异位连接的诊断要点包括：①左心房壁可见 1~2 支肺静脉的开口；②1~2 支肺静脉与体静脉或右心房连接；③可伴有房间隔缺损，房水平左向右分流；④右心房、右心室及肺动脉不同程度扩张；⑤左心房、左心室无明显变化或不同程度缩小；⑥引流部位的体静脉扩张。

鉴别诊断包括：

完全型肺静脉异位连接应与完全型左侧三房心、永存左上腔静脉连接冠状静脉窦及无顶冠状静脉窦型房间隔缺损相鉴别。

1. 完全型左侧三房心：指左心房胚胎发育障碍，被隔膜分隔成真房和副房两部分，副房接受全部四支肺静脉回流的血液，若真房和副房之间无交通，则完全型左侧三房心需要与共同肺静脉干相鉴别。三房心的隔膜位置常与二尖瓣环近于平行，而

共同肺静脉干的走行与二尖瓣环有一定角度。彩色多普勒在副房内探及的血流色彩较暗，而共同肺静脉干的血流色彩则较明亮。频谱多普勒在共同肺静脉干内探及双期连续静脉血流频谱，明显不同于副房内的双峰正向血流频谱，且共同肺静脉干内的血流速度较快。完全型肺静脉异位连接与左侧三房心的鉴别主要难在冠状静脉窦型左侧三房心与冠状静脉窦型肺静脉异位连接的鉴别。在无左上腔静脉存在的同时，若各支肺静脉分别直接引入冠状静脉窦者，则为冠状静脉窦型左侧三房心；若4支肺静脉汇合成共干后，再引入冠状静脉窦者，则为冠状静脉窦型肺静脉异位连接。

2. 永存左上腔静脉连接冠状静脉窦：永存左上腔静脉连接冠状静脉窦时，胸骨上窝切面，主动脉弓降部左前方可见一血管腔，源自左颈静脉和左锁骨下静脉，其内为蓝色向下的静脉血流。沿血流走行探查，于心底短轴切面，左心耳与左上肺静脉间可显示该管状结构向下延续，连接于冠状静脉窦。冠状静脉窦扩张，其内血流速度较慢，彩色多普勒可显示较暗的血流信号，而肺静脉连接正常。共同肺静脉干连接冠状静脉窦时，左心房壁未见肺静脉连接，冠状静脉窦内血流速度较快，呈花色血流。

3. 无顶冠状静脉窦型房间隔缺损：无顶冠状静脉窦型房间隔缺损时，胸骨旁左心室长轴和心尖四腔切面显示，右心房、右心室扩大，右心室流出道、肺动脉及其分支增宽，室间隔呈弧形突向左心室侧，冠状静脉窦扩张，应注意与连接于冠状静脉窦的肺静脉异位连接相区别。无顶冠状静脉窦型房间隔缺损的患者可探查到肺静脉与左心房连接，而无其他异常静脉连接。

部分型肺静脉异位连接引流到冠状静脉窦时需与永存左上腔静脉连接冠状静脉窦及无顶冠状静脉窦型房间隔缺损鉴别。

三房心

三房心是左心室充盈受阻的原因之一，是比较少见的先天性心脏病，发生率在0.1%左右。

一、病理解剖和病理生理

三房心有3个心房，一般右心房正常，左心房

中部有一纤维膜性结构将其分为两部。与二尖瓣及左心室相连者称之为真性左心房，与肺静脉相连者称之为副左心房。该纤维膜性结构通常由前、上向后、侧壁走行。大部分在膜的中部有一个或数个小孔与真性左心房相通，小部分无孔者多合并有房间隔缺损。副左心房可接受部分肺静脉回流，称之为部分型，也可接受4支肺静脉回流，称之为完全型。肺静脉通常增宽。图37-11为三房心不同解剖类型示意图。

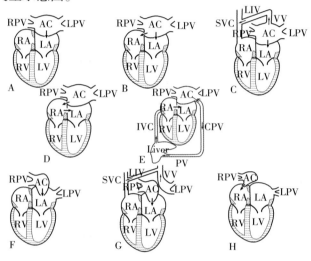

图37-11 三房心不同解剖类型示意图

AC：副左心房；LPV：左肺静脉；LA：左心房；RPV：右肺静脉；VV：垂直静脉；LV：左心室；LIV：左头臂干静脉；Liver：肝；SVC：上腔静脉；RA：右心房；IVC：下腔静脉；RV：右心室

三房心的主要血流动力学异常是左心室充盈受阻，与二尖瓣狭窄相似，易引起肺淤血。由于左心房中部血流梗阻，常在真性左心房内引起血流紊乱。

二、切面超声心动图

三房心的纤维膜性结构在胸骨旁左心室长轴切面、心尖四腔切面或剑下四腔切面图像均可被检测到。表现为线性强回声，将左心房分为上、下两部分。上部为副左心房，与肺静脉相连。在心尖四腔切面上易显示膜性结构的回声失落处，即与真性左心房相通的缺口。回声失落多为单个，可大可小，也可有多个孔。一般位于中央，少数位于边缘。如探测不到副左心房与真性左心房间的沟通，应注意观察房间隔连续性。如有房间隔缺损，应确定缺损位于右心房与副左心房之间，或是位于右心房与真性左心房之间，或两者同时存在。同时要观察肺静脉回流的部位。肺静脉可回流到副左心房、真性左心房或异位回流到右心房。

图37-12为三房心的切面超声图像。在心尖四腔切面上显示左心房中部有一回声较强的膜性结构将左心房腔分为两部分，箭头示。下部左心房与二尖瓣相连，为真性左心房。上部左心房与肺静脉相连，为副左心房。在该切面上能显示出左上、左下和右上肺静脉，肺静脉轻度增宽。未见有房间隔的回声失落和肺静脉畸形引流。该隔膜有两个小侧孔，参见图37-16/17。

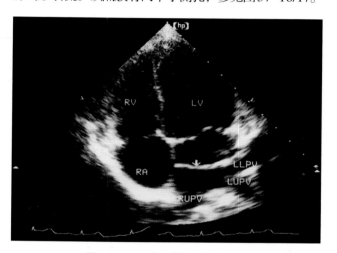

图37-12 三房心的切面超声图像

LV：左心室；LLPV：左下肺静脉；LUPV：左上肺静脉；RA：右心房；RUPV：右上肺静脉；RV：右心室

图37-13为三房心的M型超声图像。在胸骨旁左心室长轴切面心底部设置M型取样线，M型超声图像上可见左心房内附加的线样强回声，箭头示，并随心动周期有轻度的活动度。

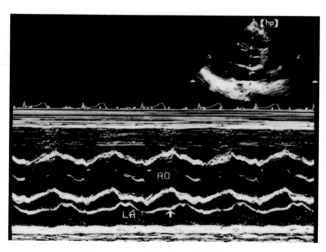

图37-13 三房心的M型超声图像

AO：主动脉；LA：左心房

三、频谱多普勒超声心动图

在心尖四腔切面图像上将取样设置在纤维膜性结构的缺损处，脉冲波式多普勒显示以舒张期为主的高速湍流频谱。连续波式多普勒测得的最大血流速度可超过 2 m/s。二尖瓣口血流明显受到其上方异常血流的影响，表现为频带明显加宽，边缘不整，呈锯齿状，血流速度加快。另外，真性左心房内的血流速度明显快于副左心房内的血流速度。如有房间隔缺损存在，还能探及房水平的分流频谱。

图37-14为三房心二尖瓣口脉冲波多普勒血流频谱图像。心尖四腔切面上设置取样容积，二尖瓣口血流频谱有一定程度的紊乱，频带明显增宽，边缘呈毛刺状，舒张晚期A波呈充填状。峰速度仍在正常范围，约1.0 m/s。

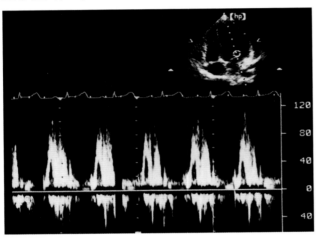

图37-14 三房心二尖瓣口脉冲波多普勒血流频谱图像

图37-15为副左心房内血经交通孔进入真性左

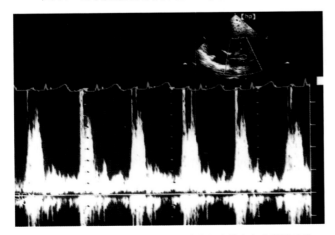

图37-15 副左心房内血经交通孔进入真性左心房的脉冲波
多普勒血流频谱

心房的脉冲波多普勒血流频谱。取样容积设置在隔膜外侧孔的真房侧，显示舒张期正向，充填的湍流频谱，其顶端呈毛刺样，峰速度明显快于二尖瓣口血流速度，达1.4 m/s左右。

四、彩色多普勒血流图像

在心尖四腔切面上，彩色血流图像能直观地显示发自左心房中部，隔膜孔处的高速多色镶嵌血流色彩。在舒张期其形态类似二尖瓣狭窄时的跨瓣血流束，表现为较亮的、喷射状、较窄的血流束，通过真性左心房、二尖瓣口，进入左心室。同时真性左心房内的血流色彩紊乱，呈多色斑点状，其亮度明显高于副左心房。在合并有房间隔缺损时，彩色血流图像能显示房水平的分流束。

图37-16为左心室长轴切面显示三房心的左心房内隔膜、交通孔和通过该处的彩色血流图像。左图于舒张期，显示左心房内隔膜呈弧形突向瓣口侧，位置偏下，箭头示。彩色血流图像显示副房内的血经前、后两个小孔进入真左心房，融合后一起经开放的二尖瓣口进入到左心室。右图于收缩期，显示隔膜向上移位，箭头示，真房面积大于副房。同时可见隔膜真房侧的低速蓝色血流和副房侧的低速红色血流。

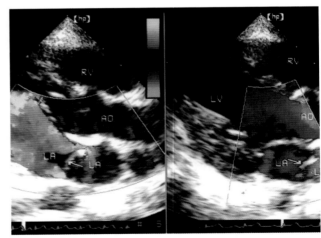

图37-16 左心室长轴切面显示三房心的左心房内隔膜、交通孔和
通过该处的彩色血流图像

AO：主动脉；LA：左心房；LV：左心室；RA：右心房；RV：右心室

图37-17为心尖四腔切面显示通过交通孔的副房入真房的彩色血流图像。左图于舒张早期，显示

副左心房内的血经外侧交通孔进入真左心房，后进入左心室。在副房和真房内表现为以蓝色为主的湍流色彩，交通孔处血流束最窄，箭头示。真房内血流束增宽。经过二尖瓣口进入左心室后，色彩逐渐过渡为黄红色。右图于舒张中期，显示副左心房内的血经内侧交通孔进入真左心房，然后进入左心室。血流速度相对较低，以红色为主，仅交通孔处的血流速度较快，为黄蓝色，箭头示。

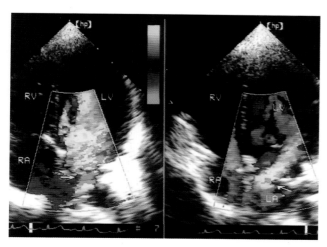

图37-17　心尖四腔切面显示通过交通孔的副房入真房的彩色血流图像

LA：左心房；LV：左心室；RA：右心房；RV：右心室

五、诊断和鉴别诊断

超声心动图是诊断三房心比较理想的方法。主要根据切面图像上左心房内明确的纤维膜性结构，将左心房分为上、下两部分。频谱多普勒及彩色血流图像能检测到通过隔膜孔处高速异常血流及可能存在的房水平分流。

诊断时应注意与永存左上腔静脉相鉴别。另外，增大的右心房可部分与左心房相重叠，在左心室长轴上表现为左心房内有附加膜性回声。事实上，多切面系统检查是进行鉴别诊断的最好方法。

体静脉异位连接

体静脉异位连接包括右上腔静脉、左上腔静脉、下腔静脉及冠状静脉窦异常。本节只简要介绍永存左上腔静脉和冠状静脉窦异常。

一、永存左上腔静脉

（一）病理解剖和病理生理

正常人左头-臂静脉回流入左头臂干静脉，然后汇入上腔静腔。当左头臂静脉发育异常时，胚胎期形成的左上腔静脉可持续存在。永存左上腔静脉可分为两类，一类为冠状静脉窦发育正常，左上腔静脉引流入右心房，约占92%；另一类为冠状静脉窦发育不良而缺如，左上腔静脉引流入左心房，约占8%，参见图37-18。

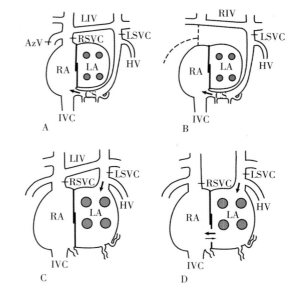

图37-18　永存左上腔静脉解剖示意图

LIV：左头臂干静脉；RSVC：右上腔静脉；AzV：奇静脉；RA：右心房；LA：左心房；LSVC：左上腔静脉；HV：半奇静脉；CS：冠状静脉窦；IVC：下腔静脉；RIV：右头臂干静脉

最常见的类型为左右上腔静脉并存，左上腔静脉与发育正常的冠状静脉窦相连。同时，左、右腔静脉间有左头臂干静脉沟通，如图37-18-A。极少数患者的右上腔静脉缺如，头臂静脉血经右头臂干静脉汇入左上腔静脉，后者与冠状静脉窦相连，开口于右心房，如图37-18-B。冠状静脉窦缺如的患者左上腔静脉直接引流入左心房。可伴有左头臂干静脉，如图37-18-C，或房间隔缺损，如图37-18-D。

如果不伴有其他心脏畸形，图37-18-A型患者的血流动力学与正常相同。

（二）超声图像

取左心室长轴切面，心底短轴切面，心尖四腔切面，胸骨上窝切面及非标准切面。

由于左上腔静脉与冠状静脉窦相通，冠状静脉窦明显扩张，左心室长轴切面上显示为左心房室环后方一圆形无回声腔，直径一般超过 10 mm。在心尖四腔切面基础上，向下倾斜探头，可显示扩张的冠状静脉窦长轴及其入右心房的开口处。胸骨上窝切面显示主动脉弓和肺动脉左侧垂直的静脉管腔，追踪显示与头臂干静脉或冠状静脉窦相连。

图 37-19 为胸骨上窝显示左上腔静脉，可见左上腔静脉位于降主动脉的左侧，向下走行连于冠状静脉窦。

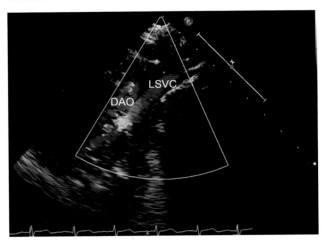

图 37-19　胸骨上窝切面显示左上腔静脉
DAO：降主动脉；LSVC：左上腔静脉

频谱多普勒和彩色多普勒血流图像显示左上腔静脉内低速连续血流，冠状静脉窦血流加快。

心脏声学造影有助于了解左上腔静脉的引流。左肘静脉注入造影剂后，左上腔静脉最先显影，冠状静脉窦随之显影或与右心房同时显影为 A 型。若左心房随之先显影为 C 型或 D 型。若上腔静脉无显影，伴有房间隔缺损时，为 D 型。若上腔静脉同时显影为 C 型。

二、冠状静脉窦异常

（一）病理解剖和病理生理

冠状静脉窦异常包括：扩张、缺如、发育不良、闭锁或狭窄、与双房交通、连接于下腔静脉等。冠状静脉窦扩张的原因主要见于：①永存左上腔静脉（最常见）；②冠状静脉窦间隔缺损（或无顶冠状静脉窦）；③肺静脉异位引流至冠状静脉窦；④冠状动脉-冠状静脉窦瘘；⑤右心房压力升高使冠状静脉窦被动充血扩张，如肺动脉高压、重

度三尖瓣反流、三尖瓣闭锁；⑥冠状静脉窦瘤样扩张或憩室；⑦冠状静脉窦内血栓等。冠状静脉窦缺如不单独存在，与永存左上腔静脉引流入左心房并存。冠状静脉窦开口处闭锁或狭窄时，其内的血流可通过左心房壁的缺损处进入左心房，如图 37-20-A。也可通过永存左上腔静脉、左头臂干静脉、右上腔静脉进入右心房，如图 37-20-B。另一种变异为冠状静脉窦与双房交通，冠状静脉窦本身正常，引流入右心房，但它与左心房之间有交通，可伴有左上腔静脉，如图 37-20-C。

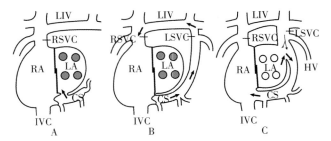

图 37-20　冠状静脉窦异常解剖示意图
LIV：左头臂静脉；RSVC：右上腔静脉；RA：右心房；LA：左心房；CS：冠状静脉窦；IVC：下腔静脉；HV：半奇静脉

如果冠状静脉窦的血最终流入右心房，生理上正常。如与左心房相通，为右向左分流。如与双房交通，血流动力学与房间隔缺损相似。

（二）超声图像

取心尖四腔，胸骨上窝及胸骨旁左心室长轴切面观察冠状静脉，随后根据其可能，找出病因。

图 37-21 为冠状静脉窦血栓患者，可见重度三尖瓣反流，右心增大，冠状静脉窦增宽，其内可见血栓形成，箭头示。

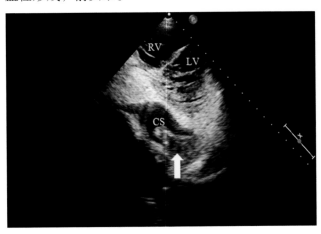

图 37-21　冠状静脉窦血栓
CS：冠状静脉窦；LV：左心室；RV：右心室

图37-22为冠状静脉窦开口狭窄图像，彩色多普勒观察冠状静脉窦开口处狭窄，冠状静脉窦内为淡红色血流，冠状静脉开口处血流加快，转为黄色。

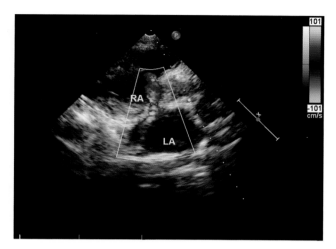

图37-22 冠状静脉窦开口狭窄

LA：左心房；RA：右心房

（胡金玲，任思娴，任卫东）

第 38 章
心脏位置异常

胚胎早期心内膜管位于头侧的咽区，21天时随对折运动过程进入胸腔，并在其内发育，形成正常的左位心。如果这个过程中出现发育异常，则可能出现心脏位置的异常，包括胸腔内位置异常和胸腔外位置异常。

胸腔内心脏位置的异常伴有心室袢形成异常等原始心管扭曲异常，合并心脏大血管结构的改变和内脏心房位置的变化，并依据这些变化分类为各种亚型。胸腔外心脏位置的异常除伴有心脏大血管结构的改变和内脏心房位置的变化外，还可合并心包发育异常、胸骨发育异常、膈肌发育异常等。

判定胸腔内心脏位置有两个要素，一是心脏的整体或大部结构位于胸骨中线的左侧或右侧，二是确定心底与心尖的连线的指向，或长轴方向，指向左下或指向右下，还是指向中下。其他需要参考的内容有肺叶数目、气管分支和腹腔脏器的位置等。

一般来说心脏位置有 3 种基本类型，即左位心、右位心和中位心，见图38-1，图中可见相应的胸腹腔结构位置变化。

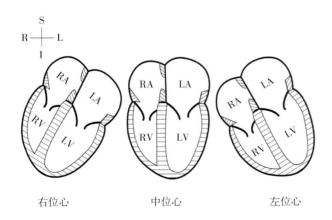

右位心　　　　　中位心　　　　　左位心

图38-1　胸腔内心脏位置示意图
LA：左心房；LV：左心室；RA：右心房；RV：右心室

Bharati 等依据上述两个要素于 1996 年提出了心脏位置异常的分型示意图（图38-2）。

左位心

一、正常左位心

统计学显示大多数正常人心脏的大部分结构位于胸骨中线的左侧胸腔，心尖与心底的连线指向左下，伴胸腹腔内脏位置正常，称之为左位心（levocardia）（见图38-2-A）。

左位心
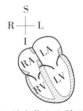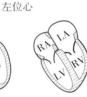

A. 纯左位心心脏正常　B. 混合性左位心　C. 混合性左位心　D. 左旋心
位伴各心腔正常关系　伴心房转位　　伴心室转位

中位心

E. 中旋心Ⅰ型　F. 混合性中位　G. 混合性中位　H. 中旋心Ⅱ型
　　　　　心伴心室转位　心伴心房转位

右位心

I. 镜像心　J. 混合性右位心　K. 混合性右位心　L. 右旋心
　　　　　伴心房转位　　伴心室转位

图38-2　心脏位置分型示意图
A～D.左位心：心脏大部分结构位于胸骨中线的左侧胸腔，心尖与心底的连线指向左下；E～H.中位心：心脏的大部分结构位于胸骨后方，心尖与心底的连线指向正中下方；I～L.右位心：心脏大部分结构位于胸骨中线的右侧胸腔，心尖与心底的连线指向右下
LA：左心房；LV：左心室；RA：右心房；RV：右心室

除上述左位心之外的任何心脏位置均为异常，

包括右位心、右旋心、右移位心、中位心、左旋心和胸外心等。

二、左旋心

左旋心（levoversion）也称为孤立性左位心（isolated levocardia），是指在内脏反位或不定位的情况下，心脏的大部分结构位于左侧胸腔，心尖与心底的连线指向左下方，房室连接一致，与正常位置的左位心相似，但形态学左心室和左心房位于形态学右心房和右心室的右侧，即心室左袢（见图38-2-D）。

左旋心常伴有房室连接不一致或心室大动脉连接不一致，可以称之为混合性左位心（见图38-2-B/C）。

左旋心可伴有心内结构病变，包括室间隔缺损、完全型房室间隔缺损和肺动脉瓣狭窄等。

右位心

一、镜像右位心

镜像右位心（mirror dextrocardia）最常见，指心脏的大部分结构位于胸骨中线的右侧胸腔，心尖与心底的连线指向右下，心房反位，房室连接一致，大动脉关系反位（见图38-2-I）。

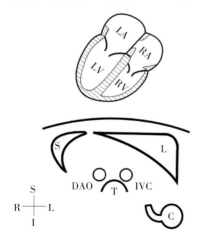

图38-3 镜像右位心内脏反位超声图像

心脏的大部分结构位于胸骨中线的右侧胸腔，心尖与心底的连线指向右下，心房反位，房室连接一致，大动脉关系反位，腹腔脏器反位

C：盲肠；DAO：降主动脉；IVC：下腔静脉；L：肝；LA：左心房；LV：左心室；RA：右心房；RV：右心室；S：脾，T：胸椎

常伴有胸腔和腹腔脏器反位（图38-3）。镜像右位心时各心腔位置与正常左位心呈镜像，右心房右心室位于左前，左心房左心室位于右后，主动脉位于肺动脉的左后方，肺动脉位于主动脉的右前方。

镜像右位心如不合并其他心脏畸形，可无任何临床症状，部分可能合并房间隔缺损和室间隔缺损等其他畸形。根据Van Praagh的报道，24例内脏转位者中7例为镜像右位心改变，其中5例伴有心内结构病变，包括室间隔缺损、法洛四联症、肺动脉闭锁、完全型房室间隔缺损和继发孔型房间隔缺损。

二、右旋心

右位心伴内脏心房正位称为右旋心（dextroversion）或孤立性右位心（isolated dextrocardia）。右旋心一般房室连接一致和大动脉关系正常（见图38-2-L），表现为胚胎期心尖未能自然向左侧扭转，而是向右侧扭转，导致心脏大部分结构位于右侧胸腔，心尖与心底的连线指向右下，左心房与左心室仍然位于左侧，右心房与右心室位于右侧，房室连接一致和大动脉关系正常。

右旋心可伴有心内结构正常或不同的心内异常，如室间隔缺损、房间隔缺损、左上腔静脉连接冠静窦、主动脉缩窄、肺静脉异位连接等。

右旋心若伴房室连接不一致和大动脉关系异常，即矫正型大血管转位伴左前位主动脉，属于混合性右位心（见图38-2-J/K）。

其中K型的右位心常见，表现为心脏大部分结构位于右侧胸腔，心尖与心底的连线指向右下，左心房仍然位于右心房的左侧，但左心室位于右心室右侧，右心室位于左侧，房室连接不一致。右心室发出主动脉，位于肺动脉的左前方，左心室发出肺动脉，位于主动脉的右后方，大动脉关系异常。可伴有心内结构正常或不同的心内结构异常，如室间隔缺损、肺动脉瓣狭窄、肺动脉瓣闭锁、房室间隔缺损、左上腔静脉连接右心房或左心房、肺静脉异位连接等。

三、其他伴有心房反位右位心的几种变化

1. 右位心伴内脏心房反位和反位完全型大动脉

转位：这一类型的右位心在 Van Praagh 的报道中最常见，表现为内脏反转，心脏大部分结构位于右侧胸腔，心尖与心底的连线指向右下，左心房与左心室位于右心房与右心室的右侧，右心房与右心室位于左侧，房室连接一致，但心室大动脉连接不一致，左心室发出肺动脉，右心室发出主动脉，主动脉位于肺动脉的左前方，肺动脉位于主动脉的右后方。可伴有室间隔缺损、房间隔缺损、动脉导管未闭和其他的心内结构异常（图38-4）。

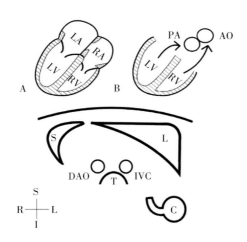

图38-4　右位心伴内脏心房反位和反位完全型大动脉转位

A.心脏右位，房室连接正常，内脏反位；B.心室大动脉连接异常，即 LV 连接 PA，RV 连接 AO

AO：主动脉；C：盲肠；DAO：降主动脉；IVC：下腔静脉；L：肝；LA：左心房；LV：左心室；PA：肺动脉；RA：右心房；RV：右心室；S：脾；T：胸椎

2. 右位心伴内脏心房反位和反位矫正型大动脉转位：表现为内脏反转，心脏大部分结构位于右侧胸腔，心尖与心底的连线指向右下，左心房位于右心房的右侧，左心室位于右心室的左侧，房室连接不一致，同时心室大动脉连接不一致，左心室发出肺动脉，右心室发出主动脉，主动脉位于肺动脉的右前方，肺动脉位于主动脉的左后方。可伴有心内结构正常或不同的心内结构异常，如室间隔缺损、房间隔缺损和肺动脉瓣下狭窄等（图38-5）。

3. 右位心伴内脏心房反位、心室反位和反位大动脉关系：此型极少见，表现为内脏反转，心脏大部分结构位于右侧胸腔，心尖与心底的连线指向右下，左心房位于右心房的右侧，左心室位于右心室的左侧，房室连接不一致，但心室大动脉连接一致，左心室发出主动脉，右心室发出肺动脉，主动

脉位于肺动脉的左后方，肺动脉位于主动脉的右前方。可伴有心内结构异常，如房室间隔缺损、共同心房和右心室发育不良等（图38-6）。

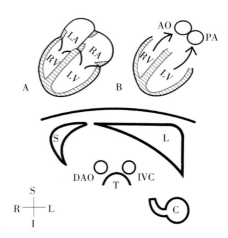

图38-5　右位心伴内脏心房反位和反位矫正型大动脉转位

A.心脏右位，房室连接异常，即 LA 连接 RV，RA 连接 LV，内脏反位；B.心室大动脉连接异常，即 LV 连接 PA，RV 连接 AO

AO：主动脉；C：盲肠；DAO：降主动脉；IVC：下腔静脉；L：肝；LA：左心房；LV：左心室；PA：肺动脉；RA：右心房；RV：右心室；S：脾；T：胸椎

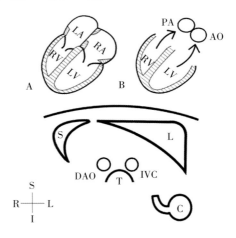

图38-6　右位心伴内脏心房反位、心室反位和反位大动脉关系

A.心脏右位，房室连接异常，即 LA 连接 RV，RA 连接 LV，内脏反位；B.心室大动脉连接正常

AO：主动脉；C：盲肠；DAO：降主动脉；IVC：下腔静脉；L：肝；LA：左心房；LV：左心室；PA：肺动脉；RA：右心房；RV：右心室；S：脾；T：胸椎

四、右移位心脏

心脏大部位于右侧胸腔并不一定都是右位心，在其他一些情况下心脏可以从左侧胸腔移位至右侧胸腔，称之为右移位心脏（dextroposition）。胸腔结构病变，如纵隔病变、肺脏病变、胸膜病变、胸廓

病变等均可导致右移位心。右移位心与右位心的主要区别是心底与心尖的连线指向左下，而不是右下。此外，严重的外力撞击和外伤也可导致心脏向右侧胸腔移位（图38-7）。

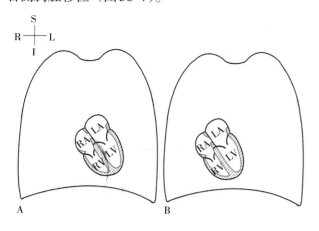

图38-7 右移位心脏示意图

A.心脏位置正常；B.心脏位置右移。LA：左心房；LV：左心室；RA：右心房；RV：右心室

当心脏位于右侧胸腔时，超声检查应遵循节段分析法，从腹腔脏器检查开始。由于心脏大部位于右侧胸腔，常用的左侧探测窗和检查习惯与经验都将失去作用，此时剑突下四腔及短轴切面和右侧心尖四腔心切面对识别心脏结构将起到关键作用。在此基础上通过心室长轴和短轴切面，大动脉长轴和短轴切面进一步明确左右心室与大动脉的起源、走行和相互关系。有时让患者右侧卧位对显示右位心脏大血管结构和提高图像质量是有帮助的。

中位心

中位心（mesocardia）是指心脏的大部分结构位于胸骨后方，心尖与心底的连线指向正中下方，室间隔成前后位置，左右心室并列其左右。大多数中位心伴有内脏心房正位，也可伴有内脏心房反位或不定位。房室连接和心室大动脉连接多数一致，也可不一致（见图38-2-E/F/G/H）。

由于中位心的心脏大部分结构位于胸骨后方，超声检查时不易完整显示心脏结构，可先选择剑突下心尖四腔切面，大致确定心尖的位置和指向。

平仰位检查是判定的基础，剑突下心尖四腔切面。首先确定心尖位于剑突下方，心底与心尖连线

指向正中。如果让患者左侧或右侧卧位，在胸骨下端的左缘或右缘也可探及心尖四腔心切面及显示心脏大部结构，是中位心的特点。如果首选侧卧位检查，易造成心脏位置的误判。

异位心

异位心（ectopic cordis）是指位于胸腔之外的心脏，极为少见。胚胎早期心脏位于头侧的咽区，伴随着胚胎的发育心脏逐渐向尾侧移位至胸腔，并由两侧对合的胸骨板、发育完整的膈肌和心包膜固定于闭合的胸腔之内。如果在这一过程中任何一个环节出现问题，都可能导致异位心的出现，例如罕见的 Cantrell 五联症（包括胸骨裂、胸骨下段缺损，膈肌前部半月形缺损，心包壁层缺如与腹腔交通，脐上腹壁缺损脐疝和心脏结构异常）。

根据胚胎期心脏从头侧向尾侧移位的顺序，将异位心分为如下类型。

一、颈型

罕见，绝大多数胎儿不能存活（图38-8）。

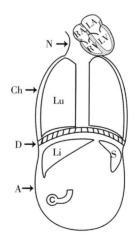

图38-8 颈型异位心脏

A：腹腔；C：盲肠；Ch：胸腔；D：膈肌；LA：左心房；Li：肝；Lu：肺；LV：左心室；N：颈部；S：脾；RA：右心房；RV：右心室

二、胸外型

极少见，心脏位于胸骨之外、胸壁之上，多伴有胸骨和心包缺如（图38-9）。

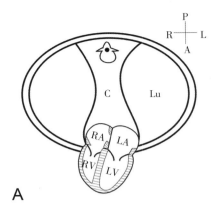

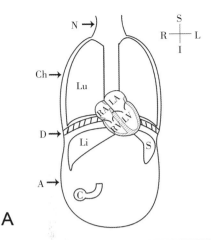

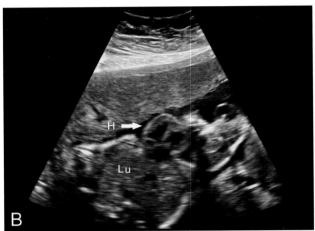

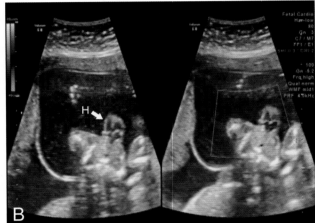

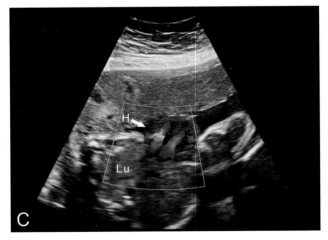

图38-9 胸外型异位心脏

A.心脏位于胸外模式图；B.二维超声显示胎儿期胸外型异位心脏；
C.彩色多普勒探及心脏内血流
C：胸腔；H：心脏；LA：左心房；Lu：肺；LV：左心室；RA：
右心房；RV：右心室

三、胸腹型

极少见，心脏位于胸腹腔之间，部分在胸腔之
内，部分在腹腔之内，多伴有膈肌和心包缺如（图
38-10）。

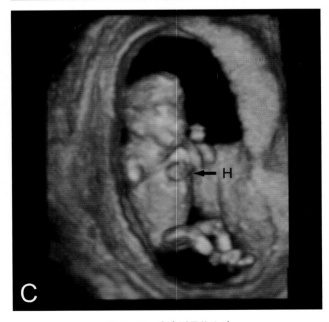

图38-10 胸腹型异位心脏

A.心脏位于胸腹腔之间模式图；B.二维及彩色超声显示胎儿期胸腹
型异位心脏，并伴有膈疝、胸腹裂；C.三维超声显示心脏位置
A：腹腔；C：盲肠；Ch：胸腔；D：膈肌；H：心脏；LA：左心
房；Li：肝；Lu：肺；LV：左心室；N：颈部；RA：右心房；
RV：右心室；S：脾

四、腹型

极少见，心脏位于腹腔之内或附壁之上，多伴有膈肌和心包缺如（图38-11）。

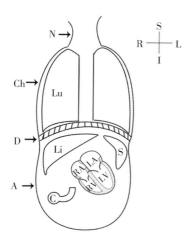

图38-11 腹型异位心脏

A：腹腔；C：盲肠；Ch：胸腔；D：膈肌；LA：左心房；Li：肝；Lu：肺；LV：左心室；N：颈部；RA：右心房；RV：右心室；S：脾

十字交叉心脏

十字交叉心脏（criss-cross heart，CH）是指心房、心室空间位置异常，两侧房室连接失去平行关系，心房进入心室的血流在房室连接水平呈交叉关系的罕见先天性心脏病，也被称之为上下心室或楼上楼下心室、交叉房室连接等。十字交叉心脏可单独存在，也可并发其他心脏畸形。

一、病理解剖和病理生理

胚胎发育早期心脏分隔后，心房部分向头侧移位和心室部分襻形成的过程中出现异常，导致心房和心室的空间位置错位，房室连接失去平行关系，表现为十字交叉关系，在没有房间隔缺损和室间隔缺损的情况下，腔静脉和肺静脉的血在房室连接处交叉而不交流。

多数患者为心房正位，房室连接一致。少数为心房反位，房室连接不一致。心室大动脉连接可正常，也可表现为右心室双出口或大动脉转位。

图38-12为十字交叉心脏胚胎发育示意图，图38-12A为心房位置正常，球室部右襻时，心尖至

心底观，心室沿长轴顺时针旋转，位于右侧的解剖右心房与位于左上方的解剖右心室连接，位于左侧的解剖左心房与位于右下方的解剖左心室连接，形成十字交叉心脏，房室连接一致；图38-12B为心房位置正常，球室部左襻时，心尖至心底观，心室沿长轴逆时针旋转，位于右侧的解剖右心房与位于左下方的解剖左心室连接，位于左侧的解剖左心房与位于右上方的解剖右心室连接，形成十字交叉心脏，房室连接不一致。

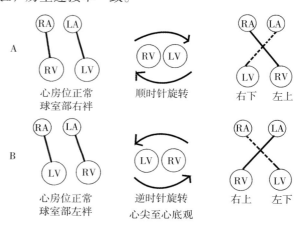

图38-12 十字交叉心脏胚胎发育示意图

LA：左心房；LV：左心室；RA：右心房；RV：右心室

图38-13为心房反位十字交叉心脏示意图，心房反位，房室连接一致，心底与心尖连线指向左下，即左旋心。心尖至心底观，心室沿长轴逆时针旋转，位于右侧的解剖左心房与位于左下方的解剖左心室连接，位于左侧的解剖右心房与位于右上方的解剖右心室连接，形成十字交叉心脏。

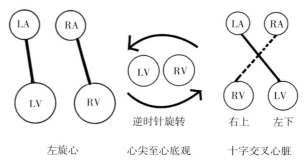

图38-13 心房反位十字交叉心脏示意图

LA：左心房；LV：左心室；RA：右心房；RV：右心室

二、切面超声心动图

十字交叉心脏的切面图像特点是心尖四腔切面

不能同时显示二尖瓣、三尖瓣和不能同时显示两侧房室连接，而只能通过向上下和左右调整声束分别单独显示某一心房连接到对侧的心室，两侧房室连接呈交叉状态。多切面显示心室非左右排列，而呈上下排列，室间隔与横膈平行。

三、频谱多普勒超声心动图

频谱多普勒用于检测各瓣口血流和心内异常分流。如合并室间隔缺损，可探及室水平的分流；如合并肺动脉瓣狭窄，可探及跨肺动脉瓣高速湍流。

四、彩色多普勒血流图像

彩色多普勒血流图像可以显示房室连接血流呈十字交叉状态。同时可以显示房室间隔缺损分流和半月瓣狭窄和反流。

图38-14～图38-22展示了一例左旋心伴十字交叉心脏的患者，内脏反位，心房反位，房室连接一致，心底与心尖连线指向左下，同时合并大室间隔缺损，右心室双出口，肺动脉瓣下狭窄，主动脉弓右降。

图38-14为剑突下切面示内脏反位。患者内脏反位，降主动脉位于脊柱右侧，下腔静脉位于脊柱左侧。

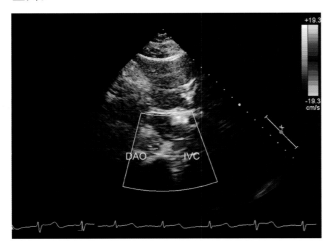

图38-14 剑突下切面示内脏反位
DAO：降主动脉；IVC：下腔静脉

图38-15为剑突下切面示静脉-心房连接，显示下腔静脉进入右心房。

图38-16为胸骨旁心室短轴切面示心室判别，显示二尖瓣瓣环位于右侧，舒张期瓣叶呈"鱼口样"（箭头所示）。

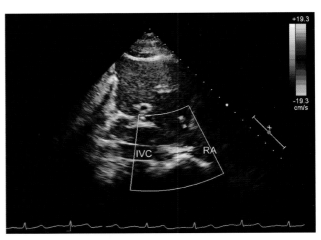

图38-15 剑突下切面示静脉-心房连接
IVC：下腔静脉；RA：右心房

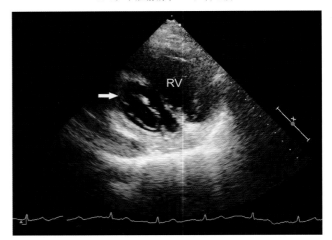

图38-16 胸骨旁心室短轴切面示心室判别
RV：右心室

图38-17为胸骨旁心室短轴切面示心室关系，显示右心室位于上方，左心室位于下方，室间隔平直（箭头所示）。

图38-18为心尖切面示大室间隔缺损。室间隔中上部较大回声失落，彩色多普勒可见过隔血流。

图38-19为心尖切面示十字交叉心脏图像，显示位于右侧的解剖学左心房通过二尖瓣向左前下连接左侧的解剖学左心室，此时不能同时显示三尖瓣，彩色多普勒可见血流通过二尖瓣流入左心室。

图38-20为心尖切面示十字交叉心脏图像，与图38-19形成十字交叉状态，探头稍向左前扫查即可显示位于左侧的解剖学右心房通过三尖瓣（箭头所示）向右前上连接解剖学右心室，此时不能同时显示二尖瓣。

图38-21为心尖大血管长轴切面示合并右心室双

出口。探头再稍向前扫查则可显示两条并行的大动脉共同起源于解剖学右心室，可见双瓣下圆锥结构，伴右心室流出梗阻。右侧为肺动脉，左侧为主动脉。

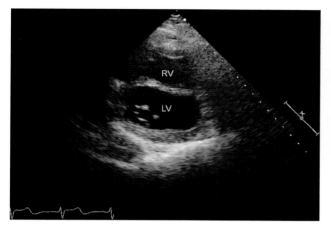

图38-17　胸骨旁心室短轴切面示心室关系

LV：左心室；RV：右心室

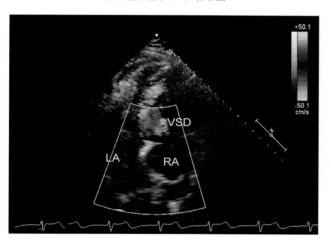

图38-18　心尖切面示大室间隔缺损

LA：左心房；RA：右心房；VSD：室间隔缺损

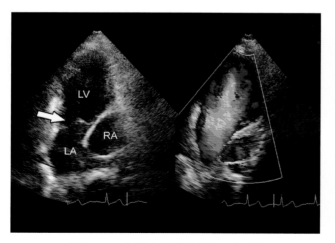

图38-19　心尖切面示十字交叉心脏图像

LA：左心房；LV：左心室；RA：右心房

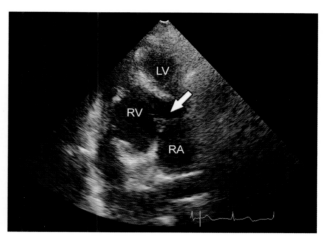

图38-20　心尖切面示十字交叉心脏图像

与图38-19形成十字交叉状态

LV：左心室；RA：右心房；RV：右心室

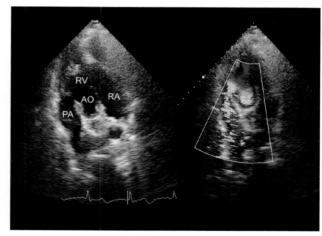

图38-21　心尖大血管长轴切面示合并右心室双出口

AO：主动脉；PA：肺动脉；RA：右心房；RV：右心室

图38-22为合并肺动脉瓣下狭窄。连续多普勒于肺动脉瓣下方探及高速、湍流频谱，速度约5 m/s。

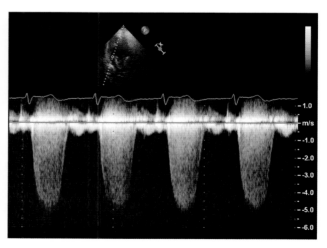

图38-22　合并肺动脉瓣下狭窄

五、诊断要点和鉴别诊断

从腹部开始进行检查，按照节段分析法逐一判断内脏位置、腔静脉和肺静脉与心房的连接。判定心房位置后，重点扫查心房-心室连接，心尖四腔切面不能同时显示二尖瓣、三尖瓣和不能同时显示两侧房室连接是其特点。调整声束扫查可显示房室连接呈十字交叉状态。同时伴有心室和室间隔的位置异常。注意观察有无其他心脏畸形，如室间隔缺损及心室大动脉连接异常等。

鉴别诊断包括单纯型心室转位、单组房室瓣闭锁等。

（孙　璐，任思嫚，任卫东）